¡No más migrañas!

¡No más migrañas!

Un plan de 8 semanas para recuperar el control de tu salud, sanar tu cuerpo y despedirte del dolor de cabeza

Stephanie Weaver,
maestra en salud pública
y consultora de cuidados femeninos

Prólogo del doctor y maestro en salud pública
Ian Purcell

Traducción:
María Laura Paz Abasolo

Grijalbo *vital*

¡No más migrañas!
Un plan de 8 semanas para recuperar el control de tu salud, sanar tu cuerpo y despedirte del dolor de cabeza

Título original: *The Migraine Relief Plan*
An 8-Week Transition to Better Eating, Fewer Headaches, and Optimal Heatlh

Primera edición: junio, 2019

D. R. © 2017, Stephanie Weaver
Publicado mediante acuerdo con Agate Publishing,
a través de RDC Agencia Literaria S. L.

D. R. © 2019, derechos de edición para Estados Unidos y América Latina en lengua castellana:
Penguin Random House Grupo Editorial, S. A. de C. V.
Blvd. Miguel de Cervantes Saavedra núm. 301, 1er piso,
colonia Granada, delegación Miguel Hidalgo, C. P. 11520,
Ciudad de México

www.megustaleer.mx

D. R. © 2019, María Laura Paz Abasolo, por la traducción

ISBN: 978-607-317-977-5

Impreso en México – *Printed in Mexico*

El papel utilizado para la impresión de este libro ha sido fabricado a partir de madera procedente de bosques y plantaciones gestionadas con los más altos estándares ambientales, garantizando una explotación de los recursos sostenible con el medio ambiente y beneficiosa para las personas.

Penguin
Random House
Grupo Editorial

Para todos los que sufren de migraña, dolor de cabeza crónico, vértigo y enfermedad de Ménière

Índice

Prólogo 11
Introducción 13

PRIMERA PARTE
La creación del plan

Mi historia 23
Buscando una respuesta 35
Cómo está ordenado el libro 49
    Lista de alimentos 53

SEGUNDA PARTE
El plan

Semana 1: Tu mentalidad y tus hábitos 61
    Ejemplo de hoja de seguimiento 65
Semana 2: Crea un ambiente para tener éxito 72
Semana 3: Sobre lo no perecedero 79
Semana 4: Limpia tu refrigerador y empieza con las colaciones... 88
Semana 5: ¡Es hora de desayunar! 99
Semana 6: ¡Llévate comida! 105
Semana 7: Revitaliza tu cena 113
Semana 8: Comer fuera 125

TERCERA PARTE
Mantener el plan

Mes 3: Ejercicio, meditación y cuidado personal 139

Mes 4: Desintoxicar el cuerpo, el hogar y la oficina...................... 152

Mes 5: Planeando fallar... 165

Mes 6: Sueño y movimiento 182

CUARTA PARTE

Crear un estilo de vida a largo plazo

Mes 7 en adelante: Prueba y ajusta tu dieta............................. 199

Otras dietas especiales que considerar 206

QUINTA PARTE

Recetas para la migraña y planes de alimentación

Resumen de la lista de alimentos.. 228

Plan de alimentación de 14 días 229

Colaciones 237

Desayuno.. 252

Comida... 274

Cena... 295

Postres, bebidas y golosinas... 328

Condimentos, salsas y aderezos para ensalada............................ 356

Recetas que usan sobras.. 378

Conclusión... 391

Agradecimientos... 397

Glosario. Ingredientes poco familiares.................................... 399

Apéndice A: Listas... 403

Apéndice B: Suplementos recomendados................................. 404

Apéndice C: Sinopsis del plan 406

Recursos 409

Notas... 413

Índice de recetas 427

Acerca de la autora 431

Prólogo

He estado tratando a personas con migraña, enfermedad de Ménière y desórdenes del equilibrio durante más de 20 años. Al trabajar con ellas llegué a creer que estos desórdenes muchas veces tienen un componente autoinmune que se beneficia enormemente de las dietas antiinflamatorias, libres de los precursores conocidos del dolor de cabeza y bajas en sodio. Siempre he recomendado este criterio en general, pero no podía ofrecerles a mis pacientes ningún recurso específico más allá de un material de tres páginas. Hasta ahora.

He visto una y otra vez cómo es extremadamente difícil que las personas hagan estas modificaciones por su cuenta. Muchos no las siguen a largo plazo porque no pueden hacer los cambios o no ven resultados.

Lo que me impresionó sobre este libro fue el análisis conciso, cuidadoso y comprobado que hizo la autora de cada uno de estos factores. Tomó la dieta baja en tiramina que muchos médicos utilizan, la investigó y decidió que no era lo suficientemente buena. Tomó en cuenta su propia experiencia con la migraña y se volvió defensora del bienestar. Después de crear y probar este plan de ocho semanas para ayudar a la gente a introducirse a la dieta, lo extendió para incluir información útil sobre el estilo de vida, incluyendo el sueño, la alimentación, el ejercicio moderado y cómo reintroducir algunos alimentos potencialmente peligrosos, y luego añadió todo un libro de recetas para asegurar su éxito.

Ahora puedo darle este libro a la gente que trato y saber que tendrá unas bases muy completas del porqué y el cómo.

Recomendaría que cualquiera que sufra de dolor de cabeza, mareo, migraña o enfermedad de Ménière lea este libro y siga su plan.

E invito a todos los médicos que trabajan con migraña, enfermedad de Ménière y problemas de equilibrio a que lean este libro y lo recomienden en su práctica.

El doctor Ian Purcell está desarrollando el Instituto del Equilibrio de clase mundial en la Clínica Senta de San Diego. Actualmente practica neurología clínica con un enfoque adicional en otoneurología y manejo del dolor de cabeza. Ha realizado investigaciones extensas sobre desórdenes del equilibrio y encabeza la División de Investigación del Equilibrio en el Centro de Estudios Neurológicos.

Introducción

Por qué escribí este libro

Hola, soy Stephanie. A principios de 2014 acabé en el consultorio de un neurólogo después de tres episodios horribles de vértigo. No tenía idea de que los ataques de migraña podían causarlo. En ese entonces, lo que sabía sobre migraña era nada más lo que mis compañeros de trabajo me habían dicho: dolores de cabeza tan fuertes que la gente deja de ir a trabajar tres días mientras está miserablemente postrada en un cuarto oscuro. Ahora sé que los ataques de migraña son mucho más complejos, con síntomas y precursores únicos para cada persona.

Durante algunas semanas en ese invierno vi a dos médicos distintos para atender mi vértigo. Cada uno me dio una dieta diferente y me prescribió un medicamento distinto. El segundo médico me diagnosticó migraña con la variedad de Ménière. Tomé su medicamento y su consejo con mucho gusto, pues estaba desesperada por que el cuarto dejara de dar vueltas.

Una vez que empecé a sentirme mejor, quería saber más. Al ver las dos dietas (una baja en sodio y la otra baja en tiramina), no tenía idea de que tantos alimentos pudieran provocar o contribuir a los ataques de migraña. Dado que escribo un blog sobre comida, tengo un título en educación nutricional y soy asesora de salud, explorar cómo la dieta podía ayudarme era una prioridad. Lo que consideré una tarea relativamente fácil —combinar las dos guías en una sola hoja— me llevó por un camino que en parte era una novela policiaca y en parte era educación médica.

Como cualquier investigador, empecé en internet, comprando casi todos los libros sobre migraña que estaban disponibles en versión impresa

y en Kindle. Entre más ahondaba en las investigaciones sobre enfermedad de Ménière y migraña, terminé en la biblioteca médica de la universidad local. Después de leer docenas de libros y cientos de estudios
médicos y artículos de investigación, desarrollé un plan de alimentación que me funcionó y pude comprender por qué me estaba ayudando.
Y sí, empecé a sentirme mejor.

Estaba decidida a crear un plan para ayudar a otros. Tuve suerte de
que mi cuerpo respondiera tan rápido, que mis síntomas no fueran más
severos y de que tuviera al alcance recursos tan grandiosos, además de
habilidades únicas que me permitían unir todas las piezas. La mayoría
de la gente no tiene el tiempo ni los recursos para esto, sobre todo cuando
tiene dolor. Quise compartir mis hallazgos con otras personas para que
empezaran a sentirse mejor también.

Por eso escribí este libro: para que esté disponible para ti. Toda la
investigación, todo el camino de prueba y error. Pasé meses creando
recetas y probando este plan con otros pacientes de migraña para que
no tuvieras que hacer ese trabajo. Desentrañé toda la información en
pequeños bocados repartidos a lo largo de algunos meses para que puedas incorporarlos exitosamente a tu vida sin mucho esfuerzo ni estrés
adicional. ¡Piensa en mí como tu asesor de bienestar personal! Camino
contigo cada semana, animándote a hacer pequeños cambios gradualmente para provocar una inmensa diferencia en tu salud general.

Creo fervientemente en tomar el control de tu propia salud y en tener a médicos excelentes y otros proveedores de salud como aliados y
como recursos confiables. Me esfuerzo por ver los problemas de salud
a largo plazo como oportunidades para estar sanos. Este libro reúne
muchas facetas de mi vida y de mi experiencia: utilizando mi labor en el
campo de la salud pública y la nutrición, más de dos décadas de literatura académica, 30 años de renovación de recetas, seis años de escribir un
blog sobre alimentación y mi tenacidad para desentrañar este problema
de las migrañas. Espero que aquí encuentres muchas cosas que puedas
poner en práctica y que hacerlo te ayude a sentirte significativamente
mejor, empoderado por tomar el control de tu salud.

¿Este libro es para ti?

Las personas que no tienen migrañas o ataques de Ménière no lo com-
prenden. Probablemente nunca han vomitado delante de sus quiroprác-

ticos. Probablemente nunca han regresado de una cita y vomitado en el jardín del vecino en frente de un montón de albañiles. Quizá nunca han sentido un ataque de vértigo tan fuerte que sentían que el coche estaba dando vueltas. Yo sí. Yo sé lo vergonzosos y lo frustrantes que son los ataques de migraña y cómo te hacen sentir tan fuera de control. Sé cómo se siente preocuparse antes de subir a un avión, pensando que te sentirás mal, cuándo debes tomar una pastilla y si beber mucha agua servirá de algo. Sé cómo es temer los días muy soleados y a veces vivir como un topo para intentar prevenir un ataque. Si estás enfermo y cansado de que el dolor de cabeza o el vértigo entorpezcan tu vida, este libro es para ti. Si estás cansado de pensar en ti como un "paciente" y que la migraña amenace tu vida, este libro es para ti. Si te preocupa tomar demasiados medicamentos para la migraña o si estás racionando tus medicinas a lo largo del mes, este libro puede darte el poder para bajarte de la montaña rusa del dolor sin miedo. Si tienes dolores de cabeza diarios, dolores de senos nasales, dolor de cabeza por tensión o dolor de cabeza relacionado con el clima, este libro es para ti.

Mi análisis puede incluso ayudar a quienes no tienen un diagnóstico de migraña. Los síntomas relacionados con migraña, Ménière y vértigo se sobreponen; los investigadores todavía no tienen claro si todas estas enfermedades son aisladas. Mi plan es lo suficientemente completo para cubrir todas las recomendaciones. Si tu médico ya descartó que tengas vértigo postural paroxístico benigno (VPPB) u otra enfermedad como causa de tu vértigo, es posible que mi plan te ayude.

Si alguna vez te ha dado dolor de cabeza por comer queso o comida china, o por beber alcohol o refrescos de dieta, es posible que estos alimentos contribuyan a tu migraña y tus dolores de cabeza, así que este libro es para ti. Siempre he sido sensible a la luz, el alcohol, algunos quesos, los refrescos de dieta, la cafeína y al glutamato monosódico. Antes de mi diagnóstico, nunca había hecho la conexión entre estas sensibilidades y la migraña.

Pero quizá has intentado hacer algunos cambios en tu dieta antes y crees que no funcionaron. Este libro todavía es para ti porque mi acercamiento gradual al alivio de la migraña se basa en una alimentación y un estilo de vida nutricional. Ninguna de las recetas contiene los precursores conocidos de la migraña, son completamente libres de azúcar,[1] y libres de gluten. Mi plan se enfoca en alimentos naturales, sin procesar, y utiliza la información de las últimas investigaciones nutricionales para darte una dieta balanceada que debería ayudar a reducir la frecuencia y la severidad de tus ataques. Pero mi acercamiento también incluye una guía sobre digestión, sueño, hidratación, movimiento regular suave, meditación, opciones alternativas de tratamiento y factores medioambientales.

Creé este plan para apoyarte si ya estás listo para probar un método basado en alimentación y estilo de vida. Incluso si no estás totalmente listo, leer este libro te ayudará a pensar diferente sobre la migraña o la enfermedad de Ménière, y lo tendrás a la mano cuando ya estés listo para hacer cambios.

Mi filosofía sobre la salud está basada en mi propia experiencia y mi ideología. He visto —tanto en mí como en personas cercanas a mí— el impacto positivo que una nutrición y una actitud excelentes pueden tener sobre problemas considerados imposibles de resolver. Verdaderamente creo que la forma en que pensamos sobre nosotros mismos, el lenguaje que utilizamos y la intención que ponemos detrás de nuestro esfuerzo para recuperar nuestra salud son importantes. Creo que el deseo central de nuestro cuerpo es sanar y que tenemos una sabiduría innata sobre lo que puede curarnos. Creo que soy creativa, capaz e inquebrantable.

Como tu asesora de salud y bienestar, creo que esto también es cierto sobre ti.

¡Bienvenido!

Definiciones útiles

Cefalea histamínica: considerada el dolor de cabeza más doloroso, también se conoce como dolor de cabeza suicida. Los ataques de dolor severo en algún lugar de la cabeza (muchas veces descrito como una punzada a través del ojo o la sien). Cada dolor de cabeza puede durar entre 15 y 180 minutos, con ataques que se dan cada cierto tiempo, hasta ocho o más veces al día. La histamínica puede ser estacional. Casi tres cuartas partes de los pacientes con cefalea histamínica son hombres.

Dolor de cabeza: dolor en la cabeza, usualmente provocado por tensión muscular o estrés. El dolor es de leve a moderado, usualmente en ambos lados de la cabeza, puede sentirse como una banda apretando, no empeora por cansancio físico ni tiene una cualidad de pulsación. Puede incluir ya sea sensibilidad al ruido o a la luz, pero no ambos.

Enfermedad de Ménière: se pensó que era una enfermedad aparte, pero ahora muchos médicos creen que es una manifestación particular de la migraña. Los síntomas incluyen mareo, vértigo y tinitus (un zumbido o rugido en los oídos). Sólo se puede diagnosticar formalmente la enfermedad de Ménière cuando el paciente ya perdió la capacidad auditiva en un oído. En esta enfermedad, el exceso de líquido en el oído interno presiona las vellosidades y los huesecillos que conforman el sistema vestibular, el cual regula nuestro equilibrio. Demasiada presión durante demasiado tiempo provoca un daño permanente, llevando a la pérdida del oído y del equilibrio. La enfermedad de Ménière es compleja y se ha investigado poco sobre ella. Las causas pueden incluir virus, genética, alergias y alteraciones autoinmunes.[2]

Migraña: es un desorden neurobiológico complejo con componentes genéticos, vasculares y bioquímicos. Algunos médicos creen que la migraña tiene un componente autoinmune, indicando que la respuesta inmunológica natural del cuerpo puede estar funcionando incorrectamente. Los ataques de migraña pueden incluir cuatro fases (ve la página 19). Los tipos menos comunes incluyen el abdominal (por lo general en niños), el hemipléjico (genético), el basilar y la migraña retinal. Los cólicos en los bebés pueden ser la primera señal de migraña. No todos los ataques de migraña incluyen dolor de cabeza, pero si es así, el dolor suele ser sólo en un lado de la cabeza y va de moderado a severo. Los ataques de migraña empeoran con el agotamiento físico y tienen una cualidad de pulsión. Los ataques pueden incluir náuseas, vómito y sensibilidades extremas a la luz, al ruido y al tacto. Casi tres cuartas partes de los pacientes de migraña son mujeres.

Precursores de migraña: una variedad de estímulos tanto externos como internos puede provocar una migraña. Se cree que la gente propensa a los ataques de migraña es mucho más sensible a estos estímulos que todos los demás. Los precursores no son la causa subyacente de la migraña, la cual se desconoce todavía. Los precursores son siempre acumulativos (es decir, un precursor rara vez será suficiente para provocar un ataque de migraña). La gente con migraña parece tener un umbral: si permanece por debajo de éste, no tendrá un ataque; si lo supera, lo tendrá. Los precursores pueden ser comida, luz, sonido, olores, cambios en la presión barométrica, hormonas, estrés, falta de sueño, alimentación irregular y poco ejercicio o demasiado intenso. Los precursores de cada persona son diferentes.

> Seguir el plan de *No más migrañas* reducirá la mayor cantidad de precursores posible para que puedas vivir muy por debajo de tu umbral.

Cefalea por exceso de medicamento (CEM, antes llamada cefalea por rebote): los dolores de cabeza y los ataques de migraña provocados por el sobreconsumo de medicamentos comerciales o prescritos. La opinión médica varía sobre cuánto medicamento es "demasiado" (ve la página 154 para más información). Los médicos están de acuerdo en que lo siguiente puede provocar CEM: antihistamínicos, descongestionantes, medicamentos con cafeína (sobre todo los que tienen más de un analgésico), ergotaminas, triptanos y prescripciones que contengan codeína, barbitúricos o narcóticos. Considera que automedicarte utilizando bebidas con cafeína más analgésicos comerciales también puede causar CEM.

Dolor de cabeza y senos nasales: ahora se considera un diagnóstico incorrecto, pues 90% de los dolores de cabeza y senos nasales son ataques de migraña no diagnosticados. Los verdaderos dolores de senos nasales se dan por una infección severa en los senos e incluyen secreciones nasales infectadas, fiebre, escalofríos y otros síntomas de infección. Consulta con un especialista en dolor de cabeza o un neurólogo para más información.

Vértigo: una sensación de girar o rotar en el espacio cuando no te estás moviendo, lo que puede provocar náuseas o problemas de equilibrio. El vértigo es un síntoma de ataque de migraña en 25 o 35% de las personas con migraña. La gente que se marea con el movimiento puede ser más propensa a tener ataques de migraña. Los ataques de vértigo provocados por pequeños cristales que se desprenden en el oído se llaman vértigo postural paroxístico benigno (VPPB) y se diagnostican utilizando una serie de movimientos de cabeza y cuello específicos llamada maniobra de Epley. Los cristales pueden reposicionarse y el vértigo puede desaparecer rápidamente. El VPPB no está vinculado con la migraña.

Dolor de cabeza estacional: es posible que los dolores de cabeza que regularmente acompañan cambios específicos en el clima (como una tormenta eléctrica o un ambiente cálido y seco) sean ataques de migraña no diagnosticados. Yo los tuve durante 30 años antes de que me diagnosticaran; mi madre los ha tenido toda su vida. Consulta con un especialista en dolor de cabeza o un neurólogo para más información.

Fases de la migraña

Pródromo

- **Fase premonitoria** (experimentada por 30 o 40% de las personas con migraña)
  Lapso de tiempo: entre cuatro y 48 horas antes del ataque
  Síntomas: fatiga; necesidad de dormir o problemas para dormir; cambios en el estado de ánimo, incluyendo depresión; antojos; mareo; molestias gastrointestinales; problemas para concentrarse, leer o hablar; hiper o hipoactividad; aumento en la sed o en la orina; náuseas; sensibilidad a la luz o al sonido; bostezos repetitivos; tensión en el cuello.[3]

- **Aura** (experimentado por 20% de las personas con migraña con un componente genético)
  Lapso de tiempo: entre 20 y 45 minutos antes del ataque
  Síntomas: trastornos visuales, adormecimiento, hormigueo, dificultad para hablar. Provocados por una depresión cortical propagada.[4]

Ataque

Lapso de tiempo: entre cuatro y 72 horas
Síntomas: dolor pulsado moderado a severo (por lo general de un lado, pero puede ser bilateral), náuseas, vómito, sensibilidad a la luz, al sonido o al tacto.

Posdromo

Lapso de tiempo: entre unas cuantas horas y un día después del ataque (si se experimenta)
Síntomas: fatiga, niebla mental, sensibilidades progresivas a la luz, el sonido o el tacto.

La creación del plan

La historia de cómo empecé a escribir este libro está entretejida con mi propia historia médica y con un diagnóstico sorprendente que recibí más adelante en mi vida. Es parte misterio médico y parte novela policiaca. Recalca lo importante que es ser partícipes activos de la historia de nuestra salud, trabajando con nuestros médicos y proveedores de salud para determinar qué es mejor para nosotros. En la primera parte verás cómo se desarrolló todo esto para mí, cómo investigué este plan y cómo empecé a escribir este libro utilizando mis habilidades particulares.

Mi historia

Te contaré un poco sobre mí. Cuando estaba en mis treinta tuve algunos problemas de fatiga y dolores de cabeza que desconcertaron a mis médicos, ya que fuera de eso estaba muy sana y activa.

Comía una dieta baja en grasa, llena de granos enteros, leguminosas, frutas y verduras, en su mayoría preparada en casa, con muy poca carne. Comía de esta manera porque creía que era la dieta más saludable, pues me habían enseñado en la maestría en salud pública que la grasa era mala, la mantequilla era el diablo, los granos enteros eran mucho más saludables que la harina blanca y las carnes grasosas eventualmente me matarían. Dado que nunca me encantó la carne de todas formas, era muy fácil comer una dieta vegetariana y reemplacé obedientemente la mantequilla con una margarina saludable para el corazón y el queso real con versiones sin grasa, light o bajas en grasa. No bebía ni fumaba, hacía ejercicio bastante seguido, no tenía sobrepeso y cocinaba bien.

A pesar de mi estilo de vida tan saludable, tenía episodios raros de fatiga, dolor de cabeza y síntomas parecidos a la gripa. Muchos especialistas me hicieron pruebas para una gran variedad de condiciones a lo largo de los años, sin ningún resultado concluyente, dejándonos frustrados a todos porque no podían ayudarme. En un momento dado, casi llegando a los 40 años, mis dolores de cabeza estacionales ya eran lo suficientemente malos, así que mi médico me recetó Imitrex y un medicamento contra las náuseas. No recuerdo que me dijeran que tenía ataques de migraña, ni siquiera en ese entonces, a pesar de los episodios de vómito, sensibilidad a la luz y un dolor terrible de cabeza y cuello.

Cuando entré a los cuarenta, experimenté un año de fatiga profunda y dolores corporales que no tenían nada que ver con ninguna enfermedad conocida. Tomé algunos meses de incapacidad en mi trabajo, tuve dos cirugías en la espalda para soldar una fractura por estrés e hice tres cambios significativos en mi dieta intentando sentirme mejor: *1)* dejé el azúcar y los alimentos procesados, *2)* dejé el gluten y *3)* seguí una dieta vegetal.[1]

Ocasionalmente comía gluten, azúcar o productos animales, por lo general cuando viajaba. En estos casos, a la mañana siguiente mis dedos estaban hinchados como salchichas, me dolían las articulaciones y sentía fatiga o síntomas parecidos a la gripa. Siempre regresaba a mi dieta vegetal libre de gluten y de azúcar bastante rápido. Seguía teniendo dolores de cabeza agudos cuando cambiaba el clima y por lo general tenía un dolor de cabeza suave o moderado diario, el cual sólo intentaba ignorar. Mi madre es una mujer alemana estoica, orgullosa de nunca llorar, así que aprendí pronto a aguantarme y a no quejarme por molestias o dolores. (A los 89 años se sometió a una quimioterapia y se comportó como una guerrera.) Nunca se me ocurrió ir con un médico por mi dolor de cabeza, sólo era parte de mi vida, al igual que mi espalda.

Aprendí cómo preparar queso vegano para gratinar con nueces de la India y agar-agar, un polvo blanco obtenido de algas marinas. Preparaba té kombucha con probióticos, fermentaba mi propio chucrut y perfeccioné el yogurt con nueces de la India. Experimenté horneando panes veganos sin gluten hasta que pude preparar galletas, pasteles y pays veganos bajos en azúcar que sabían increíble. Compartí mis recetas en mi nuevo blog sobre comida, www.reciperenovator.com.

Un nuevo síntoma terrible

Me hubiera encantado seguir esa dieta el resto de mi vida, pero en el otoño de 2013 tuve mis primeros dos episodios de vértigo. Estaba viajando a casa desde Los Ángeles con un amigo, lo que era un trayecto de alrededor de dos horas y media. Tenía un dolor de cabeza pulsante. El dolor había empezado en Los Ángeles, en el lado izquierdo de mi cabeza, y sentía como si tuviera una banda de hierro que me apretara más y más, con una pequeña punzada que atravesaba mi sien izquierda, por si fuera poco. Los brillantes rayos de sol que se reflejaban en los demás autos, el efecto estroboscópico de la luz cuando pasábamos por un desnivel; todo lo empeoraba. Había tenido muchos dolores de cabeza, pero nada como esto.

Cuando nos detuvimos en un estacionamiento, tuve la sensación de estar girando, como si una cámara hiciera una toma rápida de 360 grados, y pensé que iba a vomitar. Entré al baño de un Starbucks, segura de que necesitaba vomitar, sin saber qué estaba pasando.

Cuando sucedió por segunda vez, programé una cita con mi médico general. No encontró nada mal, pero me hizo una limpieza profunda de oídos, en caso de que fuera cera. Eso pareció ayudar, así que me olvidé del problema. Mis dolores de cabeza diarios continuaron; ya estaba tan acostumbrada a ellos que no lo noté. En los días malos tomaba ibuprofeno. En los días realmente malos —por ejemplo, cuando experimentaba un dolor de cabeza vinculado a cambios climáticos— tomaba un Fioricet genérico, una mezcla de cafeína, acetaminofeno y butalbital que mi médico me recetó para lo que llamó "dolores de cabeza por tensión". Solía funcionar, pero parecía ser cada vez menos efectivo cuando lo tomaba (ahora sé que este medicamento ya no es recomendable, pues puede provocar dolores de cabeza de rebote).

En enero de 2014 el vértigo apareció por tercera vez, sin incluir el viaje en automóvil. Desperté con un dolor de cabeza que empeoró a lo largo de la mañana. Para la hora de la comida mi amiga Ellen nos estaba contando sobre un loco ataque de vértigo que había tenido en las vacaciones; estaba aterrada de que fuera un tumor cerebral. Conforme hablaba, podía sentir cómo la sangre pulsaba en mi cabeza y esperaba no tener que ir al baño a vomitar.

Ellen no tenía un tumor cerebral como temía; tenía algo llamado vértigo postural paroxístico benigno (VPPB), provocado por pequeños cristales que se desprenden dentro del mecanismo de equilibrio del oído, alterándolo, y es relativamente fácil de arreglar. Sugirió que hiciera una cita con su médico. Mis náuseas eran tan graves para cuando llegué a casa, que vomité, lo que no había hecho en más de 10 años. Me quedé recostada en un cuarto a oscuras, con una compresa fría en la cabeza, preguntándome qué me estaba pasando. Juré llamar al doctor de Ellen tan pronto como pudiera.

La primera opinión (de dos)

Fui a ver al médico de oído, nariz y garganta que Ellen me había recomendado, a quien llamaré Dr. X. Fue profesional y amable, y me sentí segura de que era competente y me cuidaría bien, sobre todo después de la maravillosa experiencia que había tenido Ellen con él. Estaba segura de que lo mío podía arreglarse tan rápido como lo de Ellen. Me hizo una tonelada de preguntas sobre mi oído, mi equilibrio y mis dolores de cabeza.

"De acuerdo, ahora voy a hacerte una prueba. Quiero que te pares ahí, cierres los ojos y te cubras los oídos con las manos. Quiero que marches en ese lugar, levantando tus rodillas lo más que puedas cada vez, como si fueras en una banda de guerra. Intenta permanecer en la misma posición lo más que puedas y mantén los ojos cerrados. Hazlo hasta que te diga que te detengas. ¿Estás lista?"

Asentí, cerré los ojos y cubrí mis oídos. Empecé a marchar, sintiendo que era una prueba extraña y obviamente sencilla.[2] Después de marchar mucho escuché que dijo: "¡Detente! Ahora, no abras los ojos. ¿Crees que estás en el mismo punto donde empezaste?"

Confundida, dije que sí. ¿Acaso no me había dicho que me quedara en el mismo lugar?

"Muy bien, abre los ojos."

Lo hice y me desorienté de inmediato. A pesar de hacer lo que me había dicho y sentir que estaba exactamente en el mismo lugar donde había empezado, había marchado alrededor de metro y medio hacia la izquierda y me había girado casi 90°, a punto de toparme con un mostrador de plástico blanco.

Me pidió que me sentara de nuevo.

"Desafortunadamente, no tienes VPPB. Es una lástima porque eso se arregla con cierta facilidad. Creo que tienes un desorden del equilibrio llamado enfermedad de Ménière."

No me lo esperaba e intenté asimilar lo que me estaba diciendo.

"Es una enfermedad de la que sabemos poco. Provoca que tu cuerpo retenga sodio, lo que a su vez aumenta el nivel de fluido en las cavidades del oído interno, afectando tu equilibrio. Algunas personas pierden su capacidad auditiva, por lo general en uno de los dos oídos." No mencionó nada sobre mis dolores de cabeza.

¿En lugar de cristales sueltos tenía algo de lo que nunca había escuchado y me podía quedar sorda?

Me pidió que entrara en una cabina para una prueba de oído. Inmediatamente recordé estar sentada en una similar en la primaria. Olía y se sentía exactamente igual, mohosa y extrañamente silenciosa, con paredes de tela beige sin ningún chiste. El técnico me colocó unos audífonos enormes y me indicó que escuchara los tonos y señalara con mi mano cada vez que escuchara uno.

Intenté desesperadamente no reprobar. *¿Qué tan mal estoy? ¿Ya me estoy quedando sorda? ¿Cómo es posible que no lo notara?* Contuve las lágrimas que ya empezaban a brotar conforme escuché tanto como pude los tonos, concentrando cada fibra de mi ser, deseando no fallar la prueba. *¿Estaba escuchando los tonos suficientes? ¿Ése era uno? ¿Se me fue alguno?*

Después, el doctor vio los resultados.

"Tus resultados no son definitivos. Tienes una pérdida mínima del oído en el registro más bajo de tu lado derecho. No es inusual para una mujer de tu edad. Lo mejor que podemos hacer es que tomes un diurético, lo que ayudará a eliminar el sodio de tu cuerpo. ¿Te has sentido hinchada?"

A decir verdad, me había sentido hinchada intermitentemente toda mi vida, cuidando mi peso como hace la mayoría de las mujeres. No sabía qué responder, así que sólo dije que no, apenada.

"Si pierdes un poco de peso la primera semana con el diurético, nos ayudará a saber si es Ménière. Llámame en una semana y me dices. Es probable que este medicamento te haga sentir agotada, además de que te hará orinar como un caballo de carreras. Quiero que disminuyas tu consumo de sodio también. Te daré una hoja con las indicaciones."

Me fui a casa con mi cerebro dando vueltas, al igual que mi equilibrio.

El camino hacia una dieta baja en sodio

Mi instinto durante las siguientes dos semanas fue quedarme tan quieta como fuera posible, como si eso pudiera hacer que el mundo dejara de girar. Aun sentada, muy quieta, tenía la sensación de flotar, girando lentamente hacia adelante, como si fuera un astronauta en gravedad cero. Hacía que estuviera a punto de volver el estómago la mayor parte del tiempo. Pronto me di cuenta de que no podía vivir así y que estar quieta tal vez me mataría antes que cualquier otra cosa.

Bajé dos kilogramos y medio en cinco días con el diurético, lo que parecía indicar que, de hecho, sí estaba hinchada. Como una mujer eternamente a dieta estaba encantada con la pérdida de peso, pero mi cerebro racional estaba preocupado. ¿Cuánto tiempo llevaba así? ¿Cómo no había notado qué tan hinchada estaba? Me había estado flagelando mentalmente por estar inflamada y subir un poco de peso, culpando a la menopausia, y resultaba que no era mi culpa.

El Dr. X me advirtió sobre tener cuidado con lo que leyera en internet sobre Ménière, pues "había mucha información deprimente. Quédate con lo que diga WebMD o alguna página web de prestigio". A pesar de su advertencia, sí navegué por internet y sólo 10 minutos de buscar entre los foros fue suficiente para asustarme. La gente con Ménière perdía su trabajo, no podía funcionar y estaba tan mareada durante los ataques impredecibles, que tenía que gatear hasta el baño. Les zumbaba un oído o los dos, lo que no se detenía necesariamente ya que perdían la capacidad auditiva de un oído.[3] A mí me zumbaban los oídos ocasionalmente, y a veces sonaba como si estuviera bajo el agua. Algunas veces perdía un poco el equilibrio, lo que atribuía a no poner suficiente atención o estar haciendo varias cosas a la vez antes de mi diagnóstico.

Le pedí a mi esposo que investigara un poco y me dijera lo que considerara útil. Mientras tanto, me enfoqué en lo que sí podía controlar: mi dieta. Diez minutos de investigación revelaron que la dieta baja en sodio del Dr. X era obsoleta, así que seguí los lineamientos actualizados de la Asociación Americana del Corazón: 1 500 miligramos de sodio al día.

Recientemente había empezado a utilizar una aplicación de dieta y bienestar, así que tenía datos sólidos sobre lo que había estado comiendo.[4] Comí algunos alimentos vegetales procesados: queso vegano rallado, masa para pizza sin gluten y pan sin gluten. Al ser alimentos procesados, siguen siendo sorprendentemente altos en sodio. Comíamos fuera una o dos veces a la semana también, lo que dejaba esos días altos en sodio. Una vez que empecé a leer las etiquetas, me enteré de que mis amados aminoácidos líquidos Bragg, una marca de salsa de soya sin gluten, eran terriblemente altos en sodio, al igual que la pasta miso, la pasta de curry tailandés, la mostaza Dijon, la salsa cátsup y la salsa inglesa. Lo mismo pasa con la comida japonesa, china, tailandesa e hindú. Necesitaba reconsiderar todas mis colaciones favoritas, todo lo que pedía a domicilio, todo.

Me sentía tan perdida y frustrada, pues todo lo que estaba prohibido había sido clave en mi dieta "saludable" anterior. Y a pesar de consumir una dieta vegana libre de gluten y comer muy pocos alimentos procesados y comida rápida, seguía ingiriendo muchísima sal. Aunque no utilizaba sal de mesa blanca, sí usaba sal rosa del Himalaya cuando cocinaba y sal de mar Maldon como condimento. Tenía una inmensa colección de sales gourmet en mi alacena: sal roja ahumada de Hawái, sal con chocolate de Portland, bolsas enormes de hermosos cristales rosas y azules de nuestro viaje a Francia.

Dado que no comía muchos alimentos procesados, estaba consumiendo un promedio entre 1 800 y 2 300 miligramos de sal al día, algo que no era terriblemente alto dentro de las recomendaciones del Dr. X. Me pregunté cuánto más podía cambiar y qué tanta diferencia iba a hacer.

A pesar de haber sido una gran cocinera durante más de 30 años, escribir un blog especializado en renovar recetas y tener un título de salud pública en educación nutricional, no tenía idea de dónde empezar para cocinar bajo en sodio. La hoja del Dr. X no incluía recursos.

Compré algunos libros en Amazon, les pregunté a mis amigos entre los blogs de alimentación, y encontré información maravillosa de Jessica Goldman Foung, de Sodium Girl,[5] y de Donald Gazzaniga, de MegaHeart.[6] Fueron generosos, amables y solidarios, y me sentí menos sola.

Empecé a aprender sobre el sodio, la sal y ciertos aspectos de las dietas bajas en sodio. Aprendí sobre la dieta libre de sal de Jess y Donald, la cual provee alrededor de 500 miligramos de sodio al día. Aunque los investigadores todavía no la han estudiado a profundidad, algunas personas que siguieron esta dieta comentaron haberse curado de enfermedad renal,[7] fallo cardiaco crónico e incluso Ménière. Esta dieta libre de sal tenía el sello de aprobación de un cardiólogo de Stanford.[8] Además del reto de *seguir* la dieta, no había efectos secundarios adversos y sí muchos posibles resultados positivos. Estaba ligeramente escéptica, pero emocionada por probarla; quizá podía curarme con ella.

Me di cuenta de que podía escribir mi propia historia. Las historias de otras personas eran suyas, no mías.

Aprendí que se espera que 90% de los estadounidenses desarrollen hipertensión en su vida, en parte por el contenido de sodio en su dieta.[9] Esto es una locura, pues la presión sanguínea normalmente se reduce conforme envejecemos; no debería aumentar.

Aprendí que el síndrome de abstinencia de la dieta libre de sal es terrible. La comida me supo horrible durante siete semanas, hasta que mi gusto se ajustó. La comida, uno de los grandes amores de mi vida, fue simplemente deprimente en ese tiempo. Recuerdo estar parada frente al refrigerador, viendo lo que había, qué de todo eso podía comer, y nada me emocionaba. Simplemente comía para tener combustible. No bailaba de emoción cuando me sentaba a la mesa. Perdí peso. Entonces, finalmente, llegó un momento en que mordí un jitomate cherry, caliente, recién cortado del jardín, y pude percibir la explosión de sabores entre lo dulce y lo amargo. Casi lloro cuando me di cuenta de que la comida podía volver a ser un placer. Dado que mi experiencia fue tan mala, diseñé el plan en este libro para que fuera una transición mucho más sutil.

Al ser una buena investigadora, también me preguntaba si debería buscar a otro médico, uno que se especializara en vértigo, equilibrio y enfermedad de Ménière. Me recomendaron a uno de los principales especialistas en desórdenes de equilibrio en el país, quien resultó tener su consultorio en San Diego. Hice una cita para obtener una segunda opinión sobre mi diagnóstico.

La segunda opinión

Me sentía tan mal el día de mi cita, que mi esposo me llevó a ver al especialista, alrededor de tres semanas después de encontrarme con el Dr. X. Su consultorio era muy distinto del anterior, con una vibra cargada de energía que emanaba del especialista, a quien llamaré el Dr. Y.

La cita comenzó a las 10:30, con un joven médico asistente haciéndome una tonelada de preguntas y registrando la información en mi expediente, el cual se mostraba en una inmensa pantalla en la pared. Cubrimos los mismos puntos que con el Dr. X: tres episodios de vértigo con náuseas y las circunstancias alrededor de ellos.

El Dr. Y entró e inmediatamente empezó a platicar conmigo. El asistente añadía más notas a mi expediente, mientras el Dr. Y casi no paraba de hablar.

"El Dr. X es un gran médico. Realmente es una buena persona —dijo el Dr. Y—. En mi experiencia, la enfermedad de Ménière es muy, muy difícil de diagnosticar. Necesito más información. No puedo aseverar que tienes Ménière con una sola prueba de audición."

Aprecié mucho que respetara al médico anterior, pero aun cuando estaba ahí buscando una segunda opinión, me sorprendió saber que podía estar en entredicho el diagnóstico que otro médico había afirmado con seguridad. En ese entonces no comprendía lo complejas que eran la migraña y la enfermedad de Ménière.

"No sé si la tienes. Quiero verte varias veces, cuando tengas síntomas —dijo el Dr. Y—. Quiero que vengas cuando te sientas realmente mal. Es el mejor momento para obtener esa información. No podemos discernir mucho cuando te sientes bien. ¿De acuerdo?"

Asentí, pero por dentro pensé, *¿se supone que debo subirme al coche estando mareada y venir? Qué horror.* Ahora comprendo que le ayudaba más verme cuando tenía síntomas, pero fue muy difícil escucharlo en ese momento.

"Queremos llevarte a La Silla y descartar con toda seguridad el VPPB. Haremos una prueba de audición cada vez que vengas para ver la progresión."

Yo seguía asintiendo, queriendo seguirle el paso.

"La pérdida del oído es un problema, por supuesto. Pero es una discapacidad de 100 000 dólares. El problema del equilibrio es mucho más crítico. Ésa es una discapacidad de un millón de dólares."

Me tomó desprevenida y sólo pude parpadear. *¿Qué acababa de decir?* No había llegado a esa cita pensando que podría escuchar la palabra *discapacidad.*

"Eres una paciente compleja. Necesitarás tener tu propia copia de tu expediente y traerla contigo en cada cita —continuó el Dr. Y—. Necesitas estar al tanto de todo. Los médicos no saben lo suficiente sobre estas cosas."

Hasta ese momento nunca se me había ocurrido que un médico no tuviera todas las respuestas o que pudiera tener una condición que todavía necesitara años de investigación.

"Necesitarás abogar por ti misma. Te encargaré una resonancia magnética. Paga un poco extra para que te den el DVD después. Será necesario que añadas el DVD a tu expediente. La resonancia descartará un tumor benigno."

Espera, ¿podía tener un tumor?

"Sin más información, no puedo aseverarlo todavía, pero creo que tienes lo que se llama enfermedad de Ménière con una variante de migraña. Búscalo en internet si quieres."

¿Tengo ataques de migraña?

"Los ataques de migraña son una locura. Algunas personas llegan aquí y parece que les estuviera dando un infarto: tienen la mitad del rostro caído. Eso puede ser migraña —dijo—. Puedes tener toda clase de síntomas porque es una inflamación que se extiende por todo tu cerebro. Depende de la función que toque, ésos son tus síntomas. Algunas personas tienen migraña con auras, en las que tienen perturbaciones visuales, como halos alrededor de las luces, escuchan sonidos extraños o se les duerme un brazo. Otros, como tú, no tienen aura, así que no tienen un periodo de alerta. A la gente no necesariamente le duele la cabeza durante un ataque de migraña. Nos gustaría tratar tus síntomas agresivamente."

Eso tiene sentido pero, ¿qué quiere decir con agresivamente?

"No me encanta este diurético —dijo, leyendo mi expediente—. Dale un diurético que no altere el potasio y también un suplemento de potasio."

¿Me estaba cambiando el medicamento? Creo que sí. Para este momento deseaba haberle pedido a mi esposo que entrara conmigo para que escuchara todo también. Sabía que no podría recordar todos esos detalles después. Me di cuenta de que el Dr. Y estaba intentando darme toda la información que fuera posible en el poco tiempo que estuvo conmigo.

"Quiero que consumas lo menos inflamatorio posible. ¿Ya no comes gluten? Eso es genial. Ya llevas ventaja. Dale una hoja de la dieta baja en tiramina."[10]

Me di cuenta de que el Dr. Y estaba hablando conmigo y con el asistente a la vez, quien seguía tecleando notas en mi expediente. *¿Qué es tiramina?*

"Es otra forma de nombrar la dieta para la migraña —añadió—. Deberás seguirla lo más posible. Elimina los alimentos que pueden provocar migrañas, como vino, chocolate, nueces y semillas, alimentos fermentados, cosas así."

Espera, ¿nada de nueces? *¿No puedo comer nueces?* En ese momento se aceleró mi cerebro y ya no escuché lo demás. Pensé en mi refrigerador, lleno de yogurt de nueces de la India, queso de nueces de la India, kéfir casero, cacao en trozos y chucrut, básicamente todo lo que estaba en la cochina lista. Sentí que mi labio inferior empezaba a temblar cuando le indicó al asistente que me llevara a La Silla.[11]

Le pedí un momento para ir al baño y me senté en la taza. *¿Qué me está pasando? No me siento tan mal, ¿y resulta que puedo tener un tumor o quedarme sorda?* Lloré lo más calladamente que pude durante algunos minutos. Aunque rara vez lloro, sucede más de lo que quisiera en los consultorios médicos, donde debo dejar mi fachada de "todo está bien" y contar qué está pasando, lo que me hace sentir profundamente vulnerable. Pero me tranquilicé, determinada a no desmoronarme delante del asistente, quien se veía muy joven a pesar de usar bata.

La Silla parecía un aparato de ciencia ficción, con correas y broches para atarte, y lentes de alta tecnología para cubrirte los ojos. Te gira rápida y abruptamente de arriba abajo, y hacia atrás; luego te indican que abras los ojos y los dejes abiertos mientras filman tu movimiento ocular. Luego te giran de nuevo, dejándote abruptamente en otra posición extraña.

Los lentes estaban muy apretados y me lastimaban la cabeza. Mi prueba no fue definitiva, así que hice tres sesiones en la silla mientras el doctor y el asistente platicaban. Las correas eran pesadas y se me encajaban en los hombros. Para ese momento estaba emocional y físicamente exhausta. También me moría de hambre, pues ya era después de mediodía.

Todavía faltaba que me hicieran una prueba de oído y tomaran muestras de sangre, pero les pedí que me dieran tiempo para comer. Sentía que no podía siquiera hablar coherentemente y no tenía idea de lo que debía comer. Mi esposo y yo fuimos a un restaurante libanés que estaba cerca para reagruparnos. Empecé a ver la nueva dieta que el doctor me había dado.

Decía: "La tiramina es un compuesto producido en los alimentos a partir de la descomposición natural del aminoácido tirosina. La tiramina no se añade a los alimentos. Los niveles de tiramina aumentan en los alimentos cuando están viejos, fermentados o guardados durante largos periodos de tiempo, o no son frescos".

De acuerdo con la hoja, tres cuartas partes de mi dieta vegetal —aparentemente muy saludable— quedaban fuera: nueces, soya, alimentos fermentados, vinagre o alimentos añejos. Algunas frutas y verduras de mis favoritas también quedaban fuera, como los plátanos, los aguacates, los dátiles, las ciruelas y las habas verdes. Nada de cítricos. Alrededor de la mitad de las leguminosas secas, de las cuales dependía para obtener proteína, junto con todas las lentejas, también quedaban fuera.

Parecía una lista que alguien creó lanzando dardos. ¡Le atinó! ¡Las frambuesas quedan fuera, pero todas las demás moras están bien! ¡Otro dardo! ¡Los frijoles blancos quedan fuera, pero los frijoles negros están bien!

Acabábamos de plantar árboles de ciruelas y limones Meyer en nuestro jardín, y nuestros árboles de aguacate y naranja estaban llenos de fruta. Árboles de frutos que quizá nunca podría comer. No podía comprender cómo iba a lograrlo, pero estaba claro que, con la eliminación de casi todas mis fuentes vegetales de proteína, no podía seguir siendo vegana. Eso era seguro.

Llegamos a casa casi seis horas después. Me senté en el estudio con la hoja que me había dado el doctor, titulada: "Dieta para dolor de cabeza baja en tiramina". La hoja tenía tablas con colores y distintas columnas que decían "Permitido", "Consumir con cuidado" y "Evitar si estás con IMAO". Asumí, aunque el médico no me lo había dicho, que la columna de "Evitar" me aplicaba a mí, aun si no creía estar tomando un IMAO. (Después me enteré de que IMAO es *inhibidor de la monoamina oxidasa*, una clase de medicamento utilizado para tratar la depresión y la enfermedad de Parkinson. Y no, no me habían prescrito un IMAO; se les recomienda la misma dieta a las personas con migraña.)

A pesar de mantenerme actualizada sobre las últimas investigaciones en nutrición a lo largo de los años desde que me gradué, nunca había escuchado de la tiramina. Así que mi primera pregunta fue, *¿qué es la tiramina y cómo se relaciona con la migraña?*

Esa pregunta al parecer sencilla y el proceso de investigarla me llevaron a escribir este libro. Aprendí que abogar por mí misma dentro del sistema de salud es vital. Aprendí que hay muy poca investigación sobre migraña y Ménière, considerando que afecta al menos a 36 millones de personas y cuesta un estimado de 13 000 millones de dólares al año sólo en Estados Unidos.[12] Y aprendí que ver todo el panorama, desde una perspectiva de bienestar versus una perspectiva de enfermedad, era vital para mi recuperación.

Descubrí que la lista de alimentos que mi médico me dio no era la lista más completa para la migraña y aprendí qué tan poco saben actualmente, incluso los principales médicos e investigadores, sobre Ménière, vértigo, migraña y dolor de cabeza. Aprendí que, aunque había encontrado varios libros sobre el tema, no había casi nada de investigación útil sobre un acercamiento alimentario hacia el manejo de estas enfermedades. Aprendí que cada lista era frustrantemente distinta.

Leer la lista y ver la comida en mi cocina me dijo que tenía un reto inmenso frente a mí. Alrededor de 75% de mis alimentos cotidianos estaban en la lista a "Evitar". Iba a tener que replantear toda mi dieta, todo mi estilo de vida. Ésta era una empresa enorme.

Al principio empecé con mucho ánimo, pero después de unos días me pegó. ¿Por qué yo? Ya había hecho mucho, había trabajado tan duro para sentirme bien. Yo, una persona fastidiosamente optimista que casi nunca lloraba, me pasé todo el fin de semana hecha un mar de lágrimas. Cada vez que empezaba a sentirme mejor, el llanto empezaba de nuevo. ¿Cómo iba a manejar algo así?

Mi esposo, quien odia verme llorar más que nada en el mundo, seguía intentando animarme, lo que no ayudaba. Al final le dije: "Mira, necesito este fin de semana. Necesito llorarlo. Si todavía estoy llorando el lunes, entonces me pateas el trasero, pero hoy necesito sentirme mal".

El lunes empecé el trabajo que culminaría en este libro.

Buscando una respuesta

Así es como funciona mi cerebro: observé la dieta baja en sodio del Dr. X y la dieta baja en tiramina del Dr. Y, y supe que nunca podría encontrarle sentido a la información sin combinarlas visualmente. En ese entonces no pensaba escribir un libro. Estaba mareada, tenía náuseas y me dolía la cabeza todo el tiempo. Simplemente intentaba darle sentido a lo que me habían recomendado ambos médicos. Mi primer paso fue crear un documento en Word sobre el que pudiera trabajar, así que busqué en internet la dieta de tiramina que el Dr. Y me había dado, esperando poder copiar y pegarla en un nuevo documento, y luego cruzar las referencias con todos los alimentos bajos en sodio para tener una sola dieta.

Encontré la hoja de tiramina en una página web, la descargué y empecé a trabajar en ello. Pero algo estaba mal. La hoja se veía como la mía, sólo que la redacción era diferente. Algunos alimentos estaban en distintas columnas. Las recomendaciones habían cambiado. De hecho, era menos estricta de la que me habían dado. ¿Por qué?

Investigando más me topé con la versión original que me había dado el Dr. Y, la cual compartió originalmente una organización de cefaleas en julio de 2010.[1] Se actualizó entre julio y diciembre de 2010 con lineamientos ligeramente relajados.

Llamé a la organización de cefaleas para indagar más: ¿Por qué había cambiado la dieta? ¿En qué se basaban los cambios? Llamé tres veces y mandé más de cinco correos a lo largo de varias semanas, pero nadie me respondió. Ese camino no iba a ninguna parte.

Encontré varias versiones de la dieta por todo internet, desde la Universidad de Northwestern hasta el Centro Médico Jonhs Hopkins. Sin embargo, nadie pudo decirme de dónde provenía la información, quién la recabó o dónde podía encontrar información sobre los alimentos que contenían tiramina, este misterioso compuesto que se escondía en casi todos mis alimentos favoritos. El contenido de tiramina no estaba listado en la base de datos del USDA, así que, ¿cómo podían saber qué alimentos la contenían?

Ya que seguir la dieta me prohibía completamente continuar comiendo una dieta exclusivamente vegetal —y que seguía considerando mi opción más saludable—, quería corroborar la información y por qué me la habían recomendado.

Seguir la hoja al pie de la letra implicaba que sólo podía comer cosas recién preparadas y las sobras nada más al día siguiente.[2] Tendría que comprar verduras frescas para unos cuantos días a la vez, sólo lo que pudiera cocinar y comer crudo. Podía congelar alimentos y recalentarlos después. Esto cambiaría completamente cómo compraba, cocinaba y conservaba mi comida, pues normalmente compraba al menos la comida de toda una semana. Mi congelador estaba considerablemente vacío y mi refrigerador estaba retacado de frutas y verduras frescas. Y sí, en el pasado se me olvidaban algunas verduras que quedaban hasta atrás del cajón, así que se echaban a perder o ya no tenían la mejor calidad cuando las cocinaba. Hacer este cambio era posible, pero involucraría mucho más trabajo, sobre todo si mezclaba los lineamientos bajos en tiramina con los bajos en sodio. Los pocos frijoles enlatados que permitía la dieta baja en tiramina, como pintos, negros y garbanzos, no me servirían a menos de que pudiera encontrar versiones sin sal, así que tendría que cocinarlos yo.

Me di cuenta de que tendría que ser flexible sobre lo que estaba dispuesta a comer mientras me aprendía la dieta. Compré atún y salmón enlatados sin sal, queso de cabra bajo en sodio y le pedí unos cuantos huevos a un vecino que tenía gallinas. Leí muchas etiquetas. Mis viajes al supermercado duraban al menos una hora. Muchas veces volví a casa descorazonada.

Tuve que tomarme tres meses lejos de mi blog de alimentación, pues no tenía idea de cómo alimentarme a mí misma durante las primeras semanas, mucho menos desarrollar recetas. En ese momento no podía imaginar lo que mi blog se volvería en el futuro: un santuario bajo en sodio para la migraña.

Después de algunas semanas intentando obtener información sobre la dieta baja en tiramina, finalmente decidí que debía hablar con el Dr. Y. Él me había dado la hoja, así que esperaba que pudiera explicarme por qué me había entregado esa dieta en particular y no la más nueva, la menos restrictiva. Se me ocurrió que tal vez no supiera que habían actualizado la dieta. Realmente esperaba que no fuera cierto porque eso significaría que no iba a tener respuestas. Aunque sabía que era el mejor médico para mí y confiaba completamente en sus habilidades clínicas, ya me había dicho que no tenía tiempo para investigar sobre nutrición.

Después de hablar con su asistente, me enteré de que el Dr. Y no estaba al tanto de que se hubiera actualizado la dieta. Después de tratar con muchos médicos profesionalmente, sé que están todos muy ocupados; el sistema de salud está tan mal, que no tienen el tiempo que quisieran invertir en el cuidado de todos sus pacientes. Sin embargo, que él no pudiera investigar más sobre el tema no quería decir que yo tampoco. En una de nuestras citas, el Dr. Y me encomendó aprender tanto como pudiera sobre lo que estaba investigando y contárselo después. Siempre apoyó (y lo sigue haciendo) mi trabajo. En ese momento cambió algo dentro de mí y asumí el papel de abogada, pero no sólo mía, sino de otros.

La mayoría de las personas en un papel de pacientes no son como yo; no habrían volteado de cabeza su vida para intentar seguir las dietas. También estaba cada vez más claro que la información de varias fuentes legítimas en internet era contradictoria, lo cual es increíblemente frustrante cuando estás buscando La Respuesta. Mi última decisión fue a la vez inquietante y empoderadora: podía saber más sobre la dieta para migraña o *sabría* más sobre la dieta para migraña que mi médico y su equipo.

En ese momento, por frustrada que me sintiera sin tener La Respuesta, sabía que tenía que haber una mejor forma. Las personas comunes, mareadas, vomitando o con dolor crónico, y que no tienen mis habilidades, que no son un perro sabueso tras un rastro como yo, simplemente se rendirían con la dieta. Los médicos las catalogarían como "incumplidas". No porque no quisieran sentirse mejor, sino porque intentar hacer cambios en la dieta y el estilo de vida cuando te sientes fatal muchas veces es demasiado difícil y muy confuso. En especial cuando el recurso, incluso uno que recibiste de un gran médico, apesta.

Si había respuestas, no iba a ser fácil encontrarlas. Pero el sabueso que había en mí iba a continuar con el caso. Yo *encontraría* las respuestas o crearía las mías.

¿Qué son los precursores alimentarios y cómo pueden provocar migrañas?

Los compuestos químicos en los alimentos pueden provocar ataques de migraña en algunas personas. Muchos de estos compuestos se producen a partir de los aminoácidos que descomponen naturalmente los alimentos. Algunos se conocen como *aminas vasopresoras* (también llamadas *aminas biogénicas* o *vasoactivas*). Las aminas vasopresoras actúan sobre el sistema vascular, ya sea dilatando (ensanchando) o constriñendo (estrechando) los vasos sanguíneos. Muchas aminas vasopresoras también son neurotransmisores, llevando señales eléctricas o químicas dentro del cuerpo. La gente propensa a tener ataques de migraña parece ser más sensible a la acción de estas aminas vasopresoras y otros compuestos alimentarios, aunque todavía no se sabe por qué. Éstas son algunas teorías actuales sobre cómo pueden contribuir estos compuestos a la migraña:

1. Cualquier compuesto que dilata los vasos sanguíneos provoca inflamación, lo que genera químicos antiinflamatorios para atender esa inflamación y sanar los vasos.
2. Las aminas vasopresoras interactúan con otros neurotransmisores, como la serotonina y la norepinefrina, provocando una reacción química en cadena que podría desencadenar la transmisión de dolor.[3]
3. Los precursores alimentarios pueden estimular el centro de control de la migraña, mezclándose con otros precursores no alimentarios, como el estrés (el cual genera químicos y neurotransmisores específicos en nuestro cuerpo), las hormonas (también químicos) y los cambios en la presión barométrica (que afectan físicamente nuestros vasos sanguíneos).[4]
4. Los precursores alimentarios también pueden hacer que las células cerebrales sean más reactivas en general.
5. Las alergias alimentarias también tienen un papel en la creación de condiciones proinflamatorias que estimulen la migraña cuando se añaden otros precursores a la mezcla.[5] El doctor David Perlmutter cree que mucha gente ha desarrollado sensibilidades alimentarias por el síndrome de intestino permeable (ve la página 110). En la gente propensa a la migraña, estas sensibilidades alimentarias pueden ser un precursor.[6] Cuando hay inflamación

presente en el cuerpo, éste genera compuestos antiinflamatorios para atenderla.

6. La característica común de todos los precursores de migraña puede ser el estrés oxidativo. Un estudio de 2015 especuló que todos los precursores de migraña (alimentarios y de otra clase) pueden provocar estrés oxidativo en el cerebro, lo que explica cómo tantos tipos distintos de precursores, desde el clima hasta el estrés y la comida, pueden tener una misma consecuencia: un ataque de migraña.[7]

7. No todos los investigadores están de acuerdo en que los elementos alimentarios provocan migraña. Tal vez aprendamos en el futuro que lo que parecían ser precursores alimentarios en realidad eran antojos alimentarios que aparecían en el estado premonitorio de la migraña, antes de que la gente se dé cuenta de que ya comenzó el ataque de migraña.[8]

Cuando entrevisté a investigadores vanguardistas sobre dolor en la Universidad de California, en San Diego, dijeron que podrían pasar años antes de que supieran con seguridad qué sucede dentro de la cabeza cuando se provoca una migraña.

Aminas vasopresoras y otros compuestos dietéticos que pueden provocar migraña

Ahora que ya sabes un poco más sobre cómo las aminas vasopresoras podrían estar involucradas en la migraña, esto es lo que se sabe sobre las dos más importantes:

• **Histamina:** es probable que te sea familiar, pues provoca nuestra respuesta a las alergias. El tratamiento es un *anti*histamínico que bloquea esta respuesta inflamatoria. La histamina se forma a partir del aminoácido histidina, el cual es un neurotransmisor liberado en nuestro cuerpo durante el proceso normal de la digestión. Para algunas personas, el acto de comer *cualquier cosa* provoca una migraña porque su cuerpo no produce suficiente de la enzima digestiva diaminooxidasa (DAO). Para estas personas, tomar un suplemento de DAO puede ser extremadamente útil.[9] Un pequeño estudio descubrió que 90% de las personas que padecen migraña tenían una deficiencia de esta enzima. En el estudio, la toma de un suplemento de DAO redujo la cantidad y la duración de los ataques, pero no disminuyó el dolor.[10] Consumir aceite de coco y de palma aumenta la actividad del DAO, y puede ser útil para la gente intolerante a la histamina.[11]

- **Tiramina:** este compuesto vasopresor se forma cuando se descompone el aminoácido tirosina en el cuerpo. La tirosina y la tiramina se encuentran naturalmente en los alimentos; no son aditivos. Hay una respuesta bien documentada a los alimentos que contienen tiramina —los cuales tienden a ser añejos, curados o fermentados— si a la vez se está tomando un inhibidor de la monoamina oxidasa (IMAO). Los IMAO son la clase original de antidepresivos, todavía utilizados ocasionalmente para la depresión y como tratamiento para la enfermedad de Parkinson. Si alguien tomando un IMAO come alimentos que contienen tiramina, su presión arterial puede dispararse peligrosamente; algunos incluso han muerto.[12] Por este motivo, los hospitales, centros médicos y muchos doctores tratantes de migraña distribuyen hojas con una dieta baja en tiramina. Aunque esta dieta puede estar abiertamente disponible, la ciencia todavía es frustrantemente inconclusa sobre el papel que representa la tiramina en la migraña, y enfocarse sólo en la tiramina es una visión muy limitada.

Además de la histamina y la tiramina, hay muchas otras formas de aminas vasopresoras en los alimentos —cadaverina, putrescina, espermidina y espermina, entre otras— que podrían tener un papel en la migraña, pero que no se han estudiado todavía. Los cítricos contienen octopamina y sinefrina. El chocolate contiene betafeniletilamina, así como fenoles flavonoides y teobromina.[13] Los alimentos también contienen neurotransmisores, como acetilcolina, catecolaminas y serotonina.[14] Cualquiera de éstos podría ser un precursor de migraña para una persona en particular.

¿Qué más puede provocar un ataque de migraña?

Aunque se les dice a muchas personas con migraña que eviten la tiramina, es importante comentar que las aminas vasopresoras tal vez no sean los únicos precursores alimentarios. Otros compuestos químicos encontrados en los alimentos también pueden provocar ataques de migraña:

- *Cafeína*
- *Glutamato monosódico (GMS)* (y otros *glutamatos* naturales, como los del apio)
- *Nitritos y nitratos*
- *Alcoholes*
- *Aspartame*[15]

Mientras más me adentraba en las investigaciones publicadas sobre precursores de migraña, me di cuenta de dos cosas: *1)* muchas de estas listas se crean sin una valoración química para determinar si los alimentos en realidad contienen tiramina, y *2)* hay muchos precursores de migraña además de la tiramina que quizá necesitaríamos evitar. Todas las personas son diferentes.

Encontré muy pocas investigaciones —de Toronto,[16] España,[17] Portugal[18] y Corea[19]— que incluían análisis químicos para determinar el contenido de tiramina en los alimentos. De hecho, la hoja más actualizada de tiramina del grupo en Toronto, basada en sus análisis químicos, tiene una lista muy corta de alimentos a evitar si estás exclusivamente preocupado por la tiramina. Ellos descubrieron que muchos de los alimentos que se cree contienen tiramina (los cuales pueden contener otros precursores de migraña) en realidad no la tienen.[20]

En otras palabras, identificar los precursores alimentarios de la migraña y cómo pueden provocar ataques todavía es un territorio inexplorado. Dado que todas las personas son diferentes y se sabe que los precursores son acumulativos, mi acercamiento es eliminar tantos como sea posible durante la parte inicial del plan, hasta que puedas probarlos por ti mismo.

Cómo evolucionó el plan

Después de no llegar a ningún lado con el origen de la dieta baja en tiramina, finalmente rastreé al grupo de investigadores en Toronto que había analizado la tiramina en los alimentos para aprender más. Su investigación demostró que algunos de los alimentos en mi hoja original de la dieta en realidad no contienen tiramina, o al menos no era así cuando analizaron ese alimento.

En ese tiempo encontré un artículo de 1965 en *The Lancet* describiendo la crisis hipertensiva de una persona después de comer plátano macho hervido con su cáscara.[21] Seguramente ésta no era la única razón de que los plátanos estuvieran en la lista.

Sí.

No.

¿Tal vez?

Muchos de los artículos médicos que encontré describían la migraña o las reacciones hipertensivas que parecían implicar ciertos alimentos. Es posible que no fueran analizados para saber su contenido de tiramina (una empresa extensiva que requiere equipo especializado). Tal vez sólo se añadieron a la lista de "no" por una mención en algún artículo que hacía referencia a un episodio único. Dado que ninguna de las listas incluye explicaciones sobre cómo se han creado, nunca lo sabremos. Algunos de los artículos describían estudios con grupos muy pequeños de gente: seis, 11 o hasta 60 personas. Es difícil extrapolar resultados a un grupo más grande de gente a partir de estudios tan pequeños, sin embargo, parece que algunas personas lo han hecho.

Empecé a preguntarme si *había* una lista confiable que pudiera seguir y decidí ver qué clase de estudios alimentarios se habían hecho sobre migraña. Resulta que, a pesar del hecho de que la migraña afecta a un estimado de 36 millones de personas sólo en Estados Unidos, se han realizado muy pocas investigaciones alimentarias.

El problema con los estudios científicos

Casi todos los estudios relacionados con la alimentación se basan en *autorreportes*, lo que significa que la gente tiene un diario y se le pide que registre lo que comió durante el tiempo del estudio: desde unos cuantos días hasta unas semanas. Algunos estudios son retroactivos, es decir que le piden a la gente que recuerde qué comió en general días, semanas o meses después. Recuerdo por mi experiencia en un estudio sobre colesterol en la Universidad de Northwestern lo increíblemente poco confiables que eran esos autorreportes. La gente tiende a olvidar, adornar o tintar los informes de lo que comieron. No tienen idea de los tamaños de las porciones, así que pueden decir que comieron algo, pero adivinan que comieron la mitad de lo que en realidad estaban consumiendo. Pedirles que pesen toda su comida no es realista. Cambiar los hábitos de las personas —pidiéndoles que pesen sus alimentos, por ejemplo— añade parcialidad a cualquier estudio. La gente también actúa diferente cuando sabe que la están observando.

Si la gente utiliza una aplicación para rastrear su alimentación utilizando un escáner de código de barras, sus reportes pueden ser más precisos, pero obtener una idea precisa del tamaño de sus porciones todavía sería un problema, sobre todo cuando tratamos con alimentos naturales que no tienen códigos de barras, como la carne, las verduras, los granos y las frutas. Algunos estudios alimentarios más recientes están experimentando con la gente utilizando cámaras y sacando fotos de lo que come.

Sí me encontré con algunos puntos importantes. En un estudio pequeño, pero alentador, de Turquía, siguieron a 30 pacientes de migraña por alergias alimentarias durante dos periodos de seis semanas de intervención dietética. Durante el periodo de la dieta de eliminación (cuando se eliminaron de su dieta los alimentos a los que eran sensibles) sus ataques de migraña se redujeron a la mitad más o menos. Ninguno de los pacientes ni de los investigadores conocía el resultado de las pruebas de alérgenos durante el estudio.[22]

Aunque es ideal tener estudios científicamente validados, los estudios alimentarios son increíblemente costosos y difíciles de realizar. Para probar verdaderamente una dieta para la migraña, por ejemplo, tendrías que encontrar una gran cantidad de personas, dividirlas en dos grupos que fueran lo más similares posible (edad, severidad de síntomas, género, etc.), controlar todos los otros factores (como el nivel de actividad, el estrés, el clima y los medicamentos) y luego hacer que un grupo sólo comiera la lista de la dieta para migraña y el otro comiera alimentos con precursores. Y luego los grupos deberían invertirse. La única forma de asegurar que comieran sólo alimentos de la lista sería proveer 100% de su comida. Incluso hacer esto sólo por dos semanas puede ser extremadamente caro, y dos semanas no es suficiente tiempo para determinar si la dieta está ayudando o no. Dado que cada persona que tiene migraña es diferente y tiene precursores distintos, incluso este estudio hipotético podría ser insuficiente para analizar si una intervención alimentaria les puede ayudar.

Encontrar un punto de partida

En mi revisión de la literatura encontré dos libros conocidos sobre la migraña que incluían resultados de su práctica clínica: *The Migraine Miracle*, del doctor Josh Turknett, y *Heal Your Headache*, del doctor David Buchholz. Es importante distinguir estos resultados de los que sustenta la evidencia anecdótica. Ésta es cuando una persona te dice (o escribe en internet) que curó sus ataques de migraña bebiendo agua con pimienta de Cayena, agua con sal u otra clase de "cura". Los resultados de la práctica clínica se ven cuando un médico prescribe un tratamiento en específico y ve una reducción a largo plazo de los síntomas en muchas, muchas personas. No es probable que un médico siga prescribiendo ese tratamiento si no ve resultados.

Dado que la literatura médica era poco clara, a veces contradictoria y las listas en las dietas no estaban sustentadas, decidí basar mi plan en una dieta perfeccionada a partir de la práctica clínica. La experiencia clínica del doctor Turknett, con el acercamiento ancestral (del cual hablaré en la página 206), tiene algunos años y las recetas en su libro incluyen precursores de migraña, como plátanos, almendras y cebollas. (En su experiencia, seguir una dieta ancestral —sin azúcar, granos ni leguminosas, y casi sin lácteos— anula el efecto de los precursores de la migraña.) Aunque pienso que tiene mucho valor, el acercamiento ancestral a la alimentación es difícil para muchas personas y está tan lejos de lo que comen actualmente, que no parecía un punto de partida realista para mi plan.

En cambio, el doctor Buchholz creó una lista singular, que encontré en *Heal Your Headache*,[23] a lo largo de tres décadas de trabajo en su práctica neurológica, así que decidí usarla como punto de partida. En su libro explica por qué los alimentos están en la lista y por qué es tan larga. Sus 12 recetas no incluyen ninguno de los precursores conocidos de migraña. Me puse en contacto con él y pude perfeccionar mi plan basándome en su experiencia.

En qué se diferencia este plan

Además de la lista en la dieta del doctor Buchholz, tomé los mejores conceptos disponibles en la literatura para crear este plan, utilizando más de tres docenas de libros y más de 100 artículos médicos. El plan elimina todos los precursores conocidos, los cuales describiré abajo, y cada receta carece de ellos. La mayoría de los libros sobre dietas para la migraña incluyen precursores en sus recetas o utilizan una lista que quizá no esté sustentada.

Tal vez te estés preguntando por qué pasé tanto tiempo enfocada en los alimentos. Primero, es mi especialidad. Segundo, quería aprender tanto como pudiera sobre la forma en que los alimentos contribuyen a los ataques de migraña. La comida es algo que podemos controlar y en el pasado vi efectos muy positivos cuando cambié mi dieta por cuestiones de salud. Lejos de la literatura médica encontré muchos auto-rreportes —evidencia anecdótica— de gente que había mejorado enormemente sus síntomas al modificar su dieta. Finalmente, comemos al menos tres veces cada día; la comida es una parte poderosa de nuestro bienestar. Tiene sentido que la comida debiera ser parte de mi solución.

Libre de azúcar y libre de gluten

Dado que muchos expertos, incluyendo mi neurólogo, creen que la migraña es un proceso inflamatorio, incorporé recomendaciones libres de gluten y libres de azúcar en mi plan. Hay correlaciones fuertes entre la migraña y la enfermedad celiaca, la sensibilidad no celiaca al gluten y el síndrome de intestino irritable (SII). Algunos investigadores creen que estas correlaciones tienen que ver con la inflamación en el eje intestino-cerebro.[24] El reconocido neurólogo David Perlmutter, autor de *Cerebro de pan* y *Alimenta tu cerebro*, cree que tanto el azúcar como el gluten afectan enormemente la salud cerebral y las enfermedades relacionadas con el cerebro al provocar su inflamación. Después de que hayas completado seis meses en el plan puedes experimentar con alimentos que contengan tanto azúcar como gluten para ver cómo te sientan. Aunque el doctor Perlmutter y yo no recomendamos reintroducir el azúcar y el gluten en tu vida, quizá descubras que te funciona darte un gusto ocasional. Me gusta la frase del doctor Mark Hyman sobre el azúcar: "Me gusta el azúcar. Sólo la veo como una droga recreacional".

Bajo en sodio

Después de leer sobre el sodio y la fuerte conexión entre la migraña y los desórdenes del equilibrio, como la enfermedad de Ménière, mi recomendación es comer lo más libre de sal que puedas, utilizando sólo sal de mar. Como mencioné antes, hay una fuerte correlación entre la gente con enfermedad de Ménière y la gente que tiene migraña. Varios médicos con quienes hablé creen que la enfermedad de Ménière es parte del espectro de la migraña y no un padecimiento aislado.[25] Ian Purcell, médico especialista en equilibrio, quien escribió el prólogo de este libro, cree que la enfermedad de Ménière y la migraña son condiciones autoinmunes; el doctor Buchholz cree que están relacionadas muy de cerca y que Ménière es una forma de migraña. La enfermedad de Ménière se distingue por su pérdida auditiva de baja frecuencia, así como el zumbido en oídos (tinitus).[26] También hay muchas personas que tienen síntomas relacionados con el equilibrio y mareos cuando pasan por ataques de migraña.[27]

Demasiado sodio en tu cuerpo o en tu dieta puede contribuir a estos problemas. Tu cuerpo retiene agua para mantener el sodio en una solución adecuada en todo momento. Las estructuras de equilibrio de tu oído interno contienen líquido, y cuando tu cuerpo está demasiado lleno de líquidos, aumenta la presión en tu oído interno. Demasiada presión constante presiona las vellosidades minúsculas que controlan tu equilibrio y las puede destruir con el tiempo, provocando pérdida auditiva y problemas de equilibrio. Considera que hay poca información sobre la causa de Ménière y de la migraña vestibular (también llamada vértigo asociado a migraña), y no hay muchas opciones de tratamiento.

Asimismo, hay mucha evidencia de que comemos demasiado sodio, por lo que reducir o eliminar la sal blanca añadida de nuestra dieta puede ayudar a sanar y prevenir una gran cantidad de padecimientos.

Guía adicional de dieta y estilo de vida

Después de leer *The Migraine Miracle*,[28] *Good Calories, Bad Calories*,[29] *The Primal Blueprint*[30] y *El protocolo Wahls*,[31] incorporé sugerencias ancestrales (paleo) en el mes 7 (página 199). Mi plan enfatiza la proteína producida sustentablemente, así como grasas saturadas saludables. Cambiar de una dieta de alimentos procesados a una baja en carbohidratos basada en alimentos naturales puede tener muchos efectos positivos en otras condiciones de salud que muchas veces surgen con la migraña, como la obesidad, la diabetes y los problemas intestinales.

Aunque no todos somos sensibles a los precursores alimentarios, todos tenemos precursores potenciales de estilo de vida. Incorporé factores clave del estilo de vida en este plan para ayudar a cada paciente de migraña y dolor de cabeza: ejercicio ligero, patrones regulares de sueño, relajación, hidratación, comidas regulares y la intención de tener una actitud positiva a pesar del dolor crónico.

Tal vez te sorprendan algunos de los elementos del plan, pero confía en que basé mis recomendaciones en las últimas investigaciones sobre lo que constituye una dieta sana, aplicándola específicamente al dolor de cabeza, la migraña y la enfermedad de Ménière. El plan ofrece una dieta balanceada que se compone de alimentos naturales y cambios de estilo de vida. Incluso si no tuvieras un beneficio específico para tu migraña, al seguirlo mejorarás enormemente tu nutrición y tu salud en general.

Te invito a que pienses en los alimentos del plan como tus aliados, esperando absolutamente lo mejor para ti y llenando tu plato con amor.[32] Una vez que lleves seis meses en el plan (dos meses de transición, cuatro meses de plan como tal), podrás probar y reincorporar alimentos que extrañes. Así que, si te preocupa que la dieta sea demasiado restrictiva, debes saber que las restricciones son sólo por un corto tiempo. Mi meta es ayudarte a reincorporar tantos alimentos enteros a tu vida como sea posible.

Una transición realista con resultados comprobados

Sí, seis meses parece mucho tiempo, pero en mi experiencia como asesora de salud y bienestar, es el mejor camino hacia el éxito. Me encantaría poder darte una dieta milagrosa de 10 o 21 días, pero la migraña no responde a las soluciones rápidas y no hay cura. En cambio, incorporé los cambios gradualmente durante los primeros dos meses para lograr que sean lo menos dolorosos. Empecé a ver resultados después de siete semanas con el plan, cuando me desperté un día y no me dolía la cabeza por primera vez en años. Pasé de tener entre tres y cinco días de migraña a la semana (muchas veces con vértigo y vómito) y un dolor de cabeza diario, a dolores de cabeza poco frecuentes y uno o dos días de migraña al mes.

Se probó el plan con dos grupos de pacientes de migraña; todos vieron mejoría en la frecuencia y severidad de sus ataques. Todos los miembros del grupo tenían entre una y cinco migrañas a la semana. Algunos eran solteros, otros tenían hijos, algunos vivían en grandes ciudades y otros en áreas rurales. Algunos eran aventureros culinarios con mucha experiencia en la cocina, otros se describían a sí mismos como quisquillosos con la comida sin pasar mucho tiempo en la cocina. Todos pudieron seguir el programa y aprender más sobre sus precursores particulares. Una persona descubrió que los lácteos eran su problema, otra los alimentos altos en sodio y otra el azúcar. Una de las personas probando el plan, Sarah, dejaba de ir a trabajar cada semana porque sus ataques de migraña eran muy severos. Estaba preocupada por perder su trabajo. Unos meses después de empezar el plan recibí un correo de su parte diciéndome que no había faltado al trabajo en más de un mes. Ahí supe que tenía que compartir esto con otros.

Los seis meses que estarás probando el plan pasarán de todas maneras. ¿No quieres ver cuánta mejoría puedes llegar a sentir? Me encantaría escuchar tu historia de éxito.

Cómo está ordenado el libro

Puesto que soy muy amable, no espero que dejes de un jalón todos tus alimentos favoritos. En cambio, creé una forma fácil de introducirte en el plan a lo largo de ocho semanas. Cada semana tendrás una nueva tarea, diseñada para encajar en tu vida ocupada. Además, tal vez no te sientas bien algunos días, así que las tareas son simples y plausibles. A lo largo de los seis meses registrarás tu dieta, tus síntomas, tu ejercicio y más. Encontrarás entradas más profundas en temas específicos a lo largo de las secciones del plan. Éste es un resumen de las primeras ocho semanas del plan:

- **Semana 1** (página 61). Tu única tarea es organizarte y empezar a registrar tu comida, síntomas y cuántos pasos das al día. Necesitarás un podómetro o un aparato para registrar tu ejercicio, además de un programa de rastreo. No necesitas hacer ningún cambio de alimentación en las primeras tres semanas, es suficiente con empezar a registrar, incluyendo elegir cómo vas a contar tus pasos y recordar registrar todas tus comidas en el programa de rastreo que elegiste, ya sea una aplicación en internet, como MyFitnessPal o una tabla como la que te doy en este libro. La razón de que nos enfoquemos en el conteo de pasos es simple: se recomienda universalmente un movimiento regular y gentil para la prevención de la migraña. Estos aparatos de registro de ejercicio son fáciles de utilizar; los podómetros no cuestan mucho dinero.
- **Semana 2** (página 72). Preparar el ambiente en tu casa para apoyar el plan al limpiar tu congelador. Compararás el contenido de tu congelador con los alimentos sin precursores en la lista y lo

organizarás para ayudarte a tener éxito. Todavía estarás comiendo de la misma forma que siempre, pero ya tendrás un congelador organizado y llevarás casi dos semanas registrando todo.

- **Semana 3** (página 79). Haz lo mismo con tu alacena.
- **Semana 4** (página 88). Limpia y organiza tu refrigerador de la misma manera en que organizaste tu congelador y tu alacena. También tendrás una segunda tarea: cambiar todas tus colaciones por los alimentos sin precursores en el plan. Es la primera semana que harás algún cambio en lo que comes, pero no representa ninguna amenaza y es divertido: ¡colaciones!
- **Semana 5** (página 99). Cambia todos tus desayunos comunes por alimentos en el plan.
- **Semana 6** (página 105). Cambia todas tus comidas comunes por alimentos en el plan.
- **Semana 7** (página 113). Cambia todas tus cenas por alimentos en el plan.
- **Semana 8** (página 125). Aprende y practica estrategias para comer en restaurantes, en el trabajo y en fiestas.

Para tener mejores resultados, te recomiendo seguir el plan durante cuatro meses completos una vez que hayas hecho el cambio, un total de seis meses antes de empezar a probar alimentos. Te doy ideas para que mejores tus hábitos de salud y apoyes tu bienestar todavía más en cada uno de esos meses:

- **Mes 3** (página 139). Les daremos un vistazo a los métodos de cuidado personal, añadiendo prácticas de relajación y los tipos de ejercicio que te ayuden más.
- **Mes 4** (página 152). Te ayudaré a desintoxicar tu cuerpo, tu casa y tu espacio de trabajo, permitiéndote eliminar precursores potenciales.
- **Mes 5** (página 165). En mi experiencia es el mes más difícil: empezarás a sentirte mejor, la dieta se siente restrictiva y empiezas a perder el ímpetu. Te daré un plan para "fallar" —que es lo mejor para tener éxito a largo plazo— y te ayudaré a recordar por qué estás haciendo esto en primer lugar. Incluyo un reinicio de tres días, el cual utilizo yo misma para volver al plan cuando me alejo demasiado.
- **Mes 6** (página 182). Hablaremos más sobre sueño y movimiento.

La cuarta parte (página 197) te dará toda la información que necesitas para probar tus alimentos favoritos una vez que hayas terminado los seis meses del plan y también algunas posibilidades para hacer otros retoques en tu alimentación si no ves los resultados que quieres. Para una visión detallada del plan en forma de tabla, revisa el apéndice C (página 406).

¡Y luego vienen las recetas! La última sección de este libro está llena de recetas fáciles y probadas que son deliciosas y completamente libres de precursores. Las personas que probaron mis recetas —casi 30 personas en cuatro países— las pudieron preparar sin problema en su propia cocina. Hay más de 75 recetas en total, empezando con un plan de alimentación de 14 días y luego siguiendo el orden del programa: colaciones; desayuno; comida; cena; postres; bebidas y golosinas; salsas, condimentos y aderezos para ensalada, y recetas que usan sobras.

Mencioné parte de mis fuentes a lo largo del texto. Encontrarás una lista de libros que te recomiendo en la sección de recursos (página 409). Es posible que ciertos libros te intriguen, así que te invito a que los leas por ti mismo. Mi programa con membresía en internet incluye resúmenes detallados del libro cada semana, además de otros materiales adicionales, apoyo y recetas que no están en este libro. Para más información ve a www.migrainereliefplan.com.

Gracias por unirte a este viaje conmigo. ¡Espero que pronto te sientas mejor!

¿POR QUÉ OCHO SEMANAS?

- Los hábitos se forman con el tiempo. Toma ocho semanas que tu cuerpo se ajuste al sabor de los alimentos sin procesar, bajos en sodio y sin azúcar.[1] Si actualmente estás comiendo una dieta de alimentos procesados y comida rápida, o comes regularmente en restaurantes, quizá tome hasta tres meses que tu gusto se ajuste.[2] Pero dado que el cambio es gradual, la comida seguirá teniendo un buen sabor a lo largo de tu transición.
- Toma algunas semanas dejar de tener la necesidad de azúcar y alimentos procesados.
- Toma entre dos y ocho meses instalar un nuevo hábito (los estimados varían entre 55 y 180 días), así que tendrás los cimientos ya construidos una vez que termines el programa de ocho semanas.[3]
- Un ajuste gradual implica que puedas integrar mejor los cambios en tu estilo de vida y seguir el plan a largo plazo.

- Hay *muchos* cambios que debes absorber y nuevos comportamientos que aprender, así que hacer un poco cada semana es más fácil, y es como yo me adapté.

Probablemente tendrás migrañas y dolores de cabeza a lo largo de este periodo, así que las tareas semanales son pequeñas para que puedas completarlas.

¿POR QUÉ EL REGISTRO?

Si no registras lo que comes, tus síntomas y otros factores, no tendrás idea de qué provoca tus ataques de migraña y no podrás mejorar tu situación. Aunque un estudio reciente muestra una correlación entre mantener un diario de migraña y menos ataques de dolor de cabeza, sólo 44.2% de la gente en el estudio estaba llevando un registro activo.[4]

Conservar mis hojas de registro durante seis meses fue la causa principal que me ayudó a mejorar, al igual que a los miembros de mi plan. Puedes usar una aplicación de rastreo de ejercicio o nutrición (varias son gratuitas y muchas veces son accesibles sin un smartphone), o descargar la hoja de registro de mi página web: www.migrainereliefplan.com.

Lista de alimentos

Granos				
Aprobados	• Amaranto • Maíz (tortillas, totopos, harina) • Harina de garbanzo	• Pan sin gluten (elige versiones de granos enteros y bajas en sodio cuando sea posible) • Pasta sin gluten	• Mijo • Avena (certificada libre de gluten) • Quinoa • Arroz	• Sorgo • Tapioca (perlas y harina) • Teff
Excluidos	Trigo entero, cuscús, trigo quebrado, centeno, cebada, espelta, trigo triticale, trigo escanda, trigo farro, harina de garbanzo y haba, y harinas blancas, de trigo o para hornear.			

Verduras y leguminosas				
Aprobadas	• Acelgas • Ajo • Alcachofas • Alcachofas de Jerusalén • Alubias • Apio • Arúgula • Berenjena • Betabel • Brócoli	• Bulbo del apio • Calabacitas • Calabaza • Camotes • Cebollín • Cebollitas de cambray • Chalote • Champiñones • Chícharos	• Chícharos deshidratados • Chiles • Cilantro • Col • Col china • Col rizada • Coles de Bruselas • Coliflor • Colinabo	• Ejotes • Elotes • Espárragos • Espinacas • Frijoles blancos • Frijoles chinos • Frijoles pintos • Frijoles rojos • Garbanzos • Germen de bambú

Verduras y leguminosas

Aprobadas	• Hinojo • Hojas de betabel • Hojas verdes (como hojas de mostaza, dientes de león y col berza)	• Jengibre • Jícama • Jitomate • Lechuga • Nabos • Nopales • Ñame • Papas • Pepinos	• Perejil • Pimiento morrón • Poro • Rábano blanco • Rábano rojo (fresco) • Taro • Tomate verde	• Trufas • Yuca • Zanahoria amarilla • Zanahorias
Excluidos	Leguminosas grandes, habas, lentejas, habas verdes, frijoles peruanos, cebollas, vainas, chucrut, chícharos chinos.			
Notas	El germen fresco está bien si es parte de la lista aprobada. Las verduras frescas en la lista pueden ser deshidratadas en casa. Las salsas hechas en casa, de ingredientes frescos, están bien. Los chiles secos y los hongos están bien sin sulfitos.			

Frutas

Aprobadas	• Arándanos • Caquis • Carambola • Cerezas • Chabacanos • Chirimoyas • Ciruelas amarillas • Ciruelas negras • Cocos	• Duraznos • Granadas • Grosella • Guayabas • Kiwis • Lichis • Mandarinas • Mangos • Mangostán	• Manzanas • Melón (todos) • Moras azules • Nísperos • Peras • Pitahaya • Rambután • Ruibarbo	• Tamarindo (sin azúcar ni sulfitos si es seco o en pasta) • Ciruelas negras • Rambután • Tejocotes • Tunas • Uvas • Zapotes • Zarzamoras
Excluidas	Aguacates, plátanos, cítricos o ralladura de ellos, dátiles, higos, piña, papaya, fruta de la pasión, frambuesas, pasas, ciruelas rojas.			
Notas	Las frutas secas (excepto las pasas) están bien mientras no contengan sulfitos. Las frutas frescas en la lista pueden deshidratarse en casa.			

Endulzantes

Aprobados	Stevia (sin aditivos, incluso azúcar cruda)
Excluidos	Azúcar, miel de abeja, jarabe de maple u otros, endulzantes artificiales, alcoholes de azúcar como xilitol o maltitol.

Proteína (debe ser fresca y recién cocinada)			
Aprobadas	• Atún (si es enlatado, sin sal ni otros aditivos) • Aves (de granja) • Carne de res (de libre pastoreo)	• Cerdo (de libre pastoreo) • Frijoles (excepto las exclusiones) • Huevos (locales, de libre pastoreo)	• Mariscos (sin sal, sodio u otros aditivos) • Pescado (fresco o congelado, sin aderezos ni sazonadores)	• Salmón (si es enlatado, salvaje de Alaska sin sal ni otros aditivos) • Semillas (girasol, linaza, chía, ajonjolí, cáñamo)
Excluidas	Pescados secos o ahumados, carnes ahumadas o curadas (como salchichas), habas, habas verdes, frijoles peruanos, frijoles de soya, lentejas.			
Notas	Después de cuatro meses puedes probar reintroducir el tocino sin curar, bajo en sodio y de libre pastoreo.			

Lácteos			
Aprobados	• Crema • Leche • Queso amarillo	• Queso chèvre (de cabra fresco) • Queso cottage	• Queso crema • Mascarpone	• Queso ricotta
Excluidos	Quesos duros, añejos, y quesos procesados.			
Notas	Si puedes encontrar queso amarillo orgánico y sin soya, está bien y la mayoría de las listas lo incluyen. No se recomienda para los que tienen Ménière porque tiene un contenido de sodio muy alto. Las rebanadas individuales de queso envueltas en plástico no están aceptadas.			

Grasas y aceites (orgánicos, extra virgen si es posible)

Aprobados			
• Aceite de ajonjolí (regular y tostado en pequeñas cantidades) • Aceite de coco	• Aceite de oliva • Aceite de semilla de girasol (en pequeñas cantidades)	• Manteca o grasa de tocino (de cerdos de libre pastoreo) • Mantequilla (orgánica, de libre pastoreo y sin sal)	• Sebo (grasa de res de libre pastoreo)

Excluidos	Grasas trans; aceites de maíz, semilla de algodón, canola, colza, soya, cacahuate y nueces.

Hierbas, especias y condimentos

Aprobados		
Todas las hierbas (excepto exclusiones)	Todas las especias (excepto exclusiones)	Vinagre blanco claro (limitado a ½ cucharadita por receta)

Excluidos	Mezclas de especias que contengan glutamato monosódico, sal, algas o extractos de alga (incluyendo kombu, nori, hijiki, carragenina y agar-agar), "saborizantes", cebolla en polvo, levadura, levadura nutricional, condimentos comerciales, aderezos para ensalada y otros vinagres que no sean vinagre blanco orgánico.
Notas	• Algunas personas pueden ser sensibles a la páprika, la páprika ahumada, el chile en polvo y el curry en polvo que contenga chile. • Incluso el vinagre blanco puede ser un precursor, así que limita su consumo. • Después de cuatro meses en la dieta, puedes probar el vinagre de manzana, el vinagre de arroz, el balsámico blanco y el vinagre de vino blanco. • Usa la menor cantidad posible en las recetas, a menos de que estés seguro de que el vinagre no es un precursor para ti.

Bebidas

Aprobadas			
• Agua de coco • Agua filtrada o de manantial • Agua mineral (sin saborizante cítrico)	• Infusiones (página 345) • Leche de cáñamo (página 341) • Leche de coco	• Leche • Tés herbales (excepto las exclusiones)	• Vino blanco[1] (pequeñas cantidades) • Vodka (pequeñas cantidades)

Excluidas	Leches de nueces; leches envasadas que incluyan carragenina o goma; leche de soya; vino tinto; licores; cerveza; refresco (normal o de dieta); tés con cafeína; tés herbales que contengan cítricos, frambuesa o flor de Jamaica; café con cafeína.

Bebidas	
Notas	• No uses vino para cocinar durante los primeros cuatro meses; pruébalo después. • Además de ser un poderoso precursor de migraña, el café también eleva los niveles de cortisol hasta por seis horas. Los niveles altos de cortisol llevan a un sistema inmunológico hiperactivo, problemas de sueño o insomnio y depresión.[2] • El café descafeinado está bien, pero todavía podría ser un precursor.

Alimentos no permitidos

Precursores comunes			
• Aderezos para ensalada • Aguacates • Algas	• Alimentos fermentados (chucrut, miso, kombucha, kéfir) • Alimentos y quesos añejos • Carnes curadas	• Cítricos y casi todas las frutas tropicales • Condimentos • Levadura nutricional	• Nueces • Pescado seco • Plátanos • Productos de soya • Salsa de soya • Vinagres
Aditivos que son precursores[3]			
• Ácido glutámico • Artículos con enzimas modificadas • Artículos con proteína fortificada • Artículos fermentados • Artículos ultrapasteurizados • Caldo o consomé comercial	• Carragenina • Caseinato de calcio • Caseinato de sodio • Extracto de levadura • Extracto de levadura • Extracto de malta • Glutamato monosódico	• Grenetina (la grenetina de animales de libre pastoreo está bien) • Kombu (extracto de alga) • Malta de cebada • Maltodextrina • Proteína aislada o concentrada de soya	• Proteína de suero y cualquier proteína en polvo • Proteína hidrolizada • Proteína vegetal texturizada • Saborizantes o sabores naturales

Notas: Visita www.thruthinlabeling.org para encontrar una lista más larga de posibles nombres para los aditivos de soya y azúcar.

Azúcares escondidos

• Almidón hidrogenado o hidrolizado	• Dextrina	• Jarabe o malta de cebada	• Miel de abeja
• Azúcar de betabel	• Dextrosa	• Lactitol, lactosa	• Mono u oligosacáridos
• Azúcar de dátil	• Fructosa	• Luo han guo (fruta del monje)	• Néctar o jarabe de agave
• Azúcar o jarabe (morena, demerara, invertida, mascabado, de palma, raspadura, de caña, Sucanat, turbinado)	• Fructosa cristalina	• Maíz (jarabe, azúcar, sólidos)	• Panela, panocha
	• Galactosa	• Malta o jarabe de malta	• Piloncillo
	• Glucosa (jarabe, sólidos)	• Maltitol etílico	• Sacarosa
	• Inulina	• Maltodextrina	• Sorbitol
• Coco (azúcar)	• Jarabe de arroz integral o de salvado de arroz	• Maltosa	• Sucralosa
• Concentrado de jugo de fruta		• Manitol	• Yacón
• Cristales, jugo o jarabe de caña (deshidratado o evaporado)	• Jarabe de maíz (sólidos), jarabe de maíz de alta fructosa	• Melaza	
		• Melaza clara	
	• Jarabe o azúcar de maple	• Melaza o jarabe de sorgo	

Notas Ten cuidado con cualquier cosa con las palabras *azúcar, granulado, jarabe, sacarina* y *cristales*, y cualquier ingrediente cuyo nombre termine en *-osa*.

SEGUNDA PARTE

El plan

En el primer mes del plan tendrás una tarea por semana para ayudarte a preparar el cambio en tu forma de comer para mejorar tu migraña, tus dolores de cabeza y tus síntomas de Ménière. Si ya leíste hasta aquí, sabes que te introduciré poco a poco en el programa. Si eres impaciente, es posible que hayas empezado a leer en esta página, y está bien. Te emociona empezar el programa y quieres sentirte mejor *ahora*. Te recomiendo ser tan paciente como sea posible, pues ésta no es una cura milagrosa, no está exenta de esfuerzo y tampoco es mágica. Algunos días serán difíciles. Pero puedes *hacerlo*. La gente que ha hecho el programa (yo incluida) ha encontrado que el esfuerzo vale la pena por completo porque funciona para muchos de nosotros. Y dado que tratamos todo tu estilo de vida, no sólo la alimentación, el plan debe ayudarte incluso si los precursores alimentarios no son un problema para ti.

En el segundo mes cambiarás tus comidas siguiendo el plan. Para hacerlo más fácil nos enfocamos en una comida al día cada semana, empezando con las colaciones. Para la semana 8 ya estarás completamente inmerso en el plan y empezaremos a hablar sobre comer fuera y prepararte para la fase de mantenimiento. Permanecerás en esta deliciosa fase durante cuatro meses; luego podrás empezar a probar otros alimentos y reintegrarlos a tu dieta.

Semana 1

Tu mentalidad y tus hábitos

Lo más importante que harás en este viaje no es cambiar lo que comes, cuánto caminas o qué tan bien duermes. Es decidir dar el primer paso. Eso es todo. Empezar a pensar en un acercamiento distinto hacia tu salud. Es cambiar tu forma de pensar al igual que tus hábitos.

Todo lo demás está detallado paso a paso a lo largo de las siguientes semanas y meses. Te mostraré cómo prepararte. Caminaré a tu lado a lo largo de los cambios graduales en tu alimentación, movimiento y sueño. Todo lo que necesitas hacer hoy es empezar. Esta semana, tu única tarea es acostumbrarte a registrar tus hábitos diarios. No cambiarás nada; simplemente estarás aprendiendo cómo añadir el registro a tu rutina diaria.

TAREA DE LA SEMANA 1:
EMPIEZA A REGISTRAR TU COMIDA, SÍNTOMAS,
MOVIMIENTO Y SUEÑO

Herramientas necesarias: podómetro u otro aparato, aplicación u hoja de ejercicio que puedas llevar contigo.
Lo que yo uso: Forbit One (99 dólares), MyFitnessPal (gratis).

Tu meta en la semana 1 es registrar todo lo que comas y bebas, poner atención a los alimentos que comes regularmente, registrar tus síntomas (porque estamos buscando la correlación entre lo que elegimos poner en nuestra boca y cómo nos sentimos los siguientes días) y conocer la cantidad de pasos promedio que das en un día. *No vas a cambiar nada de lo que comes o bebes esta semana, ni modificarás nada en tu nivel de actividad.*

Tal vez te tome más de una semana completar esta tarea. ¡Está bien! Sólo espera hasta que hayas registrado al menos cinco días consistentemente antes de seguir con la semana 2. Confía en mí, tendrás más éxito en general si tienes bajo control tu registro y se vuelve un hábito para ti. No hay prisa. Toma otra semana si la necesitas.

SEMANA 1

Metas de registro diario

- Todo lo que comas y bebas
- Horas que dormiste
- Tus síntomas
- Conteo de pasos: usa un podómetro, una aplicación en tu smartphone o un aparato de ejercicio para medir la cantidad de pasos que das
- Consumo de sodio
- Consumo de cafeína

Registrar tu comida y bebida

Esta semana se trata de establecer tus bases. ¿Qué estás comiendo ahora y cuáles son tus síntomas? Me he dado cuenta de que crear un sistema de registro es *la* cosa más efectiva que he hecho para cambiar mi estado de salud. Quizá sea un poco obsesivo de mi parte, pero me parece divertido y satisfactorio comprender la relación entre lo que consumo y cómo me siento. De acuerdo con Gretchen Rubin, en *Mejor que nunca*, los hábitos ayudan a las personas a sentirse más en control y menos ansiosas. También recomienda probar un nuevo hábito junto con uno preexistente para crear un precursor externo, por ejemplo: "Cuando me siente a comer, voy a sacar mi aplicación de registro". Hablaremos más sobre el sodio y la cafeína en las siguientes semanas. Por ahora, sólo regístralos.

Registrar tu sueño

Con el tiempo, el plan también te ayudará a establecer algunas metas de sueño. La cantidad de horas que duermes no es tan importante como la consistencia en tu patrón de sueño. Hablaremos más a detalle sobre el sueño en el mes 6 (página 182).

Registrar tus síntomas

Los expertos no están de acuerdo sobre cuánto tiempo toma que un alimento pueda provocar una respuesta de migraña. Los estimados varían entre dos y 96 horas (¡cuatro días!). Mi acercamiento es eliminar todos los precursores conocidos al menos durante cuatro meses y luego probar una fase de reintroducción de tus alimentos favoritos. Lee más sobre ese proceso en el mes 7 (página 199).

Dado que hay muchos precursores además de los alimentos y que todas las personas son diferentes, parte de la curva de aprendizaje es registrar tus propios síntomas para ver qué te afecta. Otros precursores pueden ser *químicos* (de tu propia química corporal), *basados en electrolitos* (provocados por eventos estresantes, saltarte comidas o hacer ejercicio), *sensoriales* (olores fuertes, luces brillantes, luz del sol, efectos estroboscópicos de ventiladores o al manejar) y *hormonales* (especialmente por los ciclos menstruales).[1]

Escribe cada síntoma que experimentes, incluso si crees que es raro o no es importante. Tal vez te des cuenta de que una repentina congestión nasal o bostezar mucho es indicador de un ataque. Después de un tiempo empezarás a conocer tu patrón. Puedes usar los síntomas en el ejemplo de hoja de seguimiento (página 65) como punto de partida, pero considera que puedes tener otros síntomas. Empezarás a ver patrones entre más registres. Algo que aprendí cuando estaba haciendo mi registro es que un intenso antojo de pizza parecía estar correlacionado con un ataque al día siguiente. Al principio pensé que la pizza era la causa, pero después de un tiempo empecé a preguntarme si el antojo de algo salado y grasoso era indicador de una futura migraña. Muchas personas tienen síntomas inusuales y tal vez no están conscientes de estar experimentando una parte del patrón de su migraña. Por ejemplo, nunca había hecho la conexión entre mi sensibilidad a la luz y mis ataques de migraña; ahora estoy extremadamente consciente de ello.

Registrar tu movimiento

¿Por qué te pido que registres la cantidad de pasos? Hablaré más sobre el movimiento en el mes 6 (página 182), pero por ahora debes saber que las investigaciones muestran una relación entre el movimiento regular y una mejoría en los ataques de migraña; una mejoría idéntica a tomar una prescripción preventiva de topiramato.[2] Sin embargo, no tienes que excederte. Sólo caminar está bien, especialmente en los días que no te sientas bien. Cada semana habrá una tarea fácil y con el tiempo una meta de "minutos en actividad", la cual aumentará gradualmente a lo largo de las semanas. Los "minutos activos" se refieren a cualquier tipo de ejercicio que incremente tu ritmo cardiaco y haga que sudes. Esto puede incluir actividades como caminar rápidamente, trotar o cualquier tipo de ejercicio cardiovascular.

La mayoría de las aplicaciones de ejercicio son gratis y te permiten personalizar tu perfil y tus metas. La mayoría te dirán cuántos minutos estuviste activo, cuántos pasos diste y cuántas calorías quemaste. Cuando configures tu aplicación, *no* indiques que quieres perder peso. Sólo inserta tu peso actual.

¿Por qué?

Incluso si te gustaría perder peso, los estudios sobre cambios de comportamiento indican que tenemos un banco finito de fuerza de voluntad para invertir cada día. Una vez que se agota, se agota.[3] Así que no querrás gastar tu preciada fuerza de voluntad en perder peso cuando tienes otros cambios que hacer. No te preocupes: lo más seguro es que bajes de peso en este plan si tienes kilogramos de más. Pero no se lo digas a la aplicación o restringirá tus calorías. *No hay restricción calórica* en este plan de alimentación. Hablaré más a detalle en las páginas 189 a 192 de por qué la restricción de calorías no funciona para la pérdida de peso.

Nuestra meta principal es reducir la frecuencia y la severidad de nuestros ataques de migraña, no perder peso.

Con el tiempo empezarás a ver si hay una relación entre las calorías que comes, las calorías que quemas y tu peso, qué alimentos te dan el mayor estímulo nutricional y qué macronutrientes pueden tener mayor impacto en ti. Más adelante en el plan empezarás a observar algunos nutrientes en específico, así que usar una aplicación y hacerte el hábito de registrar todo te ayudará después. La mayoría de la gente en el plan registra alrededor de seis meses. Si no tienes un smartphone, puedes descargar una hoja de registro en blanco desde mi página web, www.migrainereliefplan.com. La doctora Elizabeth Seng, una psicóloga de salud especializada en migraña, también sugiere registrar 30 días antes de cada visita a tu médico para que puedas darle información útil. Aunque para algunas personas puede ser útil registrar a largo plazo, Seng recomienda no asumir que todos deberían conservar el hábito de registrar durante toda su vida, particularmente las personas propensas a la ansiedad, la preocupación y la depresión, pues el registro regular puede hacer que se enfoquen de más en su enfermedad e interfieran con una visión más adaptable hacia el bienestar.[4]

Ejemplo de hoja de seguimiento

	D	L	M	M	J	V	S	Promedio semanal
Hormigueo en manos								
Hormigueo en pies								
Dolor de cabeza	Ligero, tomé Cambia anoche y hoy en la mañana		Sensibilidad abajo de la mandíbula, vomité 11 a.m. (¿queso de cabra malo?), diarrea leve	Cuello tieso todavía	Desperté a la 1:40 a.m. con punzada en la cabeza, me inyecté finalmente a las 4:00 a.m.	Dolor de cabeza intermitente a partir de la comida, tomé ibuprofeno	Un poco de dolor de cabeza de anoche, 800 miligramos de ibuprofeno 7:30 a.m.	
Zumbido en oídos	Ligero, oído derecho	Ligero	Ligero, presión		Sí			
Mareo	Igual, en la tarde	Ligero						
Vértigo								
Dedos hinchados								
Cansancio	Sí		Siesta de 2 horas después de vomitar					
Vahído								

	D	L	M	M	J	V	S	Promedio semanal
Dolor de cuello	Sí	Sí	No	Sí	Sí	No	No	
Dolor de senos nasales								
Dolor de oídos								
Boca seca								
Sensibilidad a la luz								
Aura								
Niebla mental								

	D	L	M	M	J	V	S	Promedio semanal
Escala de dolor de cabeza: 0 sin dolor 1 medicamento comercial 2 medicamento de migraña 3 medicamento de migraña y reposo	2	0	3	1	2	1	1	1.428
Horas de sueño	7.5	7.25	7.75	7.25	5	7.5	8	7.18
Yoga o meditación	Sí	20 minutos						
Desayuno	Huevo, col rizada, salsa picante	2 huevos, 1 pan tostado, mantequilla	Bocado de huevo, licuado de moras con queso de cabra	2 huevos, salsa picante	Avena, leche de coco	2 huevos, salsa picante	1.5 huevos, pavo, omelet de pimiento rojo	

	D	L	M	M	J	V	S	Promedio semanal
Colación						Galleta de arroz y aguacate		
Comida	Sopa de frijoles, pasta, queso de cabra, ghee	170 gramos de salmón, col, papas fritas, guacamole	Pasta, mantequilla, sal, caldo de pollo	2 bocados de atún, ensalada de papa, ensalada	Ensalada de papa, sopa de lentejas, mantequilla	170 gramos de pollo, 2 tortillas de maíz pequeñas	Arroz integral con chili	
Colación	10 papas fritas	Galleta de arroz y aguacate		Salsa de mango y papas fritas	Salsa de mango y papas fritas		2 galletas de limón	
Cena	Pastelitos de salmón, salsa holandesa, ensalada, hojas verdes al curry	2 pastelitos de salmón pequeños, papa pequeña, ghee	Ensalada de papa, ensalada de atún, mantequilla	Arroz con carne de res, frijoles	Arroz, chili	Sopa pho de pavo	Sopa pho de pavo	
Colación			Papas fritas, salsa picante			Arroz integral, mantequilla, papas fritas, salsa de mango	Papas fritas, salsa, fresas	
Pasos caminados	5 671	4 763	4 101	4 726	2 848	5 242	4 957	4 615
Bebidas con cafeína	0	0	0	0	0	0	0	0
Bebidas azucaradas	0	0	0	0	0	0	0	0
Sodio total	435	625	520	1 145	130	895	390	591
Carbohidratos (gramos)	En ese momento no estaba registrando mi consumo de carbohidratos, pero lo hice después de un tiempo usando MyFitnessPal.							

Una mirada a detalle: el "cerebro de migraña"

Después de leer más de una docena de libros sobre migraña y más de 100 artículos de investigaciones sobre migraña, y después de entrevistar a investigadores y médicos especializados en migraña, puedo decir con seguridad que todavía no tienen una idea *definitiva* de lo que la provoca. La idea actual es que los ataques de migraña son provocados por una condición neurobiológica subyacente con un componente hereditario en al menos algunos tipos. En la literatura se describe a la migraña desde "una pequeña falla masoquista" hasta una enfermedad neurológica o una discapacidad. Pero honestamente, nadie tiene La Respuesta todavía. Se necesitan hacer muchas más investigaciones. Esto es frustrante para la gente con dolor y fascinante si no lo padeces. Esperar La Respuesta es una prioridad para todos.

Puedo decirte lo que yo elijo. Rechazo cualquier etiqueta que incluya la palabra *discapacidad* o que haga referencia a mi cerebro como dañado. Tengo un cerebro excelente. Es inteligente, veloz e imaginativo. Mi cuerpo ha hecho un trabajo excelente durante más de 50 años. Tomé un tiempo para considerar el efecto que este lenguaje tenía en mí, en vista de mi experiencia personal con otros problemas de salud.

Recuerdo cuando estuve muy enferma en 2003 de lo que los médicos consideraban síndrome de fatiga crónica y fibromialgia. Mi médico finalmente me convenció de registrarme para tener una placa de minusválidos. Tenía una relación de amor y odio con esa cosa. Me encantaba que facilitara mi vida. Me preocupaba que la gente pudiera pensar que me estaba aprovechando, pues me veía perfectamente bien. Me preocupaba que la necesitara para siempre y que pudiera volverse una parte permanente de mi vida. Era roja por "temporal", pero podía volverse azul para "permanente". Tenerla en mi guantera era un reto para la forma en que me veía a mí misma. Aunque era una herramienta útil en ese entonces, sabía que sólo tenerla en el auto, la usara o no, cambiaba cómo me sentía sobre mí misma. Sentía que debilitaba mi convicción de que podía curarme.

Me he dado cuenta de que, cuando acepto una etiqueta negativa, me cambia. Empieza a adueñarse de mí. Me roba mi capacidad de cambio, de curación y de crecimiento. Modifica la química de mi cerebro, y no de una buena manera.[5] Esto es un reto particular para mí como mujer, pues creo que a las mujeres se nos enseña a valorar intensamente las opiniones que otros tengan de nosotras.

Además, si dejo la responsabilidad de mis problemas en otra cosa que no puedo controlar ("Tengo una discapacidad neurológica"), siento que me es imposible hacer algo al respecto.[6] Sentirnos en control es un componente clave en la cantidad de dolor que podemos sentir. En su libro *Minding the body, mending the mind*, la doctora Joan Borysenko habla extensamente sobre los peligros de la impotencia crónica, la cual afecta nuestra inmunidad, así como nuestro nivel de felicidad.[7]

> Empecé a preguntarme: ¿puedo ser una persona extraordinariamente sana que simplemente tiene ataques de migraña?[8]

En lugar de compartir esa mentalidad, después de mi diagnóstico me hice estas preguntas: "¿Quién soy? ¿Qué haría alguien como yo en esta situación? ¿Soy la clase de persona que puede cuidar su cuerpo exitosamente? ¿Soy una persona sana? ¿Una persona lógica? ¿Una persona responsable?"[9] Encontrar mi identidad, verme como una persona sana y capaz, como una aprendiz de salud,[10] fue mucho más útil para mí.

Por supuesto que creo que es importante que la gente tenga un diagnóstico adecuado y vea a un médico especializado en ataques de migraña, dolor de cabeza o problemas de equilibrio. Si necesitas una placa de minusválidos para ayudarte a funcionar en tu vida como yo lo necesité, por favor comprende que no te estoy criticando de ninguna manera. Es posible que tengas sentimientos igualmente conflictivos al respecto. Te invito a considerar si los términos *paciente* o *discapacidad* se están volviendo parte de tu identidad, y de ser así, *si eso te ayuda o no*.

¿DEBERÍA DEFINIRTE UN DIAGNÓSTICO?

Es importante recordar que un diagnóstico simplemente significa que tus síntomas embonan con un número promedio de personas con constelaciones similares de síntomas, y que los médicos tienen una forma en particular de tratar ese diagnóstico basándose (esperemos) en las investigaciones y el conocimiento más actualizados. Así funciona la medicina occidental, y la mayor parte del tiempo es algo maravilloso. El peligro con un diagnóstico es que puede empezar a definirnos. Si yo entro a un consultorio médico y salgo una hora después con un diagnóstico, ¿eso significa que de pronto estoy "discapacitada"?

Me han influido enormemente muchas historias personales de gente que superó crisis serias de salud. Quedé fascinada cuando descubrí el trabajo de la psicóloga Ellen Langer, descrito en su libro *Atrasa tu reloj*.[10] A veces se conoce a Langer como la madre de la psicología positiva. Su enfoque científico durante más de 30 años ha sido estudiar cómo las creencias afectan el estado de salud de formas cuantificables. Nos recuerda que un diagnóstico es una etiqueta útil desde una perspectiva médica, pero que representa la experiencia promedio de mucha gente. Sugiere bajar a los médicos de un pedestal y pensar en ellos como consultores en nuestra experiencia de salud. Tengo muchos amigos que son médicos; sé cuánto luchan con las limitaciones del sistema de salud. Sé cuánto se preocupan por la gente que tratan y sé que son humanos también.

Es comprensible que esperes que tus médicos sepan todo. *Ellos* están a cargo, ellos nos van a componer y es su culpa cuando algo sale mal. Pero eso tampoco es realista. ¿Cómo es posible que alguien que te ve 10 minutos una vez al mes, sin importar qué tan increíble sea su entrenamiento y su experiencia, sepa más sobre cómo se siente estar en tu cuerpo que tú?

Langer habla extensamente sobre el poder de la educación, pues estudio tras estudio demuestra que educar sujetos con palabras positivas o negativas tiene un efecto cuantificable en su salud. En varios estudios interesantes, por ejemplo, los jóvenes a quienes se educaba para pensar en la vejez (mostrándoles fotos de personas en categorías de "jóvenes" y "viejas", o resolviendo anagramas con palabras relacionadas con la edad) caminaban más lento hacia el elevador después de terminar la prueba que las personas a quienes se les dio una tarea similar sin relación con la edad. El trabajo de Langer la ha llevado a creer que si aceptamos las etiquetas como verdades sin pensar en ellas, entonces incluso palabras tan inocuas al parecer, como *paciente* o *prescripción*, pueden perjudicar nuestra salud.

Me parece que el trabajo de Langer es fascinante y desafiante, pues mi experiencia personal es que "tener una actitud positiva" no evita que tenga síntomas, problemas de salud o que me hayan dado este diagnóstico. Puedo tener una actitud positiva y de todas maneras tener dolor de espalda crónico casi todos los días. Sé que muchas personas que sufren ataques de migraña están frustradas con cualquier cosa que le aviente la culpa a la víctima.[12]

Sin embargo, sí puedo decir que mi salud mental mejoró mucho cuando me enfoqué en lo positivo, así como replantear mi experiencia de formas positivas me ayudó a sentirme mejor emocionalmente. Eso no significa que pueda convencerme de no tener una migraña cuando hay cierto clima, pero en general me ayuda. El doctor Robert Cowan, de la Universidad de Stanford, quien también tiene ataques de migraña, prefiere ver a la gente con migraña como una parte evolucionada de la especie, en lugar de dañada.[13]

En mi cambio deliberado de identidad rechacé la historia del cerebro dañado y la discapacidad, y decidí mejor que tenía un cerebro Maserati. Lo vi en mi mente: rojo como una manzana cubierta de caramelo. Costó 300 000 dólares. Funciona con un combustible de alto octanaje increíblemente caro. Es hermoso, veloz y muy, muy delicado. Necesita mantenimiento y estar perfectamente afinado. Si lo alimento con gasolina sin plomo, podrá correr por un tiempo, pero estará muy infeliz.

Creo que es una metáfora útil para mi cerebro, una que me deja el trabajo de darle mantenimiento. Lo que como y mis otras decisiones de estilo de vida son absolutamente vitales para el rendimiento de mi cerebro de alto octanaje. No sé por qué estoy hecha de esa manera, pero así soy. Hay retos y beneficios.

Si esta metáfora te ayuda también, siéntete libre de elegir tu propio auto de carreras u otra metáfora que te haga sentir empoderado. Al menos considera qué clase de palabras utilizas para describirte y si te ayudan.

Semana 2

Crea un ambiente para tener éxito

Me ha fascinado el cambio de comportamiento desde el posgrado y sigo leyendo sobre el tema conforme surgen más libros e investigaciones. Un libro que me encantó fue *Cambia el chip: cómo enfrentar cambios que parecen imposibles*, de Chip y Dan Heath. Describen un elemento clave al hacer cambios: establecer un ambiente para moldear el comportamiento que quieres.

Estamos muy influidos por nuestro ambiente. Algunos investigadores que querían influir en los comportamientos de salud de una comunidad del oeste de Virginia se enfocaron en algo muy específico: comprar leche descremada o al 1% en lugar de leche entera. Se dieron cuenta de que una vez que cambiaban exitosamente el comportamiento del comprador, la gente bebía lo que estaba en su refrigerador.[1] Así que si quieres elegir alimentos que apoyen tus metas de salud, crear un ambiente exitoso es elemental. Esta semana darás tu primer paso hacia establecer tu ambiente echando un vistazo a tu congelador. A lo largo de las siguientes tres semanas harás algunos cambios graduales para prepararte para cambiar tus alimentos, una comida a la vez.

TAREA DE LA SEMANA 2:
LIMPIA TU CONGELADOR

① ❷ ③ ④ ⑤ ⑥ ⑦ ⑧

Herramientas necesarias: cinta masking, marcador permanente, limpiador suave, esponja.
Lo que yo uso: contenedores de vidrio, bolsas resellables de un litro para congelador, un limpiador ecológico, cinta masking común, un marcador Sharpie de punto fino.

Tu meta en la semana 2 es hacer un inventario de tu congelador para ver qué alimentos puedes comer en el plan y cuáles no. Tienes la opción de deshacerte de estos artículos (ve la página 72) o simplemente etiquetar y organizar lo que puedes o no comer. Idealmente, crea un espacio en tu congelador para guardar tu comida y que puedas ver fácilmente lo que tienes disponible.

Si vives solo o si tienes compañeros de casa o miembros de la familia que comerán exactamente lo que tú, será mejor deshacerte de algunos artículos o comerlos en las siguientes dos semanas. Puedes devolver al supermercado algunos artículos que no expiren. Los vecinos a veces están felices de comer lo que tú ya no puedes.

SEMANA 2

Metas de registro diario

- **Todo lo que comas y bebas.**
- **Horas que duermes.**
- **Tus síntomas.**
- **Conteo de pasos:** si tu promedio de pasos la semana pasada fue menor a 4 000 diarios, aumenta la cantidad de pasos a 4 000 al día; si no, continúa con tu cifra actual.
- **Minutos activos:** aumenta los minutos "muy activos" a cinco al día si tu registro muestra esa estadística. No tienes que hacer sprints, sólo respira un poco más rápido y suda un poco. Si tu registro no marca esto, utiliza tu reloj o tu teléfono para contar el tiempo.
- **Consumo de sodio:** si tu consumo de sodio fue mayor de 3 000 miligramos al día la semana pasada, redúcelo a 3 000 miligramos al día.
- **Consumo de cafeína:** si bebiste más de dos tazas (450 mililitros) de bebidas con cafeína al día la semana pasada, reduce tu consumo de cafeína a 450 mililitros al día esta semana. Remplaza cualquier taza adicional de café, bebida con cafeína o refrescos con cafeína con agua filtrada o de manantial. Dado que nuestro cerebro es 85% agua, es particularmente importante evitar que tu cuerpo se deshidrate.

Cuando compres nuevos artículos para el congelador asegúrate de que están dentro del plan y etiquétalos cuando los lleves a casa. Empieza a buscar remplazos para los alimentos congelados que no estén en el plan. Por ejemplo, si comes pizza congelada una noche a la semana, necesitarás encontrar algo que la remplace, como masa congelada para pizza libre de gluten con queso ricotta, salsa de tomate baja en sodio, hierbas, verduras y carne preparada en casa.

Sigue registrando todo lo que comas y bebas esta semana; registra tus síntomas, tu sodio y tus pasos, haciendo algunos ajustes como se indica en las metas de registro de esta semana.

Consejos para limpiar tu congelador

Ésta es una semana perfecta para limpiar tu congelador y revisar las fechas de cada cosa. Cualquier alimento que tenga más de un año ahí debe irse directo a la basura. Visita la página web www.foodsafety.gov para revisar algunos lineamientos específicos al congelar carnes y sobras. Tal vez puedas devolver algunos paquetes de comida congelada procesada al supermercado. Ve la página 84 para más información.

Conforme avancemos estarás cocinando y guardando alimentos en el congelador, así que siempre tendrás opciones hechas en casa. Necesitarás tener espacio en tu congelador y contenedores. Etiqueta y ponle fecha a todo para que puedas saber qué tienes y qué tanto tiempo lleva ahí.

Es posible que tu refrigerador empiece a verse un poco diferente. Mi refrigerador cambió de estar atascado con el congelador considerablemente vacío, a la inversa: sólo unos cuantos días de elementos frescos y sobras en el refrigerador, y un congelador completamente lleno.

Alimentos básicos en el congelador

- **Pan sin gluten.** Asegúrate de que tenga un contenido razonable de sodio (80 miligramos o menos por rebanada) y no demasiada azúcar (dos gramos por rebanada). Si eres sensible al huevo o la goma, asegúrate de leer la etiqueta. La mayoría de los panes sin gluten incluyen clara de huevo a menos de que estén etiquetados como veganos.
- **Carnes, aves y pescados sin macerar.** Asegúrate de que sea la carne más fresca, criada sustentablemente y de libre pastoreo que puedas comprar, así como pescados salvajes. Haz lo que puedas con tu presupuesto. Te diré más sobre la calidad de tu proteína en

la página 93. Pregunta en la carnicería si la carne está salada, pues deberían saberlo. Salar la carne es remojarla en agua con sal para conservar su frescura y aumentar su volumen. Puede triplicar o cuadruplicar la cantidad de sodio que se encuentra naturalmente en la carne. Por lo general, las carnes preselladas *están* saladas. Asume que los pollos y pavos de la rosticería están salados. Revisa las etiquetas del pollo congelado y preempacado para ver si tienen sodio añadido.

- **Verduras congeladas.** Compra opciones que no tengan sal añadida. Aléjate de los frijoles peruanos, las habas verdes y las mezclas que incluyan cebolla.
- **Fruta congelada.** Elige mezclas de fruta que no contengan frambuesas.
- **Tortillas de maíz frescas.** También puedes congelar otro tipo de tortillas sin gluten.

Una mirada a detalle: pescados y mariscos

Dado que añadirás proteína y grasas saludables a tu dieta, te comparto esta información útil sobre los pescados y mariscos para ayudarte a elegir sabiamente. Puedes utilizar mariscos altos en sodio en cantidades más pequeñas para darles sabor a sopas y guisados, en lugar de una porción completa de proteína. *La información nutrimental es de la base de datos del* USDA *y está basada en el tamaño de porciones que recomiendan, 100 gramos.*[2]

Producto (crudo y sin tratar)	Sodio por porción	Notas
Calamar y pulpo	230 miligramos	Asegúrate de que esté descongelado, sin salar y sin marinar.
Almejas	601 miligramos	
Cangrejo gigante de Alaska	836 miligramos	
Cangrejo dungeness	285 miligramos	
Langosta del norte	423 miligramos	También conocida como canadiense.
Langosta espinosa	177 miligramos	
Mejillones	286 miligramos	
Ostiones	106 miligramos	Si puedes encontrar ostiones frescos, son bajos en sodio. Algunos ostiones enlatados son bajos también. Lee tus etiquetas y enjuágalos bien.
Callos de hacha	392 miligramos	Es seguro pedir callos de hacha en un restaurante porque no suelen estar presalados o marinados. Sólo asegúrate de especificar que "no quieres sal ni cítricos, pero la mantequilla y el aceite de oliva están bien".
Camarones	119 miligramos	Busca marcas sustentables si son enlatados o sellos de frescura el supermercado o la pescadería.[3]

PESCADO ENLATADO: ANCHOAS, SARDINAS, ATÚN, SALMÓN

Elige pescados enlatados que no estén ahumados ni tengan sal añadida; la lista de ingredientes sólo debe contener el nombre del pescado y agua o aceite de oliva. (Usa el aceite de oliva en salsas, sopas o guisados.) El pescado enlatado con proteína aislada de soya u otros glutamatos puede ser precursor de dolor de cabeza. Si es posible, elige pescados salvajes. Algunas personas son sensibles al pescado enlatado por un posible contenido más elevado de tiramina o histamina. Si ya has tenido sensibilidades en el pasado, evítalo. Si no estás seguro, prueba con una lata; es posible que hayas tenido problemas con los aditivos, no con el pescado como tal. Estos tipos grasosos de pescado son altos en ácidos grasos omega-3; se están investigando las dietas más altas en estas grasas (y más bajas en ácidos grasos omega-6 poliinsaturados) para ver si tienen un efecto en el dolor crónico y hasta ahora los resultados son prometedores.[4]

PESCADO FRESCO

Si tienes acceso a pescados frescos, todas las variedades están muy bien. El pescado grasoso de aguas heladas (salmón, sardinas, arenque, anchoas, jurel) provee los niveles más elevados de ácidos grasos omega-3, los cuales dan un excelente apoyo al cerebro que padece migraña. Intenta rotar los tipos de pescados que comes —ya sean frescos, congelados o enlatados— y elige salvajes cuando sea posible. Por ejemplo, come atún, salmón, bacalao y tilapia en rotación, no sólo atún un día tras otro. Esto aminorará tu riesgo de ingerir mercurio y otros contaminantes.

Asegúrate de preguntar en el supermercado si el pescado estuvo congelado antes. Muchos sí y los salan para ayudar a conservar su frescura. Pregunta específicamente si ha sido salado; los proveedores no están obligados a etiquetarlo. Si el pescado estaba congelado, compra sólo lo que se descongeló ese día y cocínalo ese día.

Tal vez puedas encontrar atún aleta amarilla de granja de Baja California. Busca que tenga sellos de sustentabilidad. No compres tiburón a menos de que puedas encontrar tiburón zorro fresco de las aguas de California, ya que es el único tiburón sustentable que se encuentra disponible en la actualidad.

Evita: pescados o mariscos de granja o pescados en el sudeste de Asia, el Pacífico sur, China y Japón. El pescado crudo para sushi o sashimi debe provenir de fuentes de confianza que puedan aseverar la seguridad del pescado, dónde se pescó y cómo se manejó.

PESCADO CONGELADO

Hay variedades maravillosas de pescados congelados disponibles y pueden ser más baratos que las frescas. Usualmente el pescado salvaje se congela de inmediato en el barco, lo que significa que está muy fresco y no salado. Para tener mejores resultados, descongela el paquete sin abrirlo en el refrigerador durante la noche. (Aunque puedes descongelar rápidamente un paquete de pescado en un tazón de agua fría, este método es muy rudo para la carne del pescado y la vuelve flácida.) Los filetes firmes, como el atún, se cortan más fácilmente cuando están ligeramente congelados. Abre el paquete, cuélalo, enjuaga el pescado y luego sécalo con toallas. Ásalo, hiérvelo, dóralo o fríelo.[5]

Semana 3

Sobre lo no perecedero

Tal vez tu alacena no sea un cuarto entero, pero probablemente tienes un espacio donde guardas todos los alimentos no perecederos: alimentos enlatados, especias, pastas y alimentos empacados. Para algunas personas, su alacena es una repisa. Mi amiga Carole tiene dos cuartos enteros. Si tienes un espacio grande o muchos, la tarea de esta semana podría tomarte varios días. Tómate tu tiempo. Úsalo como oportunidad para limpiar las repisas, revisar la frescura de las especias y quizá donar parte de esos alimentos a un albergue local. En mi casa de 100 metros cuadrados, mi alacena incluye tres repisas grandes bajo la isla de la cocina, una repisa donde van mis especias y leguminosas secas en frascos, un gabinete con charolas giratorias para utilizar el espacio eficientemente y dos repisas más en el clóset del pasillo que usurpé hace algunos años para los artículos más grandes.

TAREA DE LA SEMANA 3:
LIMPIA TU ALACENA

① ② ❸ ④ ⑤ ⑥ ⑦ ⑧

Herramientas necesarias: bolsas grandes, limpiador suave, esponja.
Lo que yo uso: bolsas grandes reutilizables, limpiador ecológico.

Tu meta de la semana 3 es hacer un inventario de tu alacena para ver qué alimentos están bien para el plan y cuáles no. Tienes la opción de deshacerte de algunos artículos (ve la página 80) o sólo etiquetar lo que puedes comer y lo que no. Deja de comprar alimentos que no puedes comer y encuentra remplazos que estén en el plan utilizando la lista siguiente. Sigue registrando todo lo que comes y bebes esta semana; registra tus síntomas, tu sodio y tus pasos.

Consejos para limpiar la alacena

Si sólo estás probando el plan o vives con otras personas, no hay necesidad de deshacerte de los alimentos en este punto. Idealmente, crea una repisa a la altura de tus ojos donde puedas guardar tus alimentos para que veas fácilmente lo que tienes disponible. Este proceso puede ser muy emocional y quizá se sienta abrumador si tienes una alacena muy grande o muchos espacios que acomodar; pide apoyo a un amigo y no sientas que debes terminarlo en un solo día.

SEMANA 3

Metas de registro diario

- **Todo lo que comas y bebas:** haz tu mejor esfuerzo por comer seis comidas pequeñas (o tres comidas y tres colaciones) a lo largo del día para mantener estables tus niveles de glucosa.
- **Las horas que dormiste.**
- **Tus síntomas.**
- **Tu conteo de pasos:** aumenta la cantidad de pasos que diste (con un podómetro, con la aplicación de tu smartphone o con un aparato de ejercicio) a 5 000 al día (o añade 500 pasos a tu promedio de semana y ve si eso es demasiado para ti).
- **Minutos activos:** aumenta los minutos muy activos a 10 al día, dos o tres días a la semana.
- **Consumo de sodio:** reduce tu consumo de sodio a 2 500 miligramos al día; disminuye la cantidad de sal que añades a los alimentos cuando cocinas o comes.
- **Consumo de cafeína:** disminuye tu consumo de cafeína a 1.5 tazas o bebidas al día; cámbialo por agua, infusiones y tés herbales aprobados.

Dado que mi alacena se repartía en varios espacios, hice una repisa o gabinete cada noche hasta que terminé con todo. Esto incluye:

- Pasta y granos
- Especias
- Alimentos enlatados
- Semillas (te recomiendo guardarlas en el refrigerador para conservar su frescura)
- Galletas dulces y saladas
- Leguminosas secas

Revisa que las mezclas de especias no contengan sal (muchas tienen). Ya no vas a usar sal de mesa o mezclas de especias con sal. (Puedes usar pequeñas cantidades de sal de mar en la mesa.) Por ejemplo, puedes usar ajo en polvo, pero no sal con ajo. No se recomiendan la cebolla en polvo ni la sal con cebolla durante el plan porque las cebollas son grandes precursores para muchas personas.

Para revisar si una especia está fresca, abre el contenedor y huélela. Si huele mohosa, rancia o perdió su aroma, no le ayudará para nada a tu comida, así que tírala. (Si haces composta en tu casa, agrégala.)

No necesitas tirar el contenedor. Sólo lávalo, déjalo secar bien y llénalo con especias frescas que compres a granel. Muchas tiendas tienen secciones de especias a granel, permitiéndote comprar cantidades muy pequeñas para que no se hagan viejas. Considera que, si tienes alergias alimentarias o enfermedad celiaca, no deberías comprar cosas a granel porque puede haber una contaminación cruzada. Una de mis marcas favoritas es Spicely Organics. Sus paquetes contienen la cantidad perfecta, son orgánicas y libres de gluten, y sus pequeñas bolsas de plástico son fáciles de abrir para que puedas agregarlas a frascos reutilizables.

Mi alacena de especias no cambió mucho; tampoco mi sección de granos y leguminosas. Pero tenía muchos artículos que no podía consumir por su alto contenido de sodio. Esta sección de mi cocina involucró muchos viajes al supermercado para devolver paquetes cerrados.

Artículos básicos en la alacena

Elige artículos orgánicos cuando puedas costearlos por tres razones: *1)* reduce tu consumo de OGM, pesticidas y herbicidas (de los cuales no se sabe si tienen consecuencias para la migraña, pero son conocidos sus efectos negativos en nuestro microbioma), *2)* aumenta tu consumo de nutrientes (es importante alimentar tus células cerebrales) y *3)* aumenta la demanda de productos orgánicos y su precio general bajará conforme más empresas los produzcan. Es particularmente importante elegir productos hechos con maíz orgánico, pues está libre de organismos modificados genéticamente y el residuo de herbicida que lo acompaña. (Este residuo de herbicida es dañino para las bacterias beneficiosas de nuestro intestino.) Te daré consejos en la semana 7 (página 113) para hacer que lo orgánico sea costeable. La siguiente tabla detalla algunos elementos para asegurar que los tengas a la mano.

Latas (sin BPA) y Tetra paks			
• Agua de coco • Caldo o consomé bajo en sodio (sin cebolla) • Frijoles enlatados, bajos en sodio o sin sal añadida	• Jitomates asados, sin sal añadida • Jitomates picados, sin sal añadida	• Leche de coco light y normal enlatada (los ingredientes deben ser coco y agua nada más)	• Pasta de jitomate, sin sal añadida
Botellas y frascos			
• Mayonesa sin soya	• Puré de manzana sin azúcar	• Salsa picante (que contenga pequeñas cantidades de vinagre destilado y azúcar)	• Untable de pimiento rojo, con berenjena y ajo (puede contener azúcar)
Artículos empacados o a granel			
• Amaranto • Arroz arborio • Arroz blanco • Arroz integral • Galletas de arroz ligeramente saladas • Harina de maíz • Hojuelas de avena sin gluten o avena cortada	• Leguminosas secas (garbanzos, frijoles blancos, frijoles negros, chícharos deshidratados, frijoles carita, habas, frijoles pintos, frijoles chinos) • Mijo	• Palomitas de maíz para microondas sin sal (si realmente las necesitas, parecen ser las menos nocivas de las palomitas de maíz) • Papas fritas individuales • Pasta sin gluten, hecha con arroz integral, maíz, quinoa, alcachofa de Jerusalén o mezclas	• Perlas y harina o almidón de tapioca • Quinoa • Tallarines de arroz (orientales) • Teff • Tortillas de maíz (guarda las tortillas frescas de maíz en el congelador) • Totopos de maíz sin sal • Trigo sarraceno

Notas	Aunque recomiendo comprar avena certificada sin gluten si tienes enfermedad celiaca o sensibilidad al gluten, puedes comprar avena normal, de preferencia orgánica, y enjuagarla antes de prepararla. La avena es naturalmente libre de gluten, pero fácilmente puede haber una contaminación cruzada con el trigo.
	Para las galletas de arroz, te recomiendo comprar una buena marca, pues muchas saben como si tuvieran nueces.
	Idealmente, compra maíz palomero orgánico a granel y haz las palomitas en el microondas dentro de una bolsa de papel con la orilla doblada para evitar los químicos de la bolsa. Si tu microondas no tiene una función para palomitas, indica el mismo tiempo que usarías para la versión empacada.

Grasas y aceites

• Aceite de ajonjolí tostado • Aceite de coco	• Aceite de coco en spray • Aceite de coco extra virgen	• Aceite de oliva en spray • Aceite de oliva extra virgen	• Ghee de libre pastoreo
Notas	• Revisa los ingredientes del aceite en spray para asegurarte de que no contengan aceite de soya o lecitina. • El ghee está bien incluso si eres intolerante a la lactosa, pues se elimina la proteína de la leche. • El aceite de oliva extra virgen se rancia muy rápido. Si es posible, compra aceite de oliva de una tienda que pueda decirte cuándo se cultivó y guárdalo en el refrigerador.		

Artículos varios y semillas

Agua mineral (sin cítricos ni frambuesa)	Semillas de ajonjolí Semillas de calabaza Semillas de cáñamo	Semillas de chía Semillas de girasol	Sobres de stevia orgánica Stevia líquida
Notas	Es mejor conservar las semillas en el refrigerador. Para los sobres de stevia, recomiendo Natvia, Wholesome Sweeteners y Pyure. Para la stevia líquida, recomiendo NuNaturals.		

Tés

Manzanilla	Menta	Rooibos	
Notas	La mayoría de los tés en mi alacena incluían precursores potenciales. Revisa tus tés para asegurarte de que no contengan cáscara de cítricos, té negro o verde, frambuesa o cualquier otro elemento no aprobado, como flor de Jamaica. Considera que la flor conocida como Jamaica puede estar mencionada como hibiscus o hibiscos.		

Cómo devolver alimentos

- Antes de intentar devolver alimentos, revisa que no hayan caducado. De ser así, sólo tíralos o hazlos composta. Las tiendas no pueden aceptarlos. Puedes preguntar en albergues locales si aceptan alimentos así.
- Elige una tienda a la vez.
- Lleva el recibo si lo tienes.
- Ve a una hora en que la tienda no esté muy llena.
- Ve a servicio a clientes, no a las cajas.
- Empieza disculpándote y sonríe.
- Pregunta si te pueden devolver el dinero.
- Diles que tu médico te indicó cambiar tu dieta y ya no puedes comer esos alimentos.
- Diles que comprendes si no pueden devolverte el dinero sin un recibo. Sonríe mucho.
- Si no puedes devolver algunos alimentos que no puedas comer, dónalos a un comedor o albergue, o dáselos a vecinos y amigos.

Un recordatorio

La razón de que recomiende comer libre de gluten y sin azúcar es para reducir la inflamación. La migraña es un proceso inflamatorio, por lo que será mejor si nuestro cuerpo tiene que lidiar con menos inflamación. Constantemente estamos actualizando las listas de alimentos aprobados en www.migrainereliefplan.com, así que por favor únete a nuestra comunidad para ver las listas más actualizadas e incluir otros nombres de marcas que encuentres. Yo utilizo pequeñas cantidades de jarabe de maple, azúcar de coco y melaza en algunas recetas para dar sabor. Si no, sólo utilizo stevia.

Una mirada a detalle: sodio, migraña y enfermedad de Ménière

Sin hacer cambios en su dieta, 90% de los estadounidenses desarrollarán presión arterial alta, también llamada hipertensión, en algún momento de su vida. Esto es particularmente preocupante porque la presión arterial normal de un humano disminuye con la edad.[1] La mayoría de los expertos concuerda en que las dietas altas en sodio contribuyen a esta condición.

La mayoría de las personas come demasiado sodio. La dieta estándar puede variar entre 3 000 y 8 000 miligramos de sodio al día, y 80% del sodio proviene de alimentos procesados[2] y sal añadida.[3] Por ejemplo, una Cajita Feliz contiene 810 miligramos de sodio. Una Cuarto de Libra con queso y papas grandes contienen 1 800 miligramos de sodio. Los restaurantes salan de más los alimentos para mejorar el sabor, pero también para provocar sed y aumentar la venta de bebidas.[4]

Quienes viven con migraña o enfermedad de Ménière necesitan ser particularmente cuidadosos con el sodio. Por un lado, una comida alta en sodio puede provocar dolores de cabeza. La gente con migraña crónica tiene doble riesgo de desarrollar hipertensión.[5] Una dieta alta en sodio también puede contribuir a una inflamación generalizada por la estimulación de las células Th17.[6] La sal blanca que se encuentra en alimentos procesados y saleros, blanqueada y desprovista de minerales, puede contribuir a condiciones autoinmunes.[7] Una investigación descubrió que, aun si los niveles de sodio en la sangre no están elevados, los niveles de sodio dentro de los tejidos linfoides sí, lo que puede estar provocando la respuesta autoinmune.[8]

En realidad, sólo necesitamos una pequeña cantidad de sodio para que nuestro cuerpo funcione adecuadamente, estimada alrededor de 500 miligramos al día, los cuales se encuentran ya en los alimentos naturales que consumimos. No necesitamos añadir sal para estar sanos. Las tribus primitivas probablemente obtenían entre 400 y 800 miligramos de sodio al día en su dieta, sin que hubiera ningún tipo de sal disponible cotidianamente.[9] Hoy en día, la Asociación Americana del Corazón no recomienda que nadie consuma más de 1 500 miligramos al día.

Mi recomendación es consumir entre 1 200 y 1 500 miligramos al día, aunque si tienes enfermedad de Ménière o problemas de equilibrio sería mejor que experimentaras manteniendo un promedio constante hacia el rango bajo. Éstos son algunos consejos que puedes considerar:

- **Sé paciente.** Una vez que reduzcas tu consumo de sodio, toma dos meses, tal vez tres, que tu gusto sane y se acostumbre a los alimentos bajos en sodio. Eventualmente saben genial, ¡te lo prometo!
- **No elimines toda la sal.** Si eliminas los alimentos procesados y la sal cuando cocinas, puedes disfrutar añadir un poco de sal de mar a tus alimentos cuando te sientes a comer y realmente saborearla.
- **Elige tu sal con cuidado.** Te recomiendo elegir sal de mar natural con cierto color, pues contiene muchos oligoelementos importantes. Por ejemplo, la sal rosa del Himalaya contiene más de 80 oligoelementos, incluyendo hierro, yodo, cobre, zinc, selenio y molibdeno, importantes para la gente con condiciones autoinmunes.[10] Cinco giros de mi molino de sal es el equivalente a 100 miligramos de sodio. Aunque la sal de mar es más cara que la sal de mesa yodada, dura mucho tiempo porque sólo utilizas una pequeña cantidad en la mesa. Si no puedes encontrar sal de mar en alguna tienda local, considera comprar en línea. Busca sal de mar yodada o toma un multivitamínico que contenga yodo para que no tengas que preocuparte por el estado de tu tiroides.
- **No intentes curar la migraña con sal.** Quizá has visto en internet que tomar una gran cantidad de sal "curará" instantáneamente una migraña. No lo recomiendo, y tampoco ningún médico respetable.

Ten en mente que las dietas bajas en sodio pueden mejorar más que tu migraña. También pueden ayudar con:

- Síntomas de diabetes
- Síndrome de túnel carpiano
- Síntomas de síndrome premenstrual (SPM)

- Problemas ý dolor de articulaciones
- Mareo y vértigo relacionados con enfermedad de Ménière (es importante mantener un promedio diario que sea consistente; lo ideal es que sea 1 000 miligramos al día)[11]

Cuando empiezas a comer alimentos bajos en sodio, necesitas un poco de tiempo para ajustarte y la comida no tiene el mismo toque. Me parece que estos alimentos pueden añadir ese toque que solía dar la sal. Conforme limpias tu alacena, piensa qué elementos necesitas remplazar, como sal con cebolla, y busca una alternativa que puedas probar.

- Apio picado, congelado en porciones de una taza
- Poro rebanado finamente, sólo las partes blancas y verde claro, congelado en porciones de una taza
- Ajo asado, congelado en charolas para hielo que luego puedas conservar en bolsas resellables en el congelador
- Pimientos rojos asados, hechos puré y congelados en charolas para hielo (puedes usar pimientos de frasco si no tienen sal añadida, vinagre ni sulfito sódico)
- Jitomates al horno rociados con aceite de oliva, ajo y pimienta negra
- Caldo de hongos reducido (sobre todo si son shiitake)
- Puré de hongos (cocidos)
- Caldo de pollo sin sal, reducido
- Pasta de tomate (sin sal añadida)
- Aceite de trufa
- Aceite de oliva con albahaca, ajo, chile
- Puré de berenjena asada

Recuerda que los jitomates y los hongos son naturalmente altos en glutamatos, los cuales pueden ser un precursor de migraña para algunas personas.

Semana 4

Limpia tu refrigerador
y empieza con las colaciones

Cuando empecé el proceso de cambiar mi dieta, no sabía mucho, así que hice todo al mismo tiempo. Intenté cambiar todo lo que estaba comiendo de un día para otro. Me volvía loca. No lo disfruté para nada. Cuando diseñé el plan, lo hice tan amigable como fuera posible. Es intimidante pensar en cambiar todo lo que comes al mismo tiempo. Muchos programas populares de dieta tienen un acercamiento de todo o nada, pero como asesora de salud, me parece que el cambio en el estilo de vida a largo plazo funciona mejor si es gradual.

Es por eso que en la semana 4 —la primera en la que cambiarás algo de tu alimentación— empezaremos con las colaciones. Aunque no son técnicamente comidas, son una forma fácil de empezar tu transición hacia una nueva forma de alimentación. Además, las colaciones son divertidas. ¿Quién no ama la botana? Y algo más: es importante mantener tu glucosa equilibrada a lo largo del día, así que comer una colación saludable y pequeña entre comidas es ideal para la gente que padece ataques de migraña. Si te das cuenta de que sueles levantarte con migraña, prueba comer una colación pequeña con proteína justo antes de acostarte.

TAREA DE LA SEMANA 4:
LIMPIA EL REFRIGERADOR Y REMPLAZA TUS COLACIONES

① ② ③ ❹ ⑤ ⑥ ⑦ ⑧

Herramientas necesarias: dos bolsas, limpiador suave, esponja.
Lo que yo uso: bolsas reutilizables, limpiador ecológico.

Tu meta de la semana 4 es hacer un inventario de tu refrigerador y reorganizarlo para ver qué alimentos están bien para el plan y cuáles no. Tienes la opción de deshacerte de algunos artículos (ve la página 90) o sólo etiqueta lo que puedes o no puedes comer. Continúa registrando todo lo que comas y bebas esta semana; registra tus síntomas, sodio y conteo de pasos. Empieza a comprar alimentos frescos que puedas comer y sigue haciéndolo cuando vayas de compras. Ésta será la primera semana que comas tus colaciones dentro del plan.

SEMANA 4

Metas de registro diario

- **Todo lo que comas y bebas:** Haz lo mejor que puedas para comer cinco o seis comidas pequeñas (o tres comidas y dos o tres colaciones aprobadas) a lo largo del día. Si es posible, toma tu cena o colación tres horas antes de acostarte (a menos de que despiertes con migraña; ve la página 187).
- **Horas de sueño.**
- **Tus síntomas.**
- **Conteo de pasos:** Aumenta la cantidad de pasos que caminaste (con un podómetro, con una aplicación de smartphone o con un aparato de ejercicio) hasta llegar a alrededor de 6000 pasos al día o 500 más que el promedio de la semana anterior.
- **Minutos activos:** Aumenta tus minutos muy activos a 15 al día, dos o tres días a la semana.
- **Consumo de sodio:** Disminuye tu consumo de sodio a 2000 miligramos al día; no añadas sal a los alimentos cuando cocines.
- **Consumo de cafeína:** Disminuye tu consumo de cafeína a una taza o bebida al día; en cambio, añade otro vaso de agua filtrada o de manantial.
- **Colaciones azucaradas:** Si regularmente consumes colaciones azucaradas, empieza a cambiarlas por colaciones aprobadas en el plan.

Ideas de colaciones

Comprado		
Palomitas de maíz de microondas, sin sal, orgánicas	Papas fritas individuales	Totopos de maíz orgánicos con salsa picante comercial o casera (página 359)

Notas	Las palomitas de maíz y las papas fritas son colaciones para la transición. Conforme te acostumbres al plan, las necesitarás menos en el futuro.		
Casero			
• Licuados • Mantequilla de semillas de girasol (página 250) sobre manzanas, peras, zanahorias o apio • Crema de vainilla y ricotta (página 352) con fruta si lo prefieres	• Pan tostado sin gluten o galletas de arroz de alta calidad con: • Mantequilla sin sal y canela vietnamita • Fresas y mascarpone o queso crema	• Mantequilla de semillas de girasol (página 250) • Humus preparado con jugo de limón • Untable de pimiento rojo y mascarpone o queso crema	• Queso con hierbas (página 242) • Mantequilla cremosa de algarrobo (página 240)
Notas	• Intenta no comer fruta sola, ya que puede aumentar tu glucosa. • Siempre añade grasa saturada o proteína, como un queso aprobado o una mantequilla de semillas. • El untable de pimiento rojo es una colación para tu transición. Conforme te acostumbres al plan, lo necesitarás menos en el futuro.		

¿PERO QUÉ PIDO EN STARBUCKS?

Salir a tomar un café es parte de nuestra cultura: en una reunión, para socializar, para darnos un gusto. Esto es lo que puedes ordenar en una cafetería:

* Leche entera evaporada o leche de coco: con un poco de canela y nuez moscada (añade stevia si gustas)
* Tés: menta, rooibos o manzanilla, sin otros ingredientes

Asegúrate de que el té no contenga ninguno de los siguientes ingredientes: cáscara de naranja; frambuesa; té verde o negro; saborizante de limón, naranja o sandía (el té de limón está bien); papaya; fruta de la pasión, o flor de Jamaica.

Consejos para limpiar tu refrigerador

Crea varios espacios en tu refrigerador donde puedas guardar tu comida, para que puedas ver fácilmente lo que tienes disponible. Es una gran oportunidad para sacar los viejos condimentos y todos los artículos que tiendes a acumular en tu refrigerador. Yo saqué cada repisa y cada cajón y los limpié profundamente, lo que se sintió como una catarsis. Actualmente, hay un cajón designado para mi esposo con algunos elementos que sólo él come; el resto del refrigerador tiene alimentos frescos que ambos comemos y salsas y condimentos recién hechos (ve la página 356). Tu limpieza incluye:

- Condimentos
- Bebidas
- Lácteos
- Nueces y semillas (si los guardas en el refrigerador, lo que es recomendable). Las nueces *no* están en el plan, pero las semillas sí
- Verduras
- Fruta
- Carne y proteína

Mi refrigerador es cien por ciento distinto ahora. Yo solía comprar una vez a la semana, acumulando todos mis alimentos frescos y otros para la semana. Ahora compro cada dos o tres días, sólo los alimentos frescos para recetas específicas que planeo hacer y suficiente fruta para dos o tres días. Si no puedes comprar tan seguido, prepara todas tus verduras al mismo tiempo y congela algunas en bolsas resellables. Revisa muy bien tus frutas y verduras y congélalas antes de que se pongan malas. Lo bueno de este sistema es que se pudren muchos menos alimentos frescos porque te olvides de ellos. Aprende más sobre cómo reducir el desperdicio de alimentos en la página 123.

Si estás acostumbrado a comer alimentos empacados, entonces será un gran cambio el cocinar y comer alimentos frescos. Esta bien empezar con algo sencillo y encontrar algunos alimentos que disfrutes cocinar. Sé paciente y toma tu tiempo para cambiar esta gran parte de tu vida. Más adelante sigue probando nuevos alimentos, como distintas leguminosas granos y hojas verdes aprobados para el plan. Es ideal que rotes los alimentos en tu dieta, ya que no es lo mejor comer exactamente los mismos alimentos todos los días. Además de los nutrientes, cada alimento natural contiene otros compuestos, antinutrientes o metales pesados que no quieres consumir de más. Si comes sólo arroz integral, col rizada o atún enlatado todos los días, es posible que desarrolles inconscientemente problemas de salud si esos compuestos se acumulan. Por ejemplo, el arroz integral (incluso el orgánico) contiene naturalmente cantidades muy pequeñas de arsénico; la col rizada contiene ácido oxálico y fitatos, y el atún enlatado puede ser alto en mercurio. No necesitas preocuparte por esto si vuelves parte de tu rutina crear grupos de alimentos que debas alternar, como granos, hojas verdes y pescados.

Alimentos básicos en el refrigerador

Productos lácteos comprados (orgánicos y de libre pastoreo si es posible)			
• Ghee • Crema espesa • Leche entera • Mantequilla, sin sal	• Mascarpone • Media crema	• Queso amarillo (comprado en una charcutería)	• Queso cottage, sin sal o bajo en sodio si está disponible • Queso ricotta
Notas	• El queso amarillo no es recomendable para los que tienen Ménière por el contenido de sodio. • Si estás evitando la proteína de leche, remplaza la mantequilla con una margarina vegana sin soya, de buena calidad.		
Carne y aves			
Toda la carne fresca, de preferencia local y de libre pastoreo	Todos los pescados y mariscos frescos, de preferencia salvajes		
Nota	Asegúrate de que tus pescados y mariscos no hayan sido salados.		
Verduras			
• Apio • Cebollitas de cambray • Col rizada y otras hojas verdes	• Hinojo • Hojas verdes • Pimientos morrones y chiles	• Poro • Tubérculos (papas, camotes, nabos, colinabos, rábanos)	• Zanahorias
Frutas			
• Ciruelas • Duraznos • Fresas	• Kiwi • Mandarinas • Mango	• Manzanas • Moras azules • Peras	• Uvas • Zarzamoras
Especias y hierbas frescas			
• Ajo • Albahaca • Cebollín • Chalotes	• Cilantro • Cúrcuma • Eneldo • Hierbabuena	• Jengibre • Perejil • Orégano	• Romero • Té de limón • Tomillo

Una mirada a detalle: la calidad de tu proteína

Idealmente, quienes comemos carne debemos poder comprar carne de animales felices y sanos que pastan en los campos de una hermosa granja. Sin embargo, ésa no es la realidad ahora. Después de leer *El dilema del omnívoro* y ver la película *Food, Inc.*, mi esposo y yo empezamos a tomar decisiones diferentes sobre nuestra carne, eventualmente pasando cuatro años sin comer carne ni lácteos. La mayoría de la carne en Estados Unidos se produce en fábricas de hacinamiento, con animales es pésimas condiciones, muchas veces alimentados con comida de poca calidad o que es inapropiada para ellos. Por ejemplo, el ganado debería comer pastura. Eso es lo que están diseñados para comer y lo que los mantiene más sanos. Se enferman si les dan maíz, pero dados los subsidios gubernamentales en Estados Unidos, el maíz es mucho más barato que la pastura. Así que en los criaderos se les da maíz, antibióticos para ayudar a curarlos cuando se enferman por el maíz y hormonas para hacerlos crecer más rápido. Rutinariamente se les dan bajas dosis de antibióticos para engordarlos más rápidamente. Estos antibióticos terminan en nosotros y afectan la salud de nuestro microbioma, por lo que muy posiblemente son un factor que nos haga subir de peso también.[1]

A los pollos y otros animales no les va mucho mejor. Si te preocupa tu huella de carbono, los animales más pequeños consumen menos recursos. Puedes seguir este plan y ser vegetariano, y si estás comprometido con ser vegano, también es posible. Éstos son algunos consejos para comprar la proteína de mejor calidad que puedas costear. Empieza buscando el sistema internacional de clasificación de bienestar animal de 5-Step; las cifras más altas implican un mejor trato a los animales. Si el empaque no muestra esta cifra, asume que es 0 (lo que significa que los animales reciben el peor trato).

CARNE DE RES
Busca primero carne de res de libre pastoreo, luego libre de hormonas y orgánica si es posible. Algunas tiendas tienen carne de res de libre pastoreo congelada a un buen precio. Si tienes un

congelador grande, algunas familias ordenan un animal de alguna carnicería sustentable y la comparten con los vecinos, obteniendo muchos cortes de carne al mismo tiempo y congelándolos para después. Habla con el carnicero que vende la carne, contacta a restaurantes locales que tengan productos de granja e investiga en internet. Los cortes de carne con más grasa y las vísceras suelen ser más baratos. Estos cortes también son más saludables para los cerebros con migraña (sólo asegúrate de dejar el azúcar y los granos refinados cuando empieces a comer más grasa saturada de libre pastoreo). Las carnes de animales de libre pastoreo tienen un menor riesgo de contaminación de E. *coli* y suelen ser más densas en nutrientes, con un contenido mayor de antioxidantes, vitaminas, minerales y un índice más favorable de ácidos grasos omega-6 y omega-3.[2] También son más bajos en colesterol y más altos en betacarotenos y vitamina B_{12}.[3]

Tal vez te preocupe comer carne roja después de que salió el reporte de 2015 de la Organización Mundial de la Salud (OMS) sobre la carne roja y los altos niveles de cáncer colorrectal. Sin embargo, nuestro plan no incluye carnes procesadas, como tocino y salchichas, porque tienden a ser precursores de migraña, y éstos fueron los que mencionaron como de mayor riesgo. Usa métodos más gentiles para cocinar carnes rojas (vapor, cocción lenta) y marínalas antes. Come muchas verduras de hoja verde. Sigue los lineamientos del plan y el riesgo de tener cáncer por comer carne roja será bajo.[4]

CERDO

El cerdo de libre pastoreo es tan importante como la carne de res de libre pastoreo. Al igual que ésta, busca carne que provenga de cerdos criados en exteriores y que hayan podido comer pastura, raíces y buscar insectos y otros alimentos que comen naturalmente. Si vives en un área rural, es posible que tengas acceso a carnes producidas con cuidado, aunque no tengan etiquetas de seguridad, y con precios más bajos. También puedes buscar carne de jabalí congelada, la cual provee los beneficios para la salud de la carne de res de libre pastoreo y ayuda a reducir el impacto de los cerdos salvajes en las granjas.[5]

ANIMALES DE CAZA

Las carnes de animales alimentados con pastura tienen cinco veces la cantidad de ácidos grasos omega-3 que los animales alimentados con granos, lo cual ayuda a restaurar tu equilibrio adecuado entre los ácidos grasos omega-3 y omega-6. La dieta común no tiene suficientes ácidos grasos omega-3, probablemente afectando nuestro metabolismo y tal vez provocando inflamación e hinchazón. El venado y otras carnes de caza son una fuente excelente de nutrientes. Tal vez puedas encontrar carnes de animales de caza congelada —alce, búfalo, venado— en algunas tiendas. Si se utiliza en alguna comida con verduras, como un caldo o un chili, vale su precio.

PAVO

Muchos supermercados tienen pavo todo el año y algunos incluso ofrecen pechuga de pavo rostizada al igual que pollo rostizado. Ten cuidado, las opciones precocidas están cargadas de sal y no conoces la calidad del pavo (puedes asumir que es de un criadero). Por ejemplo, 90 gramos de pechuga de pavo deberían contener 95 miligramos de sodio, pero la pechuga de pavo rostizada de mi tienda local contiene 500 miligramos de sodio en la misma porción. Ya hay más opciones disponibles para pavos de libre pastoreo.

POLLO

Los pollos comunes en los supermercados suelen ser baratos, lo que es genial si estás sujeto a un presupuesto. Desafortunadamente, estas aves pasan toda su vida en enormes bodegas bajo muy malas condiciones. Si puedes costearlo, busca carne producida de una manera más sustentable: de libre pastoreo, criada sin hormonas o antibióticos. Te daré algunos consejos para ahorrar dinero en los supermercados en la semana 7 (página 113) que te pueden ayudar. Busca etiquetas que indiquen que los pollos fueron criados libres, lo que sencillamente quiere decir que fueron criados en condiciones ligeramente mejores que una bodega. Los pollos rostizados de los supermercados (a menos de que sean de libre pastoreo) también están cargados con sodio para inflarlos y muchas veces les dan sabor con glutamato monosódico, extracto de levadura y gluten, todos precursores potenciales.

CARNES NO TRADICIONALES: VÍSCERAS Y GRENETINA

Una de las tendencias interesantes en los últimos años ha sido la emergencia de los restaurantes de la nariz a la cola, los cuales utilizan todas las partes comestibles del animal en sus platillos. Esto es lo que los humanos de todo el mundo comían hasta el último medio siglo. Si se mata un animal como comida y no se utilizan las vísceras, se desperdicia del 22 al 24% de carne comestible.[6]

Muchos de los libros que he leído sobre la dieta ancestral, especialmente de la doctora Terry Wahls, discuten los beneficios de salud de comer vísceras, las cuales son particularmente elementales para obtener los nutrientes de las células cerebrales. Las vísceras, también llamadas menudencias, son la fuente más concentrada de nutrientes, incluyendo de los que carecen las personas con enfermedades autoinmunes.

Todavía no me siento muy cómoda comprando y cocinando muchas vísceras, pero encontré una marca de paté de hígado que no sólo está hecho de cerdo sustentable, sino que no tiene un conteo de sodio fuera de serie. Sólo puedo comer 30 gramos al día por el sodio, pero al menos tengo algunos de esos nutrientes en mi dieta. Dado que contiene cebolla, tuve que probarla durante una semana después de mi dieta de cuatro meses para asegurarme de que no fuera un precursor para mí. A veces preparo mi propio paté, ya que un amigo chef me enseñó cómo cocinar hígado adecuadamente.

También preparo caldo de pollo con todos los huesos de pollo que tengo, ya que los guardo en bolsas resellables en el congelador. Cuando lo voy a hacer, compro medio kilogramo de patas de pollo de una tienda orgánica. Aunque se ven asquerosas (intento no enfocarme en ellas cuando las toco), hacen un caldo increíblemente rico y delicioso, lleno de colágeno, el cual es excelente para los cerebros con migraña. Algunos supermercados ahora venden espinazos de pollo y las puntas de las alas para preparar caldo. (Me dijeron que, si *alguna vez* has comido sopa en un restaurante chino o tailandés, sin saberlo has probado las patas de pollo, pues son un ingrediente básico en la mayoría de las sopas orientales.)

Un equipo de investigación de la Universidad Estatal de Missouri ha estado estudiando las propiedades antiinflamatorias del caldo de pollo en los pacientes con migraña.[7]

Encontrarás que estas carnes son mucho más baratas que los cortes tradicionales, así que, si eres aventurero y tienes un límite de presupuesto, empieza a hablar con tu carnicero. Saben mucho y pueden ayudarte a aprender a cocinar estas carnes adecuadamente. Empieza comprando corazón o lengua de res, pregúntales cómo cortarla para hervirla y agrégala a la olla de cocción lenta durante ocho horas con un montón de verduras.

> Considera que algunas listas de precursores de migraña incluyen la grenetina y las vísceras, probablemente por los altos niveles naturales de glutamatos que pueden contener. Asegúrate de probar si lo son para ti.

Ahora pido grenetina de libre pastoreo a granel para utilizarla en postres y licuados. Añadir grenetina de libre pastoreo en polvo a un licuado es una forma sencilla de empezar a obtener estos nutrientes.

Huevos

Busca sellos de certificación de calidad en los huevos, o cómpralos de productores locales. Si no puedes encontrar otro sello, los de "libre pastoreo" son los mejores, seguidos de "crianza en libertad" y "orgánico". Términos como "sin hacinamiento" y "vegetarianos" son prácticamente insignificantes. Muchos lugares han bajado sus restricciones para el cuidado de los pollos; es posible que puedas tenerlos tú mismo si te agrada la idea. Los pollos no son vegetarianos naturalmente. Los pollos de libre pastoreo comen insectos, gusanos y ratones, al igual que verduras, frutas, semillas y brotes. Esta dieta variada añade nutrientes a sus huevos y carne. Compra huevos con omega-3 si puedes conseguirlos, pues añaden este importante ácido graso a la mezcla.

Leguminosas y semillas

Elige leguminosas y semillas orgánicas cuando sea posible. Los veganos comprometidos necesitarán enfocarse en las leguminosas permitidas en el plan y suplementar con semillas, sobre todo cáñamo y chía, para obtener suficiente proteína. Los seudocereales, como la quinoa, el amaranto y el trigo sarraceno, también son altos en proteína y se cocinan como granos. Todos estos alimentos son mejores para ti si los remojas al menos ocho horas o toda la noche antes de cocinarlos, ya que este proceso elimina o reduce considerablemente la cantidad de antinutrientes (como los fitatos) que terminan en tu plato.

Una vez que termines el periodo de cuatro meses, puedes probar las nueces —una a la vez— para reintroducir más opciones de proteína en tu dieta. No es recomendable reintroducir la soya o el gluten para nada. Ten cuidado, pues la soya es omnipresente en la dieta común, sobre todo en los alimentos procesados y la comida rápida, proveyendo potencialmente 10% de las calorías diarias.[8]

Semana 5

¡Es hora de desayunar!

Uno de los cambios más importantes que puedes hacer, y *uno de los pocos elementos relacionados con la alimentación sobre los que concuerdan todos los expertos en migraña*, es mantener los niveles de azúcar en la sangre estables a lo largo del día. El término "azúcar en la sangre" se relaciona con la cantidad de glucosa que circula en tu sangre en cualquier momento, dependiendo de qué tan recientemente hayas comido y la clase de alimentos que comiste. Se cree que los picos y descensos de los niveles de glucosa contribuyen a los ataques de migraña. En su libro *The Migraine Brain*, la doctora Carolyn Bernstein advierte que esta inconsistencia en los niveles de glucosa es algo que "el cerebro con migraña aborrece".[1] Además, comer regularmente apoya a tus glándulas suprarrenales, las cuales son responsables de la regulación del estrés, el estado de ánimo, la inflamación y el hambre. Después de un ayuno

---

TAREA DE LA SEMANA 5:
EMPIEZA LA TRANSICIÓN DE TUS DESAYUNOS

① ② ③ ④ ❺ ⑥ ⑦ ⑧

Tu meta en la semana 5 es hacer la transición de los alimentos para el desayuno dentro del plan. Si no sueles desayunar o si lo haces a la carrera, te daré algunos consejos para hacerte el hábito de empezar tu día con alimentos de calidad, particularmente grasas y proteína saludables.

Además de cambiar tu desayuno y seguir con tus colaciones, registra todo lo que comas y bebas esta semana; anota tus síntomas, sodio y conteo de pasos.

de ocho a 12 horas, tu cuerpo necesita combustible para empezar. Y un cerebro con migraña necesita el combustible correcto, por lo que empezaremos a cambiar el desayuno esta semana.

Ideas para desayunar

Los desayunos para llevar en Estados Unidos están cargados de azúcar; los bizcochos, las barritas energéticas y las mezclas de café no son la mejor forma de empezar el día. Las comidas altas en carbohidratos hacen que se eleven los niveles de glucosa y desciendan rápidamente, lo que puede provocar un ataque de migraña. Las comidas bajas en carbohidratos que incluyen proteína y grasa saludable ayudan a mantener la glucosa en un nivel sano a lo largo del día.

SEMANA 5

Metas de registro diario

- **Todo lo que comes y bebes:** Haz lo mejor que puedas para comer cinco o seis comidas pequeñas (o tres comidas y dos o tres colaciones aprobadas) a lo largo del día. Cena o come tu última colación tres horas antes de acostarte si es posible. Bebe agua filtrada a lo largo del día.
- **Horas de sueño.**
- **Tus síntomas.**
- **Conteo de pasos:** Aumenta la cantidad de pasos que caminas (con un podómetro, con una aplicación en tu smartphone o con un aparato para ejercicio) a 7 000 al día si es posible (si esto te parece demasiado, comienza con 6 000).
- **Minutos activos:** Aumenta tus minutos muy activos a 20 al día, dos o tres días a la semana (si es posible).
- **Consumo de sodio:** Reduce tu consumo de sodio a 1 500 miligramos al día.
- **Consumo de cafeína:** Disminuye tu consumo de cafeína a media bebida (½ taza) al día, o elimínalo por completo.
- **Colaciones azucaradas:** Si todavía comes azúcar para este punto, disminuye tu consumo a no más de una colación azucarada *al día*.

Cereal de granos enteros sin gluten, huevos e incluso las sobras de la cena son mejores opciones que los alimentos azucarados para el desayuno, mientras se ajusten a los lineamientos del plan. Mi esposo come huevos casi todos los días. Después de descubrir que tengo una alergia latente al huevo (no potencialmente mortal), como un picadillo de verduras para desayunar, acompañado de proteína, como paté casero, tocino casero (página 253) o una rebanada de carne que haya sobrado. A veces mi esposo añade mantequilla de semillas de girasol (página 250) a su plato para quedar más satisfecho. En los meses calurosos del verano, cuando prefiero comida fría, me preparo un licuado verde con leche de coco, aceite de coco, jengibre, cúrcuma, hojas verdes ligeramente cocidas y una pequeña cantidad de fruta.

En los fines de semana preparo algo especial, como waffles bajos en carbohidrato con tortitas de salchicha o una crepa holandesa con moras y crema batida. Muchas veces comemos una rebanada de tocino paleo cada uno: sin curar, bajo en azúcar y sin mucho sodio. Puedes probar esta clase de tocino una vez que hayas terminado tus cuatro meses en el plan, o puedes preparar tu propio tocino casero. Éstas son algunas ideas fáciles para el desayuno:

- **Miniquichés de huevo** (página 261). Prepáralos y congélalos el domingo, caliéntalos en el microondas para desayunar.
- **Crepas** (página 257). Prepara crepas el fin de semana, congélalas y caliéntalas en el microondas. Sírvelas con queso ricotta y moras.
- **Waffles de moras azules y avena** (página 255). Congela algunos y utiliza un tostador para recalentarlos. Sírvelos con mantequilla de semillas de girasol (página 250), moras y mantequilla, pero sin jarabe.
- **Huevos pochados.** Sírvelos con espinacas o col rizada, y salsa picante.
- **Hojuelas de avena o avena cortada.** Sírvela con moras, leche de coco o entera, canela, nuez moscada y stevia si gustas.
- **Huevos revueltos.** Sírvelos con salsa picante.
- **Frittata de verduras** (página 264). Es una forma excelente de usar las verduras que te sobraron del día anterior.
- **Migas** (página 268). Sírvelas con huevo y salsa verde (página 372) sin cebolla. Es una gran forma de usar tus tortillas de maíz.
- **Omelet de salmón, espárragos y tomillo** (página 272)
- **Licuados.** Asegúrate de que incluyan proteína, ya sea maca en polvo, semillas de chía, semillas de girasol, semillas de linaza o leche.
- **Sobras de la cena.** Tendrás suficientes una vez que empieces a cenar dentro del plan.

Para más ideas y recetas, revisa el capítulo para el desayuno en la página 252.

¿Por qué dejar el azúcar?

Al igual que la sal, la dieta común es altísima en azúcar añadida. Se agrega azúcar a casi todos los alimentos procesados de una forma u otra porque los brillantes científicos de alimentos que los diseñan saben que la combinación de dulce-salado-grasoso crea una cualidad adictiva por todos esos alimentos, ya documentada. El azúcar enciende el mismo centro de placer en el cerebro que la heroína. ¡No es tu imaginación que se te antoje! El azúcar provoca una rápida liberación de dopamina, cambia los receptores de dopamina y estimula las secuencias de recompensa en el cerebro.[2] Aunque todavía no se sabe cómo puede estar relacionado con los ataques de migraña, cualquier cosa que vuelva hiperactivo al cerebro no es ideal para nosotros.

Nuestro cuerpo no está diseñado para manejar las enormes cantidades de azúcar que se encuentran en la dieta occidental, y demasiada azúcar provoca glicación, la unión de moléculas de azúcar a proteínas, grasas y aminoácidos. Este proceso forma los productos finales de glicación, responsables por el envejecimiento prematuro e implicados en la enfermedad de Alzheimer.[3] Además, el azúcar es un inflamatorio y provoca que subas de peso.

Entonces, ¿puedes usar endulzantes artificiales?

No lo recomiendo por lo siguiente. El aspartame (vendido como Nutra-Sweet, Equal y Spoonful) es un péptido (una cadena de aminoácidos) hecho de fenilalanina y ácido aspártico. Ambos son excitotoxinas conocidas, lo que significa que provocan que las neuronas disparen y se sobreestimulen. La fenilalanina es un precursor de la norepinefrina y puede desequilibrar el índice de este neurotransmisor importante. El aspartame incluye un tercer componente: un grupo de metilésteres que se desprende fácilmente y se vuelve metilo (alcohol de madera). El metilo es venenoso si se consume, pues se descompone en formaldehídos en el hígado. Estas sustancias no sólo provocan síntomas de pánico, desórdenes del ánimo y alteran los límites de los ataques; algunos estudios también vinculan el consumo de aspartame con un aumento en los índices de cáncer cerebral.[4]

Y hay otros problemas con otros endulzantes artificiales, como la sacarina. Estudios recientes han demostrado que los endulzantes artificiales afectan el equilibrio microbiano en el tracto digestivo, haciendo que sea posible la absorción (y la posible reserva) de más calorías de los alimentos que comemos, aumentando nuestro peso máximo y provocando que sintamos más hambre.[5] Las investigaciones continúan: al parecer también hay un vínculo entre los endulzantes artificiales (incluso la stevia) y los altos niveles de obesidad y diabetes.[6] Todos los polvos blancos —incluso la stevia orgánica— han sido procesados, separados de todos sus nutrientes vegetales originales, dejando sólo lo dulce.

En este plan recomiendo utilizar sólo stevia orgánica y en cantidades muy pequeñas, pero no diario. Incluso uso azúcares naturales en cantidades muy pequeñas en sólo algunas recetas para lograr sabores específicos. Una vez que te acostumbres a los alimentos naturales que no tienen azúcar añadida, encontrarás suficiente dulzor en todas las frutas y en verduras como zanahorias, betabeles, camotes y jitomates.

Si tu reacción al comentario anterior fue: "¡Esta mujer está loca!", considera esto: yo habría estado totalmente de acuerdo contigo hace 10 años, cuando todavía comía un montón de azúcar diario, incluyendo alimentos procesados y dulces. Una vez que dejé esos alimentos, empecé a disfrutar realmente el sabor dulce que se encuentra naturalmente en las frutas y verduras. Si eres alérgico o sensible a la stevia, usa pequeñas cantidades de azúcar de coco en su lugar. Hablaré más sobre el nivel de dulzor de la stevia en la página 218.

Una mirada a detalle: extinción de la cándida

Cuando dejas el azúcar —y los alimentos que se vuelven fácilmente azúcar, como la harina, las papas y la cerveza—, tu cuerpo necesita ajustarse de muchas formas. Primero, extrañarás lo dulce. Tal vez tengas algunos días malos en los que te sientas enojado, irritable y exhausto. Y necesitarás encontrar otros alimentos que llenen ese vacío.

Otra cosa invisible que puede estar sucediendo internamente. Si, al igual que yo, comías un montón de dulces, tu cuerpo puede tener un sobrecrecimiento de una levadura llamada *candida albicans*. La cándida es parte de nuestro cuerpo naturalmente, pero en las condiciones correctas, puede multiplicarse alimentándose de mucha azúcar. La cándida puede provocar dolores de cabeza, salpullido y comezón en la piel, infecciones vaginales por levaduras, infecciones fúngicas y problemas bucales. El bioma interno de todos es distinto, y algunas personas incluso pueden ser más propensas a este sobrecrecimiento que otras. Se cree que un sobrecrecimiento de cándida es la causa del síndrome de intestino permeable, pues la estructura de la levadura en crecimiento ensancha los espacios entre las uniones dentro del intestino (ve la página 110). Esto permite que pequeñas partículas de alimento terminen en tu torrente sanguíneo, provocando cualquier cantidad de problemas inflamatorios, incluyendo cerebrales.

El azúcar alimenta la cándida, así que, al quitarla de tu dieta, ésta empieza a morir en grandes cantidades, liberando micotoxinas como alcohol y acetaldehídos. Aunque esta extinción, conocida como crisis de curación o una reacción de Jarisch-Herxheimer, es buena para ti en general, puede hacerte sentir fatal mientras tanto. Puedes sentir síntomas de gripa, te puede doler la cabeza o sentir molestias en las articulaciones. Los síntomas por lo general pasan en una semana.[7]

Si esto te sucede, considera que la sensación es normal, pasará y que estás haciendo algo maravilloso por tu cuerpo.

Semana 6

¡Llévate comida!

Uno de mis primeros recuerdos en mis días de prescolar es mi mamá preparando mi lonchera: queso Velveeta asado sobre pan Wonder y sopa de tomate Campbell's. Me encantaban esos sabores y mi tiempo con mi mamá cuando los mayores no estaban en casa. Aunque no es algo que comería hoy, todavía me gusta un buen almuerzo. Dado que mi esposo y yo trabajamos desde casa ahora, nuestro almuerzo muchas veces es una gran ensalada con proteína, como atún o pollo, o sobras recalentadas de la noche anterior. Después de comer sacamos a Daisy, nuestra perra, a caminar un poco. Durante los múltiples años que trabajé en una oficina, mi almuerzo eran sobras que llevaba de casa o a veces una gran ensalada. Comer afuera era un lujo, por razones monetarias, pero también porque entonces la comida de los restaurantes no era muy saludable. Ahora hay muchas más opciones saludables para comer fuera cuando quieres o lo necesitas, las cuales explicaré a detalle en la semana 8 (página 125). Por ahora, esta sección se enfocará en tu comida a la mitad del día.

La comida también es el momento perfecto para tomar un descanso al mediodía, dejar de lado tu trabajo y estar presente en tu comida. Apaga tu teléfono, aléjate de tu escritorio y en verdad descansa, incluso si son sólo 10 o 15 minutos. Hacerlo no sólo te refrescará, sino que te ayudará a digerir mejor tus alimentos. En esta sección también discutiré los beneficios de comer conscientemente.

TAREA DE LA SEMANA 6:
HAZ LA TRANSICIÓN A UNA COMIDA APROBADA DENTRO DEL PLAN

① ② ③ ④ ⑤ ❻ ⑦ ⑧

En este punto del plan ya has disminuido enormemente tu consumo de sodio, azúcar y cafeína. Comes con más regularidad a lo largo del día. Haces ejercicio suave regularmente. Todas tus colaciones y desayunos son parte del plan. Tu meta de la semana 6 es cambiar tus comidas para que sean parte del plan, junto con tus desayunos y colaciones. Sigue registrando todo lo que comas y bebas esta semana; registra tus síntomas, sodio y conteo de pasos.

Ideas para la comida

Prepara los sándwiches sólo con una tapa de pan para reducir tu consumo de carbohidratos. Si todavía tienes hambre, duplica la cantidad de proteína en lugar del pan. Si tienes un tostador en el trabajo, tuesta el pan justo antes de comerlo y luego prepara tu sándwich. Apila las verduras: mezcla de hojas verdes, jitomates y pimientos rojos. También puedes usar waffles caseros sin gluten como pan. A continuación se encuentran algunas de mis opciones favoritas para la comida, pero podrás encontrar más ideas y recetas en la quinta parte (página 227).

Metas de registro diario

- **Todo lo que comas y bebas:** Haz lo mejor que puedas para comer cinco o seis veces (o tres comidas y dos o tres colaciones aprobadas) a lo largo del día. Cena o come tu última colación tres horas antes de acostarte si es posible. Bebe agua a lo largo del día.
- **Horas de sueño:** Empieza acostándote a la misma hora cada noche (incluso los fines de semana).
- **Tus síntomas.**
- **Conteo de pasos:** Aumenta la cantidad de pasos que caminas (con un podómetro, con una aplicación en tu smartphone o con un aparato de ejercicio) a 8 000 al día si es posible (o quédate en 7 000).

SEMANA 6

- **Minutos activos:** Aumenta tus minutos muy activos hasta 25 al día, dos o tres días a la semana (si es posible, o quédate entre 15 y 20 minutos en esos días).
- **Consumo de sodio:** Disminuye tu consumo de sodio a 1 200 miligramos al día si tienes mareo, vértigo o enfermedad de Ménière. Si no, quédate alrededor de 1 500 miligramos al día durante otra semana y ve cómo te sientes.
- **Consumo de cafeína:** ¡Nada de cafeína esta semana! Ya no la necesitarás.
- **Colaciones azucaradas:** Si todavía comes azúcar para este punto, disminuye tu consumo a una colación azucarada *a la semana*.

- **Rollos de pechuga de pavo baja en sodio.** Mi mayonesa de cilantro (página 361) es genial para acompañarlos.
- **Ensalada de pollo o pavo** (página 275).
- **Ensalada de atún o salmón** (página 293).
- **Ensalada de cangrejo o camarón.** Come sólo preparaciones caseras, usando mariscos sin salar. El surimi tiene gluten, azúcar y sal, y por lo general glutamato monosódico u otros precursores. Considera que incluso los cangrejos y camarones no tratados son naturalmente altos en sodio.
- **Sándwich de mantequilla de semillas de girasol** (página 250). Extiende una capa gruesa de mantequilla de semillas de girasol sobre una rebanada de pan sin gluten con un poco de mermelada de moras, sólo hecha con fruta.
- **Hamburguesa a la parrilla.** Usa carne de res de libre pastoreo si está disponible. Olvida el pan, pero añade mayonesa, lechuga y jitomate si lo deseas.
- **Sopa baja en sodio.** Todos los ingredientes deben ser de la lista aprobada. Encontrarás varias recetas deliciosas para sopa en el capítulo de comida en la quinta parte (página 227); la mayoría puede congelarse en contenedores de una taza y calentarse para comer.
- **Tacos de pescado picantes** (página 279) o **hamburguesas de picadillo** (página 282).

Cómo aprendí a dejar de llenar mi boca y empecé a masticar

Anteriormente, comer era sólo sobre diversión. Prepara o pide algo delicioso, luego métalo en tu boca tan rápido como puedas. Yo masticaba cada bocado tres veces cuando mucho; la menor cantidad posible para poder tragar la comida sin ahogarme. Mi tenedor siempre estaba cerca de mis labios, listo para llevar otro bocado tan rápido como podía.

Frecuentemente quedaba muy llena antes de darme cuenta cuánto había comido. Sabía poco de lo que pasa una vez que la comida llega al estómago. No pensaba en eso. Si me dolía el estómago, tomaba Pepto-Bismol. A pesar de mi conocimiento en nutrición y alimentación, ésa era la extensión de mi autoconsciencia sobre esta parte fundamental de mi vida diaria.

Al revisar la literatura para este libro, leí capítulo tras capítulo sobre digestión; miles de palabras sobre el tema. Resulta que sabía muy poco sobre este proceso vital que ocurre en mi interior ¡cinco o seis veces al día! Entre más leía, más me sorprendía el milagro de nuestro sistema digestivo.

Mejorar tu digestión es incluso más importante si tienes ataques de migraña. Los problemas digestivos son comunes. Los pacientes con migraña también pueden tener síndrome de intestino irritable (SII) o al menos malestar estomacal durante la fase premonitoria. Los investigadores han descubierto que, aun si la mitad de los pacientes de migraña en un estudio amplio tuvieron síntomas de reflujo o acidez, sólo 22% tenía un diagnóstico previo de enfermedad por reflujo gastroesofágico (ERGE).[1] El reflujo (ERGE) involucra defectos en los músculos del anillo esofágico inferior: el anillo se relaja y permite el paso del ácido estomacal hacia el esófago, o el anillo se abre con demasiada frecuencia.

QUÉ COMER DURANTE UN ATAQUE DE MIGRAÑA

Este libro te enseña cómo comer en general. Pero ¿qué pasa cuando estás teniendo un ataque de migraña? ¿Qué comes entonces? Así como probablemente tienes unas cuantas medicinas que llevas contigo, tener estos alimentos en la alacena y el congelador te ayudará a nutrirte durante un ataque de migraña, cuando te sientes fatal y no eres capaz de cocinar mucho. También son cosas sencillas que otros pueden cocinar por ti. Enfócate en alimentos suaves, bien cocidos, sin condimentos, que sean particularmente fáciles de digerir.

- Caldo de pollo bajo en sodio (sin cebolla) con arroz blanco o arborio, o tallarines sin gluten. Si puedes, ralla un poco de zanahoria y cocínala hasta que esté suave. Si tienes pollo deshebrado en el congelador, añádelo también. Puedes añadir frascos de comida para bebés, como camote o zanahoria, para una nutrición precocida.
- Calienta camote blanco o amarillo en el microondas, cómelo con mucha mantequilla, ghee o aceite de coco.
- Cuece hojuelas o avena cortada sin gluten con leche de coco o leche de cáñamo (página 341).
- Tuesta waffles sin gluten que tengas congelados; cómelos con mantequilla y mermelada que sólo tenga fruta.
- Agrega canela a un puré de manzana sin endulzar.
- Unta mantequilla a un pan tostado sin gluten y esparce canela encima.
- Prepara té de jengibre o hierbabuena para ayudarte con las náuseas.
- Calienta sopas que tengas congeladas.

Aléjate de alimentos que tengan olores fuertes, como tocino o pescado, incluso si ya los probaste, pues los aromas pueden provocar náuseas. No te preocupes por comer una dieta "balanceada"; sólo come alimentos calientes y reconfortantes para tu estómago hasta que te sientas mejor.

Cómo masticar ayuda a la digestión, y otras maravillas de tu increíble tracto digestivo

Piensa en tu tracto digestivo como una manguera de jardín viviente, de nueve metros e increíblemente inteligente. Aunque tiene la forma de una manguera, no es inerte como una; tiene su propio cerebro, musculatura para mover la comida y la capacidad de producir químicos altamente potentes, como el ácido clorhídrico, para descomponer los alimentos. Tiene los mismos receptores de gusto y olfato que se encuentran en tu boca, además de sensores de grasa, proteína, bacterias, hormonas y compuestos vegetales.[2] Alrededor de 70 u 80% de todo tu sistema inmunológico está en tu intestino.[3] Entre unos cuantos cientos y unos cuantos miles de especies de microbios viven y trabajan ahí.[4] Puede haber hasta 100 billones de bacterias trabajando en tu intestino ahora mismo.[5]

Lo ideal es que la comida se quede dentro de la manguera durante todo su trayecto, descomponiéndose en nutrientes lo suficientemente pequeños para que los absorban las células de la pared del intestino delgado.

Cuando comes un bocado, el acto de masticarlo inicia un proceso químico complejo. Tu boca empieza a secretar saliva, la cual se mezcla con las partículas de comida, ayudando a humedecerlas y descomponerlas. La señal de la saliva es vital porque le dice al estómago que hay comida en camino; los químicos digestivos se excretan en el estómago para prepararlo y recibir la comida. Si sólo masticas tres veces o, en el caso de un licuado, para nada, tienes muy pocas enzimas digestivas listas cuando llega la comida.

Una vez en el estómago, la comida se mezcla con enzimas y químicos, y se revuelve por los movimientos musculares. No se queda en el estómago durante mucho tiempo, sino que pasa al intestino delgado, donde se descompone en pequeñas partículas. Si masticas un bocado de zanahoria sólo tres veces, como yo lo hacía, los pedazos pueden ser muy grandes para que se desdoblen. Tu cuerpo quizá no pueda extraer ningún nutriente de esos pedazos antes de que llegue al intestino delgado como parte del proceso de desecho.

Lo verdaderamente milagroso sucede en el intestino delgado, el cual tiene células inteligentes que se comunican directamente con tu cerebro. El término científico para esto es el "eje cerebro-intestino", y es un floreciente campo de investigación.

La importante pared de tu intestino delgado sólo tiene el grosor de una célula. Estas células están alineadas como las losetas de un piso, con un "cemento" hecho de una red de proteínas.[6] Cuando está sana, esta alineación se llama "unión estrecha". Si regularmente comes alimentos que le cuesta trabajo digerir a tu cuerpo o si hay otro daño en la pared de tu intestino delgado por enfermedad, sensibilidades alimentarias o enfermedad celiaca, los espacios en la unión se pueden ensanchar, permitiendo que partículas más grandes de comida y otras toxinas la atraviesen. Tal vez has escuchado de esto: síndrome de intestino permeable.

Un intestino permeable genera incluso más inflamación cuando el cuerpo reacciona a esas partículas de comida y toxinas errantes en el torrente sanguíneo como si fueran invasores virales. De acuerdo con el doctor David Perlmutter, el intestino permeable no sólo afecta al intestino, sino a la barrera hematoencefálica. Esta barrera vital para la salud cerebral se vuelve más permeable en respuesta a la gliadina, una de las proteínas del trigo.[7]

El intestino delgado es donde los precursores de la migraña, como la tiramina o el glutamato monosódico, pueden empezar una reacción en cadena que termine afectando el cerebro.

El intestino grueso es igual de importante, pues es donde se encuentra la mayoría de tu flora intestinal. Estas bacterias ayudan a la digestión y al sueño, ayudan a absorber nutrientes, ayudan a detener invasores virales, neutralizan toxinas encontradas en los alimentos, controlan tu sistema inmunológico, crean neurotransmisores y te ayudan a manejar el estrés y la inflamación.[8] Es por eso que los investigadores de la salud intestinal recomiendan comer toneladas de verduras, frutas y alimentos altos en fibra prebiótica para alimentar a estos microbios clave, mientras reduces tu consumo de azúcar, almidones y alimentos altamente procesados.[9]

No atasques tu boca

Ahora que comprendo lo que sucede en realidad cuando como, paso mucho más tiempo masticando. Por lo general soy la última persona que termina de comer, a veces 10 minutos o más después. Si no estás acostumbrado a comer así de despacio, mastica 10 veces o espera a que la comida esté pulverizada y ya no puedas masticarla adecuadamente. Luego traga.

Si estás acostumbrado a beber mucha agua u otras bebidas con las comidas, sólo bebe el suficiente líquido para ayudarte a tragar. De lo contrario estarás diluyendo la capacidad de tu estómago de empezar la digestión. Si te gusta beber vasos enormes de agua, tómalos 15 minutos antes de comer para que tu estómago pueda vaciarse antes de que llegue la comida. Idealmente, espera dos horas después de una comida para tomar otro vaso grande.

Cuando preparo un licuado, yo "mastico" cada trago algunas veces antes de pasarlo, asegurándome de sentir la saliva en mi boca. Suena loco, pero no me ha dolido el estómago con un licuado verde desde que empecé a hacerlo.

Me he dado cuenta de que, cuando tengo prisa, desayuno demasiado rápido, y cuando solía comer en mi escritorio, casi no masticaba. Soy muy buena para recordar que debo masticar en la cena. Para ayudar a entrenarme, he aprendido a bajar mi tenedor entre bocados.

Añadir esta práctica consciente me ha ayudado a estar más presente en las comidas, apreciando los alimentos y reconociéndolos en su totalidad, y quizá también ayude con la pérdida de peso si es también tu meta. Experimenta comer con más conciencia esta semana y observa los cambios.

Una mirada a detalle: comer conscientemente

Una forma de mejorar la digestión, bajar la velocidad y obtener más beneficios de tus alimentos es comer con conciencia. Cuando comes conscientemente, te enfocas en cada aspecto de la comida y de la experiencia. Éstos son algunos consejos:

- Cuando te sientes a comer, mira tu plato, realmente míralo, aprecia la cantidad de cada alimento en el plato.
- Agradece a todas las personas, animales y plantas cuya energía está representada en tu plato.
- Imagina que los alimentos en tu plato quieren lo mejor para ti, quieren sanarte, y rodéate de amor y energía positiva.
- Baja tu tenedor entre bocados.
- Mastica cada bocado muy bien. Masticar es increíblemente importante. Entre más masticas, más saliva produces, enviando la señal a tu estómago para que tenga la cantidad correcta de jugos gástricos disponible para empezar a descomponer los alimentos. Entre más tiempo se queden los alimentos en tu boca, más fácil será la digestión, y será más probable que puedas absorber una mayor cantidad de nutrientes. Toma tu tiempo y realmente mastica todo.
- Si normalmente comes en tu escritorio y te parece que es imposible comer conscientemente ahí, escápate de tu escritorio al menos un día a la semana y come en otra parte, más tranquilo, aunque sólo sean 10 minutos.

Semana 7

Revitaliza tu cena

Si hay una comida al día que puedas compartir con tus seres queridos, intenta que sea la cena. Tener la oportunidad de sentarte, apagar las pantallas, disfrutar la comida despacio y hablar sobre su día es refrescante para el cuerpo y el alma. Si vives solo, puedes comer hablando por Skype con un ser querido o un amigo. Fortalece los lazos familiares, mejora la digestión y te ayuda a relajarte y prepararte para dormir. Si te interesa aprender más, investiga los movimientos #SundaySupper o Slow Food para más información.

Nuestra hora de la cena depende de la época del año, pues tenemos un ritual en la puesta del sol con nuestra perra. Caminamos con nuestra golden retriever, Daisy, hasta la escuela local. Yo me siento en el pasto. Dejo mi teléfono en casa. Le lanzo una pelota y me la trae. Mi esposo y yo platicamos sobre nuestro día. Cuando el atardecer es temprano, cenamos después de nuestra caminata. Durante los meses de verano, cenamos antes en el patio, lo que también nos ayuda a conectarnos con los vecinos. Como puedas hacer un ritual para tu cena, hazlo. Cuando era soltera siempre usaba mis mejores platos, prendía una vela y ponía la mesa, incluso si iba a cenar sola.

Después de esta semana, oficialmente estarás comiendo todas tus comidas dentro del plan. Cambiar la cena puede tomar un tiempo, dado que suele ser más compleja y social que el desayuno o la comida. Si no logras hacer una transición completa con la cena esta semana, sigue experimentando. En esta sección también te daré consejos para una mejor transición y para cocinar grandes cantidades que te faciliten la preparación de la cena.

TAREA DE LA SEMANA 7:
CAMBIA TUS CENAS

① ② ③ ④ ⑤ ⑥ **⑦** ⑧

La cena es la última comida que debes cambiar. A partir de esta semana, ¡tu comida es oficialmente libre de precursores! Tienes una meta opcional de cocinar grandes cantidades esta semana o en las próximas, para que puedas guardar sopas y guisados en tu congelador y preparar rápidamente almuerzos y cenas. Encuentra recetas en la página 295. Mantendrás este plan de alimentación durante los siguientes cuatro meses. También puedes disfrutar las sobras de cualquier almuerzo o cena para desayunar. Sigue registrando todo lo que comas y bebas esta semana; registra tus síntomas, sodio y conteo de pasos.

Metas de registro diario

- **Todo lo que comas y bebas:** Haz lo mejor que puedas para comer cinco o seis veces (o tres comidas y dos o tres colaciones aprobadas) a lo largo del día. Cena o come tu última colación tres horas antes de acostarte si es posible. Bebe agua a lo largo del día.
- **Horas de sueño:** Empieza a levantarte a la misma hora cada mañana (incluso los fines de semana).
- **Tus síntomas.**
- **Tus pasos:** Aumenta la cantidad de pasos que caminas (con un podómetro, con una aplicación en tu smartphone o con un aparato de ejercicio) a 9 000 al día o 500 más que la última semana.
- **Minutos activos:** Aumenta los minutos muy activos a 30 al día, o sigue por lo menos con el nivel de la semana anterior (dos o tres días a la semana).
- **Consumo de sodio:** Disminuye tu consumo de sodio a 1 000 miligramos al día si tienes mareo, vértigo o enfermedad de Ménière. Quédate sólo con 1 000 miligramos al día durante algunos meses para ver si tus síntomas mejoran. Si no, quédate alrededor de 1 500 miligramos al día y ve cómo te sientes.
- **Colaciones azucaradas:** Esta semana le dirás adiós al azúcar, al menos durante algunos meses.

SEMANA 7

Ideas para la cena

La cena es donde yo tiendo a ser más creativa o comer mis platillos favoritos ya probados. Muchas veces cocino grandes cantidades los fines de semana para facilitar la cena. Mi reto más grande es recordar sacar la carne o el pescado del congelador para que se descongele a tiempo. Aunque no planeo menús semanales, le es útil a muchas personas. Yo intento tener pavo molido en el congelador todo el tiempo, dado que puedo preparar un platillo rápidamente añadiendo especias y verduras precocidas del refrigerador y el congelador. Los platillos de pasta o arroz también son muy buenos. Si estoy muy cansada, compro un pollo rostizado de libre pastoreo (puedo pedirlo sin sal) en un mercado orgánico y lo sirvo con una ensalada y quizá un poco de puré de papas. A continuación menciono algunas de mis opciones favoritas para la cena, pero encontrarás todavía más ideas y recetas en la página 295.

- Ensalada de carne y verduras horneadas (página 323)
- Cacciatore de pollo (página 298)
- Paquetes de pescado al horno (página 300)
- Hamburguesas a la parrilla con ensaladas
- Caldos y sopas con pan sin gluten y mantequilla de libre pastoreo, como sopa picante de col rizada y chícharos (página 288) o chili de pavo (página 277)
- Pasta con salsa de garbanzo y vodka (página 305) o pasta con verduras (página 381)

Cocinar en grandes cantidades

Si no estás familiarizado con cocinar para ti o si vives solo o tienes una familia pequeña, quizá podrías considerar cocinar en grandes cantidades. Esto simplemente significa que preparas ollas grandes de comida y congelas porciones individuales. Aunque cocino sólo para dos personas, normalmente preparo al menos seis u ocho porciones de cualquier cosa. ¿Por qué cocinar tres días seguidos? En invierno puedo preparar dos ollas grandes de sopa, caldo o chili, y luego congelo la mayoría en contenedores de vidrio para comerlo después. Cuando lo haces regularmente, terminas con un congelador lleno de "cenas congeladas" que son de gran calidad, amigables con la migraña, hechas a la medida y a la mano en todo momento. Empaca una cena congelada en tu lonchera, déjala descongelarse durante la mañana mientras trabajas y estará lista para que la calientes en el microondas a la hora de la comida. Saca una comida diferente cada día para que se descongele en el refrigerador y puedas tener un abastecimiento continuo de cenas que puedan calentarse cuando llegas a casa del trabajo. Echa algunos ingredientes en la olla de cocción lenta y deja que te reciba una comida caliente cuando llegas a casa del trabajo.

Cuándo y cómo congelar alimentos frescos

Cuando prepares sopa o caldos para cenar, congela las demás porciones en contenedores individuales para que los tengas a la mano para la comida. Tu congelador también puede ayudarte a disminuir el desperdicio de comida. Si te diste cuenta de que no vas a comer los alimentos frescos a tiempo, congélalos para después. Por esta razón es muy útil hacer un inventario antes de ir al supermercado, y así sólo comprarás lo que necesites esta semana. A menos de que esté indicado, acomoda las frutas y verduras en charolas para hornear forradas con papel encerado, pergamino o un tapete de silicón. Deja un espacio entre cada pieza y congélalas hasta que estén firmes. Luego guarda el producto congelado en bolsas resellables etiquetadas.

Aguacate: Congela trozos de aguacate y úsalos después en licuados. (Los aguacates no están en el plan, pero ojalá descubras que puedes comerlos una vez que los hayas probado después. Son una fuente excelente de grasa monoinsaturada saludable.)

Apio: Lava, seca y rebana finamente. Congela en contenedores de una taza y saltéalos como base para platillos sofritos, guisados o sopas.

Arúgula: Usa esta hoja verde en licuados si no es muy picante. Licua la arúgula sobrante para preparar un pesto. Congela las hojas en la bolsa con que las compres (ciérrala con un clip o una liga).

Brócoli: Congela floretes de brócoli en trozos. Pela el tallo, rebánalo y congélalo también. Úsalo en platillos sofritos o en sopas.

Cebollitas de cambray y poro: Limpia bien las raíces. Guarda los tallos de las cebollitas más la parte verde del poro en una bolsa en el congelador para preparar caldo. Si las hojas exteriores están mal, arráncalas y hazlas composta, luego cocina el resto de inmediato.

Si están en peligro de echarse a perder o si vas a salir algunos días, rebana los poros finamente y guárdalos en contenedores de una taza. Luego saltéalos como la base de muchas salsas, añádelos a sopas o chili, o úsalos para preparar caldo.

Coliflor: Congela floretes y rebanadas del tallo, pero quita el centro y las hojas. Úsalos en platillos sofritos, sopas o curry.

Hojas de betabel, col rizada u otras hojas verdes: Seca completamente las hojas, trocéalas y congélalas. Añádelas a agua hirviendo para pasta, platillos sofritos, sopa o chili, o úsalas en el salteado picante de col rizada y acelgas (página 321), directo del congelador.

Jícama: No se recomienda congelarla, pero es buena para hacer jugos.

Lechuga: Aunque no recomiendo congelar lechuga, si tienes una hermosa lechuga orgánica que de otro modo se echaría a perder, puedes congelarla en una bolsa y añadirla a licuados verdes directamente del congelador.

Manzanas: No se recomienda congelarlas. Corta cubos de ½ centímetro y úsalos en lugar de las moras azules en los waffles de avena y moras azules (página 255) o en hot cakes sin gluten. O saltéalas con mantequilla, canela y un poco de azúcar de coco o maple, y úsalas como relleno para crepas (página 257). Si tienes una manzana que esté un poco blanda para comer, pero no con hongos ni echada a perder, intenta pelarla, picarla y añadirla a la receta de guisado para desayunar (página 380).

Moras: Congélalas enteras y luego úsalas en licuados. Corta las fresas grandes a la mitad o en cuartos para licuarlas más fácilmente.

Pepino: No se recomienda congelarlo, pero son buenos para los jugos. Deja la piel, a menos de que tenga mucha cera o haya sido cultivado convencionalmente.

Pimientos morrones: Asa los pimientos morrones cuando empiecen a arrugarse, pero todavía no estén echados a perder. Úsalos en el humus de pimiento asado (página 243). Añade pimientos asados rebanados a una sopa licuada, un chili, una salsa o tacos. O congela rebanadas de pimiento crudo y añádelas a platillos sofritos.

Plátano: Congela trozos de plátano y úsalos después en licuados. (Los plátanos no están en el plan, pero ojalá descubras que puedes comerlos una vez que los hayas probado después. Aunque son una fruta alta en azúcar, añaden una textura cremosa a los licuados, se convierten en un "helado" rápido en una licuadora de alta velocidad y son una excelente fuente de potasio.)

Técnicas para cocinar rápidamente sobras y verduras

Otra forma de preparar una cena rápida es utilizar productos frescos y sobras. Siempre hay algo que puedes hacer con un contenedor medio lleno de queso ricotta o esas verduras que compraste. Si eres nuevo en la cocina, un reto es utilizar todos los ingredientes que compres. Éstas son algunas formas de resolverlo:

Aceite de oliva: Dado que compro aceite de oliva extra virgen muy caro, quiero usar cada gota. Volteo la botella vacía hacia una sartén en la noche. Usualmente hay suficiente para un salteado. Si tengo que medir el aceite de oliva para una receta, vacío el aceite restante en una taza medidora y guardo el sobrante en una sartén fría para mi siguiente preparación.

Betabel y sus hojas: Si compras betabeles con las hojas, obtienes una segunda verdura gratis, pero sólo si las usas adecuadamente, pues se echan a perder fácilmente. Yo compro betabeles enteros sólo cuando tengo tiempo de prepararlos tan pronto como llego a casa:

Hojas: Corta las hojas justo arriba del betabel. Lávalas y sécalas en una centrífuga, como lo harías con la lechuga. Enróllalas en un trapo de cocina, luego guárdalas en una bolsa de plástico en el refrigerador. Cocínalas esa noche o dos o tres días después máximo; prueba el salteado picante de col rizada y acelgas (página 321) o úsalas en el guisado para desayunar (página 380).

Betabeles: Lava los betabeles bien y déjalos secar. Guárdalos en el refrigerador en una bolsa de plástico. Idealmente, cocínalos al vapor, a presión o en el horno dos o tres días después máximo. Puedes añadir betabel cocido a ensaladas, licuados o rebanado en un plato con un poco de aceite de oliva como guarnición para la cena. Congela los betabeles cocidos en trozos para los licuados.

Calabaza (*chilacayote, mantequilla, de Castilla, espagueti*): Límpiala bien. Déjala en una olla de cocción lenta durante ocho horas a fuego bajo. Sácala y espera a que se enfríe lo suficiente para manipularla. Córtala a la mitad. Desecha las semillas. Saca la carne cocida y úsala en una sopa o sírvela con una grasa saludable, sal de mar y pimienta negra.

Hierbas frescas: Compras un manojo de albahaca, perejil o cilantro para una receta, pero *nunca* usas todo. ¿Qué hacer? Empieza guardándolo adecuadamente. Corta las raíces del manojo cuando lo compres. Guárdalo como flores cortadas en un frasco de vidrio y cambia el agua diariamente. O lávalo, centrifúgalo, enróllalo en un trapo de cocina limpio y guárdalo en una bolsa de plástico en refrigeración. (Aunque es más fácil olvidar que lo tienes si lo guardas así.) La mayoría de las hierbas te sirve para una deliciosa infusión, pero usa sólo hierbas orgánicas. O echa las hierbas en un procesador de alimentos, incluyendo los tallos, con aceite de oliva, ajo, un toque de vinagre y semillas de girasol o calabaza. Tendrás una salsa brillante para carne o pescado, o para untar sobre un pollo entero antes de hornearlo. Si sale mucho, congela la salsa en charolas para hielo y añade un cubo a la pasta caliente, o descongélalo para tener una salsa para carne. Puedes añadir hierbas de sabor suave a tus licuados. Yo añadí dos tallos de cilantro a un licuado de fresa una vez y sabía extrañamente increíble. Puedes guardar tomillo, hinojo y perejil en una bolsa resellable en el congelador junto con las sobras de huesos para preparar caldo.

Mostaza, miel, mermelada o mayonesa: Si tienes un poco al fondo de un frasco, tienes el principio de un aderezo para ensalada, una salsa o una marinada. Sólo añade un poco de aceite de oliva, una cucharadita de vinagre blanco, un poco de agua filtrada caliente y hierbas picadas finamente si las tienes. Agítalo bien y pruébalo. Añade ¼ de cucharadita de ajo en polvo si lo deseas.

Papas y camotes: Lávalos y sécalos. Envuelve cada uno en papel aluminio y déjalos en la olla de cocción lenta durante ocho horas, a fuego bajo. ¡Tendrás papas horneadas para desayunar o cenar!

Pasta de curry y mantequillas de nueces o semillas: Si tienes una pequeña cantidad de cualquiera de estos elementos en un frasco, tienes cómo preparar una salsa para un tazón de arroz (página 388). Sólo añade un poco de agua filtrada caliente para adelgazarla. Agítalo bien. Añade leche de coco, aceite de ajonjolí tostado, ajo picado finamente y jengibre fresco picado finamente. Agítalo otra vez. Viértelo sobre arroz integral caliente, carne picada o frijoles, con verduras salteadas o al vapor. (Considera que las nueces pueden ser un precursor de migraña.)

Queso: Licua el queso cottage en una salsa para pasta estilo Alfredo (página 367). Puedes añadir pequeñas cantidades de queso con hierbas (página 242), queso ricotta o cottage a la mezcla para el quiche (página 386) o la frittata (página 379). Endulza el mascarpone sobrante con vainilla, canela y stevia, adelgázalo con leche de vaca o leche de coco, y sírvelo como dip para fruta.

Totopos: Aplástalos y prepara migas (página 268), o tuéstalos en una sartén para omelet y luego añade huevos revueltos.

Verduras sobrecocidas: Lícualas para preparar sopa cremosa (página 390).

Para llevar: Si te sobra toda una porción, cómela para desayunar o en el almuerzo. Si nosotros tenemos suficientes sobras para toda una comida para los dos, la congelo como una comida entera para después, especialmente si vamos a viajar pronto. Me gusta llegar a casa de un viaje y encontrarlo en el congelador. Éstas son algunas ideas en las que puedes utilizar pequeñas cantidades de sobras que por lo general terminan en la basura:

Arroz al vapor: Utiliza el arroz al vapor como base para un tazón de arroz (página 388). Rehidrátalo en una vaporera o en el microondas, tapado, con un poco de agua en el tazón. El arroz cocido seco es perfecto para preparar arroz frito. Usa pequeñas cantidades de arroz cocido que sobró mezclado con sopa de verduras, o añádelo a una olla de chili o caldo de pollo. Calienta arroz con suficiente leche de coco para preparar arroz con leche (página 350) y dale sabor con extracto de vainilla, canela y nuez moscada.

Carne de res, chuletas de cerdo o pollo: Córtalos en cubos medianos. Úsalos en las recetas base para el quiche (página 386), el guisado para desayunar, la ensalada picada (página 389) o una frittata. O añádelos a la sopa cremosa una vez que esté cocida.

Hamburguesas: Pícalas, saltéalas para el guisado para desayunar (página 380) o una frittata (páginas 264 y 379). (Muchas veces me llevo a casa la mitad de una hamburguesa de libre pastoreo de un restaurante para usarla como proteína en otra comida.)

Papas fritas o papas cocidas: Córtalas en cubos pequeños. Saltéalas con una pequeña cantidad de aceite o grasa de tocino que sobró y prepara el guisado para desayunar.

Pescado: Desmenuza el pescado y úsalo en la ensalada de atún o salmón (página 293). O úsalo para preparar tortitas (página 382) o el omelet de salmón, espárragos y tomillo (página 272).

Polenta: Córtala en cubos medianos. Saltéala en una pequeña cantidad de aceite o de grasa de tocino que sobró y prepara el guisado para desayunar.

Salsa: Úsala en las migas o viértela encima de un omelet Denver cocido (página 259).

Comida oriental: Dales más sabor a los huevos revueltos o llena una frittata con pequeñas cantidades de tallarines o platillos de arroz.

Comida hindú: Licua el curry que sobre con verduras cocidas y leche de coco para obtener una hermosa sopa cremosa.

Comida mexicana: Añade arroz y frijoles a una frittata. Saltea algunas verduras frescas, como hojas verdes, pimientos morrones y cebollitas de cambray; calienta tortillas y haz tacos. Pica los tamales y saltéalos (con o sin tocino picado) en el guisado para desayunar.

Delicatessen: Agrega carnes frías a la ensalada picada. Enjuaga los sobrantes de una ensalada de col, cuélala bien y añádela al guisado para desayunar.

Perfiles de sabores

Conforme practicas tus técnicas de cocina rápida, esta tabla te ayudará a empezar a experimentar en la cocina. Cuando te sientas más cómodo cocinando, te será de mucha ayuda para las recetas con sobras (página 378).

Cocina	Mezcla de especias	Grasa para cocinar
Italiana	Orégano, perejil italiano, albahaca, romero	Aceite de oliva extra virgen
Francesa	Hierbas de Provence: estragón, ajedrea, tomillo, lavanda, chalote	Aceite de oliva extra virgen o mantequilla
Mexicana	Chile en polvo, cilantro, cebollitas de cambray, comino, ajo, pimientos	Aceite de semilla de uva, aceite de oliva suave o manteca de libre pastoreo
Oriental	Pasta de curry thai: menta, albahaca, cilantro, jengibre, ajo, chalote, té de limón	Aceite de coco o aceite de ajonjolí
Hindú	Curry en polvo y garam masala: comino, cilantro, hinojo, azafrán	Aceite de coco o ghee

Para información detallada sobre cómo elegir sabores que se mezclen bien juntos, te recomiendo *The Flavor Bible*, de Andrew Page y Karen Dornenburg.

Una mirada a detalle: reducir el desperdicio de comida

Leer *The Kitchen Counter Cooking School*, de Kathleen Flinn, me inspiró a pensar más profundamente acerca de la comida que sobra y reducir el desperdicio. Cuando empiezas a comprar productos orgánicos, carne pasteurizada y granos sin gluten, la inversión aumenta rápidamente. Lo último que quieres es que alguno de esos hermosos alimentos se eche a perder.

De acuerdo con Flinn, tiramos 40% de la comida que producimos como país y alrededor de 30% de lo que llevamos a casa. Esto es igual a nueve kilogramos por persona cada mes.[1] Si gastas 100 en comida a la semana, esencialmente estás *quemando 30 a la semana*. ¡Es mucho dinero para mí!

No sólo es un problema para nuestro presupuesto, también afecta al planeta. La mayoría de esa comida inutilizable termina en campos, donde se estima que contribuye 20% de las emisiones de gas metano de Estados Unidos (de la comida podrida en los tiraderos).[2] Esos gases de efecto invernadero están contribuyendo al cambio climático mundial.

Si ahorras 30 de cada 100 que gastas, puedes usar ese dinero (sin gastar más) para comprar productos orgánicos o carnes de libre pastoreo. ¡Es como magia! Éstos son algunos consejos de mi propia experiencia y del libro de Flinn:

- **Compra cantidades pequeñas, sobre todo los productos frescos.** Aunque parece que estás ahorrando dinero cuando compras enormes cantidades de artículos en un almacén, es mucho menos probable que comas todo antes de que se pudra. Incluso los alimentos enlatados o congelados pueden acumularse y echarse a perder.
- **Haz un inventario del congelador y el refrigerador antes de ir al supermercado.**
- **Planea tus recetas para dos o tres días, y compra sólo para eso.** Busca recetas para utilizar específicamente lo que tienes en tu refrigerador. Esto también ayuda a que tus productos estén más frescos y reduzcas la probabilidad de acumular tiramina.

- **Elige sólo una nueva receta a la semana que requiera ingredientes especiales.** Luego planea cómo utilizarlos antes de probar otra receta.
- **Un día a la semana prepara una receta con lo que ya tienes.** Revisa tu refrigerador, congelador y alacena, y elige ingredientes. Revisa la sección de recetas con sobras (página 378) para sacar inspiración.
- **No vayas al supermercado hasta que tu refrigerador esté casi vacío.**
- **Si no puedes comprar más seguido, pasa una hora a la semana preparando y congelando verduras.** Esto facilitará mucho cocinar rápido también.

Si tienes algunos ingredientes al azar y no sabes qué hacer con ellos, ve a mi página web, www.reciperenovator.com. En el índice de recetas introduce tus ingredientes y elige la categoría dieta para migraña. Ve si tengo alguna receta que pueda servir para los ingredientes que tienes.

Semana 8

Comer fuera

Como descubrí durante una cena de aniversario, comer fuera puede ser todo un reto. ¡Pero eso no significa que no puedas hacerlo! Esta semana te daré algunas ideas para los tipos de restaurantes que puedes probar y otros que debes evitar. Yo como fuera todo el tiempo. Como en los aeropuertos. Asisto a eventos con comida. Voy a comidas con amigos. Como en la casa de otras personas. Con algunas comidas tengo más éxito en cuanto a mi dieta para la migraña que con otras, pero cada ocasión aprendí qué me funciona mejor. Este plan no es sobre dejarte en casa y cocinar cien por ciento de tus comidas. ¿Quién quiere eso? Yo no. Esto es sobre aprender qué te funciona mejor, aprender a planear, a hacer tu tarea y tomar las mejores decisiones posibles a la larga. Y por último

---

TAREA DE LA SEMANA 8:
COME EN UN RESTAURANTE

① ② ③ ④ ⑤ ⑥ ⑦ ⑧

La meta de tu semana 8 es elegir un restaurante o una ocasión para comer fuera, explorar un poco y experimentar. Busca en internet, ve el menú y elige de antemano algo para pedir. Experimenta pidiendo al gerente que te ayude a elegir.

Continuarás tu registro a lo largo de los seis meses del plan o hasta que ya manejes tus patrones. Para este momento debería ser algo natural y ya deberías saber qué alimentos y factores medioambientales provocan tus dolores de cabeza o ataques de migraña, y cómo tomar medidas preventivas. Una vez que hayas terminado tu proceso de prueba de alimentos, que empieza en el mes 7, puedes dejar de registrar, a menos de que te estés preparando para una cita con tu médico.

se trata de disfrutar estar en lugares nuevos, comer con la familia y los amigos, y probar cosas nuevas sin estresarte. No es el fin del mundo si comes un alimento que es un precursor potencial. Si tienes éxito al elevar tu límite con un estilo de vida amigable para la migraña, debes poder comer alimentos precursores ocasionalmente, disfrutarlos y no sufrir por ellos. Disfruta esas comidas, disfruta el tiempo con tus amigos y disfruta las nuevas experiencias.

SEMANA 8

Metas de registro diario

- **Todo lo que comas y bebas:** Haz lo mejor que puedas para comer cinco o seis veces (o tres comidas y dos o tres colaciones aprobadas) a lo largo del día. Cena o come tu última colación tres horas antes de acostarte si es posible. Bebe agua a lo largo del día.
- **Horas de sueño:** Haz lo mejor que puedas para acostarte a la misma hora todas las noches (incluso los fines de semana).
- **Tus síntomas.**
- **Tus pasos:** Aumenta la cantidad de pasos que caminas (con un podómetro, con la aplicación de tu smartphone o con un aparato de ejercicio) a 10 000 al día o una cifra que sea cómoda para ti. Intenta hacerlo entre dos y cinco días a la semana. Es importante que tengas un día de descanso cuando lo necesitas.
- **Minutos activos:** Mantén tus minutos muy activos en 30 al día, dos o tres días a la semana.
- **Sodio:** Conserva tu consumo de sodio alrededor de 1 500 miligramos al día. La gente con enfermedad de Ménière debería intentar consumir la misma cantidad todos los días; eso parece reducir los síntomas. Tal vez te des cuenta de que tienes un límite y, si lo pasas, empiezan los síntomas. El mío está entre 1 200 y 1 500 miligramos.

Ideas para comer fuera

Cuando se trata de comer fuera estando en el plan, tus opciones pueden parecer limitadas, pero suele haber una o dos cosas que siempre puedes encontrar en un menú. Una opción básica es, por supuesto, la ensalada. Deja el aderezo, el queso, las aceitunas, los aguacates y las nueces, y añade carne de res asada (sin sal añadida), pescado, pollo o mariscos. Las hamburguesas también son buena opción. Ve si puedes pedir una con lechuga en lugar de pan y quédate sólo con la lechuga y el jitomate. Considera que las cebollas y los hongos asados muchas veces tienen demasiada sal (y las cebollas no están en el plan porque son un precursor potente para algunos). Las mayonesas más comerciales no están en el plan, ya que suelen contener alguna forma de soya o aceites de semillas, pero una mayonesa en un restaurante paleo estará bien. Éstas son algunas de mis opciones favoritas para ordenar en diversos tipos de restaurantes:

- **Mexicana.** Prueba tacos de pescado asado (con tortilla de maíz), lechuga, cilantro, jitomate y calabacita (sin limón, queso, salsa, cebolla, aguacate). Asegúrate de que el pescado no esté premarinado; muchas veces usan jugo de limón. Las tortillas de maíz son libres de gluten y casi siempre son bajas en sodio.
- **Japonesa / sushi.** Pídeles que te preparen pescado simple a la parrilla y cómelo con arroz blanco. Añade una ensalada si tienen, sin aderezo, aunque el aceite de ajonjolí está bien.
- **Italiana.** Pide una ensalada con pescado o carne asada, y pasta sin gluten cocida sin sal y preparada con aceite de oliva, ajo, perejil y albahaca. Si su salsa marinara no tiene cebolla, puedes pedir un pequeño plato aparte y echarle un poco a la pasta después de probarla; suele ser muy salada, así que no uses mucha.
- **Bufets en restaurantes.** Sólo elige de la barra de ensaladas: lechuga, betabel, jitomate, garbanzos, huevos cocidos, zanahorias, apio y pepino (sin aderezo). Cualquier carne probablemente estará demasiado salada y quizá tenga glutamato monosódico.
- **Restaurantes de carnes.** Pide carne de res asada (sin sal, sólo con pimienta y mantequilla sin sal o mantequilla de hierbas) y una ensalada (sin aderezo, queso o crutones). Un restaurante de buena calidad puede preparar verduras asadas sólo con pimienta y mantequilla o aceite de oliva.

Consejos para comer fuera

Después de casi 10 años pidiendo cosas especiales del menú en una gran variedad de restaurantes (de comida rápida, casuales, elegantes, familiares, en la calle y todos los matices en medio), éstos son mis consejos:

Es más fácil que te *preparen una orden especial* (un platillo que no está en el menú) con ingredientes frescos, a que ordenes algo del menú y pidas muchos cambios. Las cocinas de restaurantes son líneas de producción. Es fácil que se equivoquen con tu orden si pides una ensalada que preparan 50 veces al día, incluso si pides clara y específicamente cinco cambios de ingredientes. Una vez que afinan un elemento de su menú regular dentro de su sistema de punto de venta, es muy fácil que sucedan errores. Por otra parte, si un gerente anula el sistema y crea un boleto especial, está marcado para el personal de la cocina.

Asegúrate de trabajar con el gerente y el chef para crear algo especial que se amolde a tu dieta. Luego la persona que preparará ese alimento sabrá que es una orden especial para alguien con restricciones médicas alimentarias. Espera pagar todo lo que cambien; estás pidiendo tratamiento especial. Esto es lo que yo digo: "Por favor pídale al chef que me prepare algo que cubra mis necesidades médicas particulares. Estaré feliz con lo que usted me traiga, y por favor cóbreme lo que considere adecuado. Realmente se lo agradezco mucho". He hallado algunos lugares cerca que preparan cosas especiales para mí dado que comemos ahí con regularidad. Cualquier lugar adonde vayas una vez a la semana querrá conservarte como cliente. Ve cuando no estén muy ocupados y prueba lo que pueden inventar juntos; luego llévales una hoja impresa para que la utilicen cuando pidas a domicilio, por ejemplo.

Decir que estás en "una dieta estricta por cuestiones médicas" es fundamental. Muchos comensales tienen fuertes preferencias o hacen peticiones especiales porque eligen estar en una dieta en particular, pero tú *necesitas* que ese alimento cubra tus necesidades. Y algunas personas siguen una dieta libre de gluten u otra por preferencia, y luego cambian de parecer a la mitad de la comida y se comen el pan que hay en la mesa. No seas esa persona; ellos dificultan que tomen en serio a otros comensales cuyas peticiones sí son serias.

Usar el término "cuestiones médicas" ayuda a alertar a los miembros del personal para que vuelvan una prioridad tu petición. Aprendí a empezar con el gerente a cargo y pedirle que revisara mi orden. Puede parecer que eres muy exigente, pero hay muchas menos formas de que una orden salga mal si el gerente está a cargo de tu comida. Las veces que me apoyé en los meseros ocupados, no queriendo "ser una molestia", tuve que devolver los platillos. ¿Qué es más molesto en un restaurante: una conversación detallada o que tengan que tirar la comida? Esto es lo que hago cuando quiero cenar fuera en un restaurante que no conozco:

- **Revisa el menú en internet por adelantado y lee las reseñas.** Esto muchas veces me ayuda a determinar si debería ir o no. Por lo general encuentro algo que puedo modificar. *Casi siempre llego al restaurante sabiendo lo que voy a pedir.* Busca las reseñas de otros comensales que hayan mencionado cómo maneja el restaurante las peticiones especiales. Usa el término "libre de gluten" en tu búsqueda como punto de partida.

- **Llama al restaurante por adelantado.** Explica por qué estás haciendo un pedido especial y pide su ayuda. Tal vez puedas hablar con el chef, lo que es muy divertido. Te agradecerán que llames por adelantado; facilita su trabajo.

- **Dales una advertencia adicional a los restaurantes elegantes.** Si quieres comer en un restaurante elegante, llama 48 horas antes y comenta tus necesidades. Es posible que la comida haya sido preparada el día anterior y guardada antes de ese tiempo. Si saben que vas a ir, muchas veces les emociona el reto de prepararte algo maravilloso que cumpla con tus restricciones.

- **Visita el restaurante antes de los eventos sociales.** Si te da pena tener esa conversación sobre tu orden delante de tu familia o compañeros de trabajo, ve al restaurante en otro momento por tu cuenta. La mayoría de los grupos del trabajo tienen dos o tres restaurantes favoritos. Créeme, el restaurante quiere que seas su cliente e intentará agradarte.

- **Elige restaurantes estratégicamente.** Los restaurantes localizados cerca de casas de retiro muchas veces son grandes opciones, pues ya disminuyeron su uso de sodio y están acostumbrados a las peticiones especiales.

- **Lleva tu propio aderezo para ensalada en una botella pequeña.** Tengo una botella con aderezo preparado que cabe en mi bolsa (dentro de una bolsa resellable): sólo una simple mezcla de aceite de oliva de alta calidad, un poco de vinagre blanco y especias. Esto mejora todo, ya que no me gusta la ensalada seca. Si no quieres llevar tu propio aderezo, casi siempre hay aceite de oliva y pimienta negra disponibles. Una vez que hayas probado los cítricos, puedes añadir limón a la ensalada.

- **Prueba comer en la calle.** Los camiones de comida están todavía más dispuestos a adaptar su menú que algunos restaurantes. Yo siempre empiezo preguntando: "¿Su carne ya está marinada o sazonada?" Si es así, no intento pedir nada excepto papas a la francesa sin sal o una ensalada. Si no, muchas veces puedo ponerme de acuerdo con ellos. Y dado que en un camión de comida sueles hablar con el cocinero o éste se encuentra a un paso de distancia, es mucho menos probable que se equivoquen con tu orden.

Si no puedes explorar por adelantado, todavía tienes opciones. Pregunta al mesero qué proteína tienen en estado natural (sin marinar) y pídela con verduras asadas o al vapor. Puedes asumir que todo está salado, especialmente si está preparado con antelación. Esto puede incluir hongos asados (los cuales suelen tener cebolla), aderezos para ensalada, marinadas, dips, granos cocidos, como arroz o quinoa, y cualquier carne o pescado con una salsa.

Los restaurantes venden comida que hace felices a sus clientes; no quieren que alguien se enferme por comerla. Lo que los restaurantes ganan a cambio son clientes altamente leales. Un estudio de la Fundación Nacional de Conciencia Celiaca descubrió que las peticiones libres de gluten sumaban más de 200 millones en las visitas a restaurantes en 2012.[1] Una vez que una persona con enfermedad celiaca encuentra un lugar confiable, irá ahí frecuentemente, llevará amigos y hará reservaciones. Me parece que esto es cierto para todos los comensales con necesidades especiales.

> Si tú o un miembro de tu familia tienen una severa alergia alimentaria, pide que limpien la mesa y las sillas antes de sentarse, y asegúrate de que lo hagan.

A pesar de que el personal de servicios de comida está obligado a tomar cursos sobre manejo de comida y sanidad, me he encontrado una terrible ignorancia sobre cómo manejar peticiones especiales de comida. Es impresionante porque la gente puede morir de alergias alimentarias.[2] Aunque los restaurantes deben limpiar la mesa, las sillas y los gabinetes entre comensales, nunca he visto ese nivel de atención. Los restaurantes elegantes pueden llegar a cambiar los manteles entre grupos de comensales.

Tomé una clase sobre cómo lidiar con alergias alimentarias y el gluten en un escenario comercial, y una de las personas de la clase fue testigo de un caso en Los Ángeles. Una persona alérgica a los mariscos *murió* por comer papas a la francesa que habían sido cocinadas en el aceite donde frieron calamares previamente. Nunca se le ocurrió a ese comensal que las papas a la francesa podían ser mortales, o que el aceite con que cocinaran sus papas pudiera estar contaminado con suficiente esencia de calamar para matarlo.

Debes ser tu propio defensor. Esto no se trata de pelear o ser difícil, sino de cuidarte. Si estás preocupado porque tu familia y amigos te molesten por causar problemas, menciona amablemente que prefieres tomarte un par de momentos más para pedir tu comida que pasar tres días tirado en la sala con un ataque de migraña porque no quisiste "molestar al mesero".

La tarjeta para restaurantes

Tomé la idea de una tarjeta para restaurantes de Jessica Goldman Foung, en *Sodium Girl*, y he probado varias versiones. Me parece más fácil que sea de una página que pueda imprimir en papel reciclado, pues muchas veces no me la devuelven. Los restaurantes suelen ser oscuros, así que una fuente más grande es útil para el mesero. Puedes descargar una hoja completa de mi página web, www.migrainereliefplan.com.

Usa esta tarjeta para restaurantes entregándosela al gerente o a tu mesero y pidiendo que sugiera algo que puedan preparar en la cocina. Quizá deban platicarlo con el chef. (Ten copias extra contigo o en tu auto, ya que tal vez no te devuelvan la hoja una vez que se la des al mesero o al gerente.) Hablaré con más detalle sobre cómo comer fuera cuando viajas en el mes 5 (página 165). Esto es lo que incluyo en mi tarjeta:

ESTOY EN UNA DIETA ESTRICTA POR CUESTIONES MÉDICAS

Está bien:

- Carne (de libre pastoreo), aves y pescados (sin salar, sin marinar) frescos
- Verduras al vapor, asadas o fritas sin sal
- Mantequilla sin sal, aceite de oliva, crema espesa
- Ajo, jengibre, pimienta negra, pimientos
- Garbanzos, frijoles pintos, habas, frijoles negros, cocidos sin sal o bien enjuagados
- Quinoa o arroz cocidos en agua sin sal
- Moras azules, zarzamoras, fresas, manzanas, peras, duraznos, mandarinas, kiwi
- Semillas de ajonjolí, semillas de calabaza, semillas de chía, semillas de cáñamo

NO: NUECES, CÍTRICOS, SOYA, GLUTEN, SAL, QUESO, AZÚCAR, CEBOLLAS

Nuestra cena de aniversario

Nuestro aniversario de matrimonio número 15 cayó cuatro meses después de empezar mi nuevo plan de alimentación. Fui lo suficientemente inteligente para saber que cenar fuera iba a ser difícil, pero quería probarlo. Nos dieron un certificado de regalo para un nuevo restaurante chino, así que decidimos ir ahí. Yo sabía que sería difícil comer en ese lugar, pues la comida oriental es famosa por ser salada, azucarada y llena de precursores, como la soya. Ese reto competía con mi deseo de poder decirles a nuestros amigos que habíamos disfrutado su regalo.

Nos sentamos en el comedor elegante y empezamos a leer el extenso menú. Todo sonaba delicioso y nada parecía ser para mí. Empecé a tener la larga conversación con nuestro mesero sobre opciones bajas en sal y libres de gluten. Intentó ser útil, hizo algunas sugerencias y finalmente decidí la tempura de verduras libre de gluten y ahi poke como entradas, y el sofrito de tallarines de arroz con aceite y sin aderezo.

A pesar de la ayuda del mesero, me empecé a enojar. ¿Por qué ya no podía comer esta comida deliciosa? Todo en el menú sonaba maravilloso, y por una vez quería poder pedir algo que me sonara agradable, no que me *funcionara*.

De vez en cuando tengo esta sensación de aislamiento, como si yo estuviera del otro lado de una ventana viendo a la gente a mi alrededor y sintiéndome completamente desconectada. Ésta era una de esas veces. Sentí que se me llenaron los ojos de lágrimas. Las contuve e intenté enfocarme en nuestro aniversario y no en la comida. Estiré el brazo encima de la mesa para tomar la mano de mi esposo.

Y luego llegó la tempura, cubierto en cristales enormes de sal. ¿Qué? ¿Cómo era posible? Había tenido una conversación *tan* larga con el mesero sobre la cuestión de la sal.

Sabía que tendría que devolverlo; no podía arriesgarme. Dudé, escuchando dos voces debatir en mi cabeza:

Odio desperdiciar comida.

¡Es nuestro aniversario!

No quiero ser una molestia.

¡Pero le dije que no podía comer sal!

Finalmente llamé al mesero y, disculpándome, le expliqué que necesitaba una nueva orden. Ya empezaba a sentir las lágrimas otra vez mientras intentaba ser positiva y enfocarme en estar con mi esposo, no en el reto, de nuevo, de obtener comida que no podía comer.

El ahi poke estaba delicioso, pero un bocado estaba muy salado. Así que era otro platillo que no podía comer. Llegó una orden nueva de tempura con una disculpa y sin sal. Estaba crujiente y delicioso, y me lo acabé. Tal vez todo iba a estar bien. Evité la deliciosa salsa, probablemente llena de soya y azúcar, feliz de comer algo frito.

Los platillos principales llegaron. El mío se veía exactamente como los tallarines chinos de trigo, en forma de espagueti. Le di una pequeña mordida. Sabían a trigo. Mi esposo los probó. No podía distinguirlo, pero yo estaba segura. Llamé al mesero de nuevo.

—¿Son tallarines de trigo?

—Sí, es lo mein.

—¡Pero no como gluten! ¡Le pedí tallarines de arroz!

—¿En serio? Lo siento, no la escuché.

¡Eso, a pesar de una conversación de 10 minutos sobre mis restricciones alimentarias! "¿Quiere que se lo retire?" En ese momento sólo quería salir de ahí. Nos lo llevamos a casa, ya que mi esposo podía comérselo al día siguiente.

Terminé la tempura y nos fuimos por un helado gourmet. En caso de que te lo estés preguntando, el helado gourmet no está en el plan. Pero en ese momento quería calmarme con un regalo. Por supuesto, la noche no fue una pérdida total. Disfrutamos nuestro helado y caminamos a casa. Pero fue la peor cena de aniversario que haya tenido.

No culpo al mesero ni al restaurante, pero no podemos comer ahí nunca más, ya que claramente no funciona para mí.

La próxima vez que alguien nos dé una tarjeta de regalo para un restaurante donde sospeche que habrá problemas, sólo les agradeceré amablemente y le daré la tarjeta a alguien más que pueda disfrutar el lugar sin problemas. Desde entonces hemos encontrado mejores opciones para nuestras ocasiones especiales.

Una mirada a detalle: lugares que debes evitar

En lo que respecta a restaurantes que debes evitar, los lugares de comida rápida están al principio de la lista. Tienden a usar alimentos altamente procesados, además de carnes de baja calidad y salsas preelaboradas, lo que es problemático para personas con migraña. Los mismo sucede en los bufets baratos, excepto los que tienen barras de ensalada. La barrera del lenguaje puede ser difícil en restaurantes de cocina internacional. Si no estás seguro de que los miembros del personal te entienden claramente, come en otra parte, sobre todo si tienes alergias o sensibilidades alimentarias.

RESTAURANTES ORIENTALES

Todos los restaurantes orientales, incluyendo chinos, japoneses y tailandeses, incluyen muchas salsas de soya, salsas de pescado y glutamato monosódico (incluso si dicen que no), y gran parte está preelaborada. Tu mejor opción en un restaurante oriental es pedir una ensalada sin aderezo, arroz blanco y carne cocida en aceite sin cebolla (ten cuidado porque hay un montón de sazonadores y, por lo general, gluten en esos woks, incluso si dicen que son libres de gluten). Pregunta para asegurarte de que no estén cocinando con aceite de cacahuate. Asegúrate de que la carne no esté marinada.

RESTAURANTES HINDÚS

La comida hindú (oriental, pero con ingredientes sustancialmente distintos) es alta en sodio y casi siempre tiene cebolla en sus salsas. Sin embargo, si encuentras un local que te guste y puedes hablar con el chef, tal vez puedas comer ahí o llamar por adelantado y pedirles que te preparen algo. Llévales tu tarjeta para restaurantes un día antes y pregunta si pueden cubrir tus necesidades.

RESTAURANTES DE COMIDA ÁRABE

Los restaurantes de comida árabe (incluyendo los lugares de kebabs) pueden agradarte si su carne no está premarinada. Usan mucho limón en su cocina y muchos platillos pueden ser altos en sodio. El falafel (hecho de garbanzos) puede estar bien si es completamente libre de trigo (necesitas preguntarles porque a veces contiene harina). Las hojas de parra rellenas pueden estar bien. Pregunta por si la cebolla es un ingrediente.

RESTAURANTES BARATOS Y FRANQUICIAS

Los restaurantes baratos y las franquicias rara vez hacen sus propios caldos o bases para salsas. Tal vez ni siquiera estén cocinando alimentos, sino simplemente recalentando lo que compran en almacenes y sirviéndolo. Una buena regla para decidir es que, si un restaurante se promociona en televisión, la comida será alta en azúcar, sodio, gluten y precursores potenciales, y cualquier orden especial será más difícil. Por ejemplo, toda la carne debe estar premarinada, congelada y la envían al restaurante. Los caldos o las bases para las marinadas que utilizan en general estos lugares muchas veces incluyen precursores, como glutamato monosódico y extracto de levadura, y son altos en sodio. Es por eso que yo siempre evito cualquier salsa o marinada, y me alejo de los granos a menos de que esté segura de que los cocinaron sólo con agua. (El arroz blanco al vapor casi siempre es seguro.)

TERCERA PARTE

Mantener el plan

A lo largo de los siguientes cuatro meses seguirás en el plan tanto como sea posible. Seguirás registrando tus alimentos, tus horas de sueño, tu movimiento y tus síntomas. Tus hojas de registro o aplicaciones mostrarán cómo estás mejorando y si estas recomendaciones adicionales de estilo de vida reducen la frecuencia de tu migraña o su severidad. Las siguientes cuatro secciones te guiarán a través de esta fase de mantenimiento, dándote tareas adicionales que puedes incluir en tu vida cada semana.

Mes 3

Ejercicio, meditación y cuidado personal

Uno de los elementos clave en este proceso es aprender a cuidar de nosotros mismos. Es demasiado fácil ponernos hasta el final de la lista, saltarnos comidas, desvelarnos y olvidarnos de respirar profundamente. Este mes te invito a añadirte a ti mismo a la agenda. Incluye cinco minutos de respiración profunda todos los días; una clase de yoga, tai chi o pilates; salir a caminar o a correr, lo que sea que te haga sentir verdaderamente bien, y no porque pienses que debas hacerlo. Ve y siéntate en el pasto en un parque. Escucha a los pájaros. Acaricia un animal.[1] Apaga tu teléfono y déjalo en casa.

Parte de manejar los ataques de migraña es manejar tu estrés. Aunque el papel que tiene el estrés en la migraña no está enteramente claro, muchos médicos creen que es un factor. Una posibilidad es que los cuerpos bajo estrés generan péptidos y otros químicos, algunos de los cuales son neurotransmisores que pueden provocar el inicio de un ataque de migraña o crear un ambiente donde el cerebro sea más excitable y reactivo. Considera que los precursores como el estrés y la comida no son la causa subyacente de la migraña, la cual todavía no se determina. Pero son cosas sobre las que tenemos control.

Ejercicio y opciones no medicinales

Puedes manejar el estrés a través del movimiento, la biorretroalimentación, la meditación, la oración, el yoga y el ejercicio.[2] Hay una maravillosa investigación creciente sobre estas técnicas y su impacto en la salud de formas sustanciales. Además de ser técnicas magníficas de

cuidado personal, las técnicas de manejo de estrés influyen enormemente en tu calidad de vida cuando las practicas. Tener un masaje es
otra forma de honrar nuestro cuerpo a través del don curativo del tacto.

Acupuntura

Este método de la China antigua tiene miles de años de historia, práctica y —más recientemente— investigación que lo respalda. La acupuntura puede tratar los síntomas de la migraña, los dolores de cabeza, las
náuseas e incluso ayudarte con ataques de vértigo por Ménière. Cuando yo tenía mis peores síntomas, mis citas semanales de acupuntura
me ayudaban mucho. Varias veces me iba con balines de acupresión,
pequeñas bolitas de metal fijas con círculos de cinta adhesiva en mis
orejas, los cuales extendían los beneficios de la sesión varios días más.
La investigadora Candace Pert cree que la acupuntura le atina al sistema
invisible de comunicación energética de nuestros neuropéptidos. Los
seguros médicos muchas veces cubren la acupuntura con la referencia
de un médico o una cuenta de gastos flexible.

Tareas

MES 3

- Haz una cita para trabajar tu cuerpo de alguna manera.
- Compra o graba una meditación guiada, y escúchala al menos
  una vez.
- Haz el ejercicio de palabras de la página 148.
- Toma 15 minutos para escribir sobre cómo te sientes sobre tener
  que dejar tus alimentos favoritos. Desahógate un poco y sigue
  adelante.
- Habla con un amigo de forma abierta y vulnerable sobre ser parte de tu sistema de apoyo. Pide una o dos cosas *específicas* que
  puede hacer para ayudarte.

Biorretroalimentación

La terapia de biorretroalimentación involucra sesiones de entrenamiento con equipo donde aprendes a reducir tu tensión muscular en la cabeza y el cuello, y modificar tu flujo sanguíneo al enfocarte en elevar

la temperatura de tus dedos. La retroalimentación puede ser escuchar un sonido o ver una luz cuando estás alcanzando el estado deseado de relajación, un cambio en tu ritmo cardiaco o ver un termómetro digital en tu dedo. En la mayoría de los casos, la biorretroalimentación está mezclada con entrenamiento de relajación. Dado que entrena al sistema nervioso para calmarse, ha demostrado reducir la frecuencia de los dolores de cabeza y la severidad entre 45 y 60%, que es casi tan bueno como algunos medicamentos, pero sin los efectos secundarios. Una vez que aprendes las técnicas, puedes practicarlas en casa sin el equipo.[3] Algunos seguros pueden cubrir biorretroalimentación con la referencia de un médico o un plan de gastos flexible. Puedes comprar un termómetro para tu dedo en internet y enseñarte a ti mismo.

Quiropráctico

Un quiropráctico hábil puede realinear los huesos de tu cuerpo y columna que tal vez contribuyan y provoquen dolores de cabeza. Idealmente, encuentra un quiropráctico que incorpore técnicas de masaje antes de sus ajustes. Algunos seguros cubren a los quiroprácticos o a través de un plan de gastos flexible, aunque a veces requiere la referencia de un médico. Puedes preguntarle a tu médico o a tu dentista sobre una guarda bucal (que es sólo con prescripción) si creen que tallar los dientes puede estar relacionado con tu migraña.

Masaje profundo

Los masajes profundos ayudan para la relajación y los dolores de cabeza generados por tensión muscular en el cuello y los hombros. Sólo puedo costear un masaje cada cierto tiempo. Finalmente compré un masajeador eléctrico de Canadá llamado Thumper, el cual utiliza una tecnología patentada de percusión. Usarlo antes de dormir y al despertar ha disminuido enormemente mis dolores corporales y mi tensión. Cuesta menos que dos masajes; para mí, valió la pena. Los seguros pueden cubrir los masajes o ser parte de una agenda de gastos flexible, recomendados por tu médico.

Aparatos de estimulación eléctrica

Los investigadores han estudiado si la estimulación del nervio vago (el cual empieza dentro del cerebro y se conecta con todos los principales órganos y el intestino) puede ayudar con la migraña. Los investigadores se han enfocado en aparatos médicos, ya sea implantado dentro del cerebro o usando electrodos en la piel para enviar una señal al nervio vago, la cual calma el sistema nervioso. Estimular el nervio vago libera el neurotransmisor acetilcolina, que tiene un efecto calmante en el cuerpo.[4] Estos aparatos tienen un mejor efecto en la migraña crónica, pues se tienen que usar diario.[5]

Puedes experimentar con un tipo de estimulación nerviosa sin equipo. Las siguientes técnicas tienen efectos positivos en el nervio vago:

1. Inhalar tan profundamente que el aire expanda tu abdomen.
2. Presionar suavemente ambos párpados para cerrar tus ojos.
3. Masajear el cuerpo carotídeo en tu cuello durante algunos minutos.

El cuerpo carotídeo es un conjunto de nervios localizado sobre la arteria carótida, justo debajo de tu mandíbula. Encuentra el pulso en tu cuello y luego coloca un dedo encima, en el hueco bajo tu mandíbula. Masajea durante algunos minutos mientras respiras profundamente como en el paso 1.

Meditación

He escuchado descripciones de la oración como hablar con Dios y de la meditación como escuchar a Dios. Cualquiera que sea tu punto de vista sobre la religión, la meditación no es una práctica religiosa, sino una forma de calmar tu mente y tu cuerpo durante algunos minutos. Si la idea de la meditación no te hace sentir cómodo, puedes lograr ciertos resultados similares al combinar las respiraciones profundas con el abdomen descritas arriba con tu oración diaria.

La meditación disminuye tu presión sanguínea, reduce tus hormonas de estrés, aumenta la producción positiva de péptidos y relaja profundamente los músculos. Calma la mente activa, ayudándonos a estar más presentes en nuestra vida.[6] También mejora el sueño. La doctora

Kelly McGonigal, investigadora de voluntad, también confirma otro gran beneficio de la meditación: reconecta tu cerebro, aumentando las habilidades de autocontrol y el tamaño de tu corteza prefrontal. Verás estos resultados en sólo ocho semanas de práctica diaria de meditación y quizá con sólo cinco minutos al día.[7] Además, recuerda que nuestro cerebro está cambiando y adaptándose constantemente. Al enfocarnos en pensamientos positivos podemos literalmente reconectar nuestras secuencias neuronales. Un estudio de Harvard en 2011 encontró cambios significativos en la estructura cerebral después de sólo ocho semanas de meditación, comparado con el grupo de controles.[8]

Tipos de meditación

Hay una gran cantidad de métodos de meditación. La más familiar para ti tal vez sea la visualización guiada, que muchas veces incluye técnicas de relajación de todo el cuerpo como parte de la instrucción, y la reducción del estrés basada en la conciencia (MBSR, Mindfulness-Based Stress Reduction), que es la más estudiada hasta la fecha.

La visualización guiada específica para los ataques de migraña puede incluir instrucciones para visualizar que sostienes una esfera de luz blanca en tus manos, la cual redirige el flujo sanguíneo lejos del cerebro y puede proveer alivio durante un ataque de migraña. La MBSR es una técnica enseñada por profesionales entrenados durante un curso de varias semanas. Puede reducir tanto el dolor como la reacción emocional a él.

Un estudio de 2015 en Wake Forest demostró que la MBSR disminuía el dolor al activar regiones involucradas con el autocontrol del dolor mientras desactivaba el tálamo, la puerta que determina si se permite que la información sensorial llegue a los centros de procesamiento del cerebro.[9]

Me ha impresionado el programa de visualización guiada de ocho semanas en *Tú no eres tu dolor*, de Vidyamala Burch y Danny Penman. Las ocho pistas grabadas son muy relajantes y el programa está probado. Burch y Penman, ambos con dolor crónico, han ayudado a muchas personas a través de su programa. Ellos promulgan prestar "una atención gentil" a nuestra vida como somos realmente, sin juicios duros y con una intención amorosa.

Me he dado cuenta de que mi práctica matutina diaria usando las meditaciones guiadas de sólo 10 minutos me ha transformado de formas evidentes para mí y para otros. Ya no me preocupo sobre ciertas cosas que antes sí. Tomo con mejor actitud los cambios de la vida. Me recupero más fácilmente. La gente me dice que parezco más tranquila, en paz y agradable.

Recursos para meditar

La forma más barata de aprender a meditar es comprar o descargar una visualización guiada. Escucha una al día. Las visualizaciones guiadas son herramientas poderosas que entran en nuestro subconsciente. Úsalas en un lugar tranquilo, ya sea en una posición cómoda sentado o acostado con los ojos cerrados. No las uses mientras manejas. Ésta es una lista de mis favoritas:

- *Meditation for Optimum Health: How to Use Mindfulness and Breathing to Heal*, por Andrew Weil y Jon Kabat-Zinn (la meditación "Lovingkindness" es mi favorita)
- *Meditations to Relieve Stress*, por Belleruth Saperstek
- *Yoga Nidra*, por Bhava Ram y Laura Plumb
- www.dawnbuse.com, página web de la doctora Dawn Buse
- *El alma de la curación* y *Los chakras: equilibrar mente, cuerpo y espíritu*, de Deepak Chopra
- *The Inner Practices of Yoga: Self-Healing*, de Michele Hebert
- Kaiser Permanente ofrece una serie de podcasts gratis que puedes descargar, incluyendo para dolores de cabeza, sueño y relajación
- La aplicación HeadSpace está disponible para Apple y Android
- Mi programa en internet, www.migrainereliefplan.com, incluye una serie de meditaciones guiadas

Meditación guiada... de ti, para ti

También puedes grabar tu propia meditación guiada.[10] Ésta es una que escribí para empezar; usa la aplicación de grabación de voz en tu smartphone. Puedes grabarla tal como está, o cambiar las palabras para que sean más tu estilo. Si quieres, agrega música instrumental o sonidos del mar como fondo mientras lo grabas para tu uso personal:

- Siéntate o acuéstate en una posición cómoda. Asegúrate de estar caliente y sentirte seguro y relajado.
- Cierra los ojos. Inhala profunda y tranquilamente [pausa], y luego saca el aire, relajándote por completo.
- Imagina que los dedos de tus pies están relajados completamente. Sigue respirando profunda y tranquilamente, imaginando que tus dedos y luego tus pies están cubiertos de una luz dorada muy suave.
- Imagina que la luz sube por tus tobillos, relajándolos.
- Todo está bien en tu mundo. Estás rodeado de gente que te ama, de gente que desea lo mejor para ti.
- Incluso la gente que nunca has conocido en persona te rodea con su luz dorada de sanación.
- La luz se mueve hacia tus muslos, relajándolos completamente. Se mueve hacia tu cadera, tus glúteos, tu espalda baja. Conforme respiras profundamente y sientes el aire en tu abdomen, la luz dorada se encuentra con tu aliento.
- Estás dispuesto a liberar cualquier cosa en tu conciencia o tu cuerpo que pueda contribuir sin saberlo a tus dolores de cabeza o tu migraña.
- Amorosamente perdonas y liberas todo el pasado. Eliges llenar tu mundo de alegría. Te amas y te apruebas.
- Conforme sigues respirando, la luz viaja por tu espalda, llega a tus brazos, tu estómago, entra en tu pecho y hombros. Ves la luz como la llama de una vela justo detrás de tu esternón. Es la hermosa luz de tu alma.
- Confías en el proceso de la vida. Todo lo que necesitas siempre se da. Estás a salvo.
- La luz continúa hacia tu cuello, relajando cada músculo en él. Cubre tu rostro y libera tu lengua, mejillas, los pequeños músculos alrededor de tus ojos y tu frente.
- La luz tenue calma tus neuronas y alivia la inflamación en tu cerebro.
- La luz cubre tu cabeza y flota en una hermosa esfera dorada justo sobre tu cabeza. Estás completamente relajado.
- Cualquier dolor que sientas se disuelve y se va.
- Reconoces tu valía. La vida es fácil y alegre.
- Te amas, te aprecias y te cuidas.
- Te relajas hacia el flujo de la vida, dejando que la vida te dé todo lo que necesitas fácil y cómodamente.

- Sigues adelante con confianza y alegría, sabiendo que todo está bien en tu futuro.
- Toma tres respiraciones profundas más, dejando que cada una fluya suavemente.
- Imagina la luz sobre ti flotando hacia arriba, hasta el cielo, llevándose el dolor, la tensión o el dolor de cabeza con ella.
- Eres libre.
- Cuando estés listo, abre lentamente los ojos.

Movimiento consciente

Si sentarte a meditar no es lo tuyo, hay otra forma de obtener los beneficios de la meditación. Aprender la práctica de la conciencia —es decir, enfocar completamente tu atención en las actividades de tu vida diaria— te ayuda a estar totalmente presente, no reviviendo el pasado ni preocupándote por el futuro. Si quieres aprender más, leer *Hacia la paz interior*, de Thích Nhất Hạnh, es una forma excelente de empezar.

Caminar conscientemente

Puedes hacer una meditación caminando conscientemente al estar totalmente presente y notar cada cosa que puedas en tu caminata: los sonidos de la naturaleza o de la ciudad, los colores de las plantas y las flores, los olores, la forma como se siente tu cuerpo cuando caminas. Llévalo más lejos e intenta recorrer un laberinto, un camino repetitivo trazado en el suelo que ha sido utilizado en las prácticas de meditación consciente desde hace 4000 años; busca "caminar laberinto" en internet para encontrar alguno cerca de tu pueblo o ciudad, y para saber más.

Cocinar conscientemente

Para practicar la cocina consciente, no hagas varias cosas a la vez. Apaga todos los medios de comunicación y sólo enfócate en la comida. Mira los colores de las verduras y frutas conforme las lavas. Usa la naturaleza repetitiva de picar o rebanar; siente el ritmo, enfócate en tus manos moviéndose. (Esto tiene el beneficio añadido de minimizar la probabilidad de que te cortes.) Después de que termines de cocinar, intenta comer conscientemente, lo que se describe en la página 112. Quizá también quieras probar una comida consciente en silencio; una práctica común en los retiros de meditación.

Cuidado personal: canalizando el poder de nuestros pensamientos

Los neurocientíficos han aprendido que nuestro cerebro está cableado hacia una parcialidad negativa, desarrollado con el tiempo para ayudar a los humanos a sobrevivir. Vemos amenazas en todas partes —en menos de una décima de segundo—, pero nos toma mucho más tiempo registrar las cosas agradables. Las experiencias negativas también generan una actividad cerebral mucho más intensa que las agradables.[11]

Cuando añades el dolor crónico a largo plazo a esa parcialidad inherente, es una doble condena. Sentirte mal durante mucho tiempo cambia la percepción que tienes de ti mismo, moldea tu identidad. Cuando estuve enferma en 2003 con lo que consideraban síndrome de fatiga crónica, fue muy difícil recordar cómo se sentía estar bien. No podía acordarme cómo era tener energía. Incluso en mis sueños estaba agotada, incapaz de moverme o sintiendo que estaba caminando entre gelatina. Una señal de que empezaba a recuperarme pasó en mis sueños, cuando de pronto me vi corriendo fácilmente con energía. Mi mente subconsciente no había olvidado cómo era sentirse bien y yo me aferré a esa cuerda hasta que mi cuerpo físico se recuperó.

Mi quiropráctico me aseguró que mi cuerpo quería y tenía el poder innato de curarse. Sólo escucharlo me hizo llorar. Pero es cierto. Nuestras células se regeneran rápidamente; la edad promedio de las células en el cuerpo puede ser sólo de siete años, y muchas se regeneran en días o semanas. Incluso las tendencias genéticas no son definitivas, podemos alterarlas. La forma como respondemos a nuestro ambiente y a los eventos en nuestra vida determina qué genes se encienden.[12]

Las palabras importan

Tal vez has notado que elegí no utilizar el término *migraineur* en este libro y tampoco me considero una. Es un término comúnmente utilizado en la literatura médica y en los grupos de apoyo. Es fácil y se ve más elegante escrito. Pero evito deliberadamente el término.

Las primeras veces que lo vi, mi reacción inicial fue: "Eso es francés", seguido de: "Qué raro". Me tomó un tiempo identificar por qué me parecía raro. Un día me di cuenta de que no sería útil describirme como "fusioneur", fusionada, aun cuando tenía una cirugía por una fusión vertebral. Si me llamo a mí misma (o pienso en mí) como *migraineur*, alguien que padece migrañas, es difícil pensar en mí como alguien que nunca tiene ataques de migraña o alguien que nunca los tendrá en el futuro. No es una crítica para quienes usan el término, sólo una observación sobre lo que es útil para mí.

Me ha ayudado poner atención al lenguaje y a mi diálogo interno. No quiero que ninguna etiqueta relacionada con la salud se vuelva inconscientemente una parte de mi identidad. Creo que las palabras y el diálogo interno son increíblemente poderosos.

Después de leer el libro *Atrasa tu reloj*, de Ellen Langer, estoy todavía más convencida de que las palabras, las cuales enmarcan nuestro pensamiento, tienen un efecto físico real en nuestro cuerpo. No estoy sugiriendo que usar el término *migraineur* provoque ataques de migraña ni empeore los ataques, sólo que me parece útil estar consciente de mi diálogo interno y enmarcarlo de forma que me ayude. Langer y otros investigadores han observado extensamente el efecto nocebo, cuando el hecho de que te digan que estás enfermo afecta negativamente tu salud.

Educarte con palabras

Prueba un experimento. Lee la siguiente lista de palabras, luego cierra los ojos y piensa sobre cómo te hace sentir:

Paciente, doctor, diagnóstico, crónico, enfermedad, debilitante, neurológico, prescripción.

Ahora esta lista:

Aprendiz de la salud, consultor, plan, suplemento, sano, vibrante, energético, poderoso, fuerte.

¿Cómo te hace sentir la segunda lista en comparación con la primera?

Elige una palabra de la segunda lista que tenga resonancia para ti y añádela a tu identidad personal. Empieza describiéndote a ti mismo usando este término con regularidad. Puedes decirle a un amigo que te sientes poderoso y fuerte hoy. Puedes decirle a tu madre que has estado investigando como un aprendiz de la salud y te hace sentir más lleno de energía.

Cada semana, toma algunos minutos para escribir lo que estás haciendo bien y cómo estás mejorando. Jennifer Adler, nutrióloga de Seattle, recomienda esta actividad a sus clientes. Empezarás a ver cuánto estás haciendo para sentirte bien y sólo eso puede ayudar a que te sientas mejor emocionalmente. Puedo saber cómo me siento en general si una cierta calle en mi caminata regular se siente como una distancia muy larga ese día o si parece que la recorro sin pensarlo dos veces. Y anoto en un calendario sobre mi escritorio cuando debo tomar mis medicamentos para la migraña. Sólo ver lo espaciadas que son esas anotaciones ahora es un estímulo.

Enfocarte en lo que está funcionando y cómo puedes hacer más es lo que los autores Chip y Dan Heath llaman "puntos de luz", en su libro *Cambia el chip*. Incluso cuando mi salud no está donde yo quiero, tener esta clase de imágenes mentales positivas me ayuda a sentirme mejor emocionalmente y a veces conlleva una mejora física también.

La necesidad de afligirte
(pero no compadecerte)

Cuando te enteras de que tienes que cambiar tu dieta es una pérdida. Una pérdida de estilo de vida, de calma, de ser como todos los demás. Es una pérdida de ser capaz de salir a comer (fácilmente) con tus compañeros de trabajo, de salir a cenar, de comer donde sea sin tener que molestar al mesero con preguntas y ordenar algo especial que no está en el menú. Es la molestia de tener que leer etiquetas cada vez que vas al supermercado durante todo un mes.

Es desgastante hablar sobre lo que puedo y no puedo comer una y otra vez. Prefiero tener una conversación interesante con otras personas. No me gusta ser el centro de atención a menos de que esté en un podio. No quiero ser la persona difícil, la rara que no encaja. Ya soy pelirroja, zurda, nacida en la cúspide Géminis-Cáncer e imposible de broncear. No necesito otra rareza en mí. En cambio, me gusta enfocarme en todas las palabras y acciones positivas que estoy usando para sentirme tan bien como pueda.

Ahora miro hacia atrás, a los días en que *sólo* comía libre de gluten, y siento nostalgia. ¡Era tan fácil!

Todos estos aspectos necesitan un proceso de aflicción. Pero no es lo mismo que sentir lástima por ti. Cuando me enfermé tanto en 2003, creé una regla. Si me sentía mal, ponía un cronómetro de 10 minutos y me sentía terriblemente mal por mí, llorando si era necesario. Y luego, se acababa el tiempo y hasta ahí. Seguía adelante.

Es lo mismo ahora. Hay ocasiones en que todo esto se siente demasiado pesado y casi lloro en un restaurante. Pero la mayoría del tiempo arreglo mi vida para que funcione lo mejor posible, e intento enfocarme en lo positivo, que es mucho. La dieta funciona. Me siento mejor. Quizá no me quede sorda. Mis amigos y familia me aman. ¡Puedo comer un montón de alimentos otra vez porque no son un precursor para mí!

Crea tu grupo de apoyo

Una de las cosas más gratificantes sobre trabajar en este plan ha sido conocer gente en internet que lucha con la enfermedad de Ménière y las migrañas. Las comunidades de apoyo en línea son increíbles y sigo apreciando aspectos de nuestro mundo virtual que me permiten conectarme con personas de todas partes del mundo, quienes comparten esta experiencia. Fue particularmente cierto cuando encontré quienes probaran mis recetas por todo Estados Unidos y otros países. Una joven de 16 años llamada Gabbie me escribió una nota cuando envió su resumen de prueba de la receta final: "Muchas gracias por permitirme trabajar contigo en este proyecto. Realmente me hizo sentir, a través de mi año de aislamiento y progreso lento, que estaba haciendo algo importante."

Esta experiencia puede ser muy solitaria. Sentir dolor es solitario. Comer de forma diferente es solitario. Tener síntomas raros o invisibles que la gente no comprende es solitario. Y es particularmente difícil porque en general me veo bien. Parezco alguien que debería poder salir a comer espontáneamente o salir a caminar a la hora de la comida en un día caluroso y brillante, o subirme al coche para ir de paseo, pero no siempre puedo hacerlo. Puede hacerme sentir enferma.

Entonces, ¿qué sucede cuando empiezo a sentirme así? Empiezo a decir no, a veces aquí, a veces allá. Les digo a mis amigos del trabajo que se vayan a comer sin mí. No voy a la fiesta. Me quedo en casa, aislándome lentamente para facilitar mi vida. Y eso no está bien.

Si te suena familiar, te invito a crearte aliados, construir un pequeño grupo de ayuda, un miembro del equipo a la vez. Habla con estas personas desde el corazón, expresando de una forma profunda lo difícil que puede ser para ti, cuánto necesitas su apoyo de ciertas maneras en particular, hasta que tengas algunas personas de tu lado.

Las doctoras de migraña Dawn Buse y Romie Mushtaq les piden a sus pacientes que tengan esperanza, que permanezcan conectados y vinculados con su vida y su trabajo tanto como sea posible. Les advierten no volverlo una catástrofe (temiendo lo peor) porque esto cambia el enfoque hacia los miedos negativos. Y te invitan a buscar gente que pueda "tener esperanzas por ti".[13]

Un cambio que disfruté hacer es planear citas para caminar en lugar de comer. Modifiqué el enfoque de la comida hacia la conversación, e incluimos un poco de movimiento como bono. Piensa en las actividades que te permitirían ver a tus amigos de forma que también apoyes tu salud. Puedes enfocarte en una actividad en específico que ambos disfruten, en lugar de la comida.

Mes 4

Desintoxicar el cuerpo, el hogar y la oficina

El mes pasado sugerí que añadieras algunas técnicas de cuidado personal a tu rutina. Este mes vamos a ir un paso más adelante y veremos las toxinas potenciales o los precursores que hay en tu vida y puedan estar contribuyendo a tus ataques de migraña y tus dolores de cabeza. Veremos si deberías considerar una limpieza supervisada, hablaremos brevemente sobre los medicamentos para la migraña y cubriremos rutinas del cuidado de la piel y tus productos de belleza. Luego nos extenderemos hacia los objetos en tu casa y tu lugar de trabajo.

Interior: desintoxicar tu cuerpo

En términos médicos, este plan es una dieta de eliminación. Eliminas todos los precursores conocidos de migraña de tu dieta, luego los pruebas gradualmente para ver qué es seguro incluir nuevamente. Dado que también eliminamos gradualmente el azúcar, el exceso de sodio y los alimentos procesados, este plan también incluye aspectos de una dieta de desintoxicación. Un practicante con quien trabajes puede recomendar una dieta de desintoxicación o limpieza más estricta, dependiendo de tu estado de salud y tus síntomas. O si tienes la sensación de que necesitas una dieta más estricta que la de este plan, encuentra un practicante de medicina funcional cerca de ti, discute el plan con él, muéstrale la lista de alimentos que puedes comer en este libro y haz una limpieza supervisada si lo recomienda y te puede observar. No recomiendo el ayuno (saltarte un día de comidas) o el ayuno con jugos (comer sólo jugos de frutas y verduras durante un día o más) si tienes ataques de migraña;

estos métodos pueden llevar a más ataques porque es común que la glucosa suba y se desplome. Pero quizá encuentres un plan supervisado de desintoxicación que te ayude a controlar otras condiciones de salud además de la migraña. Sólo asegúrate de que los suplementos que tu practicante te recomiende no tengan ninguno de los precursores hasta que tengas claro cuáles pueden ser los tuyos.

Tal vez te parezca que necesitas reequilibrar tu flora bacteriana para aliviar tus síntomas. Te invito a leer *Alimenta tu cerebro*, del doctor David Perlmutter, para tener más información sobre este tema y recomendaciones específicas, incluyendo utilizar un enema probiótico que él describe.

MES 4

Tareas

- Intenta cepillar tu piel una mañana y ve cómo se siente tu cuerpo.
- Sal a caminar descalzo en el pasto o en la playa.
- Elige un cuarto de tu casa y audítalo levemente. ¿Hay algún cambio sencillo que pudieras hacer para volver esa habitación más sana para ti?
- Elige un aspecto de tu ambiente de trabajo y ve si puedes hacer un cambio para reducir tus dolores de cabeza.

¿Qué hay de los medicamentos?

Aunque estamos hablando de eliminar elementos tóxicos de tu cuerpo, quizá te preguntes sobre las medicinas. Yo tomo prescripciones a veces (una o dos veces al mes ahora, a la primera señal de un ataque), aunque mi meta es usarlos tan poco como sea posible siguiendo el plan. Hubo una gran discusión en una reunión de la Sociedad Americana de Cefalea en 2016 sobre el tema de la cefalea por exceso de medicamentos para el dolor de cabeza (CEM, anteriormente descrita como dolor de cabeza de rebote, página 18). Considera que este término no es indicador de que los pacientes hagan un mal uso de los medicamentos fuera de sus prescripciones; hace referencia al problema que ocurre cuando el uso de un medicamento desafortunadamente empieza a provocar dolores de cabeza adicionales.

Algo que debes recordar es que todos los médicos quieren ayudarte a sentirte mejor lo más pronto posible. Si tienen citas contigo con el tiempo limitado, la manera de proceder más efectiva es prescribir algo que saben de entrada que funcionará rápidamente. Tal vez no tengan tiempo para consultar contigo sobre métodos alternativos. Promuévete a la cabeza de tu equipo médico, vuélvete tu propio defensor de salud y piensa en tus médicos como consultores valiosos.

¿CÓMO SE DESCRIBE EL USO EXCESIVO DE MEDICAMENTOS?

El exceso de medicamentos se define como el uso regular de uno o más de los siguientes medicamentos *durante un periodo mayor a tres meses:*

Uso regular (al mes)	Tipo de medicamento
15 días	• Antiinflamatorios no esteroides (AINE) (aspirina, ibuprofeno y naproxeno sódico)*
10 días	• Triptanos (como Imitrex o sumatriptán) • Alcaloides ergóticos (como la dihidroergotamina y Migranal)
5 días	• Opioides (como codeína y oxicodona) • Analgésicos combinados (Excedrin para migraña)[1] • Compuestos de butalbital (Fioricet y Fiorinal)[2]

Considera que los especialistas en dolor de cabeza ya no recomiendan los opioides o los compuestos de butalbital para los pacientes de migraña. De acuerdo con el doctor Stewart Tepper, los dolores de cabeza empeoran con el exceso de medicamentos y éstos pueden provocar CEM incluso si se utilizan para algo más que un dolor de cabeza. Mezclar los días todavía resulta en CEM. Por ejemplo, cinco días de triptanos más cinco días de Excedrin (en los mismos o distintos días en un mes) equivaldría a 10 días de un tratamiento agudo que probablemente lleve a CEM, en la experiencia del doctor Tepper.

* Las dosis de AINE están listadas en la botella; por ejemplo, una dosis de ibuprofeno es una sola tableta de 200 miligramos. No se sabe que el acetaminofeno, conocido como Tylenol, también provoque CEM y puede tomarse de acuerdo con las indicaciones del empaque si es necesario.[3]

Todos los medicamentos tienen efectos secundarios. Tu médico y tú necesitan sopesar los beneficios de tomar el medicamento versus dejarlo.

Los triptanos, los medicamentos más efectivos para la migraña, son efectivos para reducir el dolor de 70 u 80% de la gente, y reducen la migraña en general a la mitad más o menos.[4] Funcionan mejor cuando los tomas tan pronto como sabes que viene una migraña. Es una tarea mucho más sencilla para personas con aura o síntomas premonitorios claros.

Los preventivos no tienen el riesgo de cefalea por exceso de medicamentos, pero sí tienen su propia serie de efectos secundarios. Los preventivos se prescriben para personas con ataques de migraña considerados crónicos (más de 15 días al mes) y sólo son efectivos en 50% de las personas, 50% de las veces.[5] Un estudio encontró que el ejercicio regular era tan efectivo como la mayoría de los medicamentos preventivos prescritos.[6]

Los lineamientos actuales sugieren que los triptanos son seguros hasta dos veces a la semana, que es por lo que la mayoría de las pólizas de seguros cubren nueve dosis al mes. Considera que tomar otros medicamentos junto con una serie de triptanos puede llevarte hacia el territorio de la CEM.

Si tomas cualquiera de los medicamentos mencionados en la tabla de la página 154 por encima de las indicaciones o si no ves buenos resultados con mi plan después de seis meses, es posible que estés teniendo CEM por los propios medicamentos. Es posible que debas pasar por un corto periodo de tiempo de dolor para dejar el medicamento; esto debe ser sólo bajo supervisión médica.

Para explorar alejarte de tus medicamentos con tu médico, prepara un plan con él para ayudarte con la transición y cualquier síntoma agudo que puedas experimentar a lo largo de las primeras dos o tres semanas.

La migraña crónica se define como más de 15 días de dolor de cabeza al mes, aunque no es una regla absoluta. Si tienes dolor de cabeza crónico, la CEM puede tener un papel en ello y quizá haga que tardes más en ver resultados con este plan. Si notas que tus ataques se vuelven más frecuentes o intensos en cualquier momento, asegúrate de ver a tu médico de inmediato. No quieres pasar de una migraña periódica a una crónica, que es más difícil de tratar.

Para las mujeres embarazadas o que planean embarazarse, consideren que muchos medicamentos y suplementos para la migraña (como *Tanacetum parthenium* y grandes dosis de riboflavinas) no son seguros durante el embarazo y la lactancia. Asegúrate de platicar con tu médico de migraña o tu ginecobstetra al respecto. Para un acercamiento más detallado a la migraña y el embarazo, revisa los recursos al final (página 409).

Exterior: cuidar tu piel y tu cabello

Tendemos a pensar en nuestra piel como inerte o como algo de lo que "debemos encargarnos": batallando con el acné o las arrugas, bronceándola o evitando el sol. Pero es mucho más que un lienzo en blanco. Es nuestro órgano más grande, una cubierta protectora compleja y hermosa que trabaja junto con el resto de nuestro cuerpo. Cubierta de alrededor de cinco millones de vellos, hecha de billones de células, nuestra piel es una parte activa y cambiante de nuestro cuerpo a lo largo de la vida. Convierte la luz del sol en vitamina D, crea y excreta químicos, regula la temperatura y se dobla y flexiona miles de veces en nuestra vida. Las células de tu piel están reconstruyéndose constantemente, y la capa exterior se renueva completamente cada dos semanas.[7]

Una piel sana y nutrida apoya nuestra salud en general y nuestro sistema inmunológico. Como el órgano más grande del cuerpo, absorbe casi todo lo que entra en contacto con él. Los químicos o nutrientes sobre tu piel pueden entrar en tu torrente sanguíneo y, posiblemente, tu cerebro. Es importante lo que pones en tu piel. Una regla de oro en el Instituto de Salud Óptima de Lemon Grove, California, es evitar poner nada en tu piel que no beberías o comerías. Piénsalo. No te beberías el desmaquillante o tu jabón corporal, pero usamos estos elementos sobre nuestros hermosos cuerpos casi todos los días. Veamos algunos de los ingredientes en una crema corporal común.

¿Sabes qué es cada uno de estos ingredientes y si podrías comerlos? Yo no lo sabía; tuve que buscarlos:

Ingredientes en las cremas
para manos

- **Dimeticona:** lubricante; agente antiespumante, ingrediente principal en Silly Putty.
- **Jugo de hoja de aloe de Barbados:** jugo de plantas de aloe.
- **Ácido ascórbico:** vitamina C en polvo.

- **Palmitato ascorbilo:** vitamina C soluble en grasa; del aceite de palmiste.
- **Alcohol cetílico:** alcohol graso agente espesante aumenta la sensibilidad del eczema.
- **Colecalciferol:** de la vitamina D_3; de la lana.
- **Ácido cítrico:** ácido débil; de la fruta cítrica; conservador natural.
- **Aceite de la cáscara dulce de *citrus aurantium*:** aceite de la cáscara de la naranja valenciana.
- **Diazolidinil urea:** antimicrobiano; subproducto del formaldehído y alantoína más hidróxido de sodio más calor. Neutralizado usando ácido clorhídrico, luego evaporado.
- **Estearato de glicerilo se:** agente emulsificante; usado como aditivo alimentario.
- **Hidroxitirosol:** químico vegetal de las hojas del olivo y el aceite de oliva.
- **Metilparabeno:** agente antifúngico; producido de frutas o químicamente; puede tener un efecto estrogénico.
- **Propilenglicol:** atrae y conserva las moléculas de agua; es hidratante para la piel; de combustibles fósiles.

Es una lista que ya no me emociona comer *ni* poner sobre mi piel. Entonces, ¿qué podemos usar? Encontré una crema corporal orgánica que, aun si no disfrutaría comiéndola, podría comerse. Y por lo general la mezclo a mitades con aceite de coco para humectar mi rostro en la noche.

Simplifiqué mi rutina de belleza, usando la menor cantidad de productos posible y asegurándome de que todos tengan ingredientes naturales, lo que yo comprendo. No tienes que tirar todo lo que tengas en tu baño, sólo empieza investigando mejores opciones para que, cuando algo se te acabe, puedas comprar un remplazo que sea más simple y más saludable para ti. Conforme lo hagas, considera que muchos productos contienen fragancia, que en sí misma puede ser precursora de la migraña. En su libro *Eating Clean*, Amie Valpone tiene recursos excelentes sobre marcas específicas, así como consejos para desintoxicar tu casa y oficina.[8]

Productos de belleza

Pasé por fases donde usaba mucho más maquillaje que ahora. Los cosméticos son otra área en la que es bueno leer etiquetas y encontrar empresas que hagan productos más simples y orgánicos. Yo cambié a cosméticos minerales de una empresa que es totalmente libre de gluten y no prueba sus productos en animales. Diario suelo usar sólo bloqueador solar casero, corrector de ojos y un labial mineral que sirve también como rubor. Además, recientemente encontré un desodorante natural que me funciona, llamado Schmidt's. Para otras ocasiones en que me quiero arreglar más, tengo un maquillaje mineral en crema, una sombra para ojos sencilla, delineador (que aplico con pincel) y rímel natural. Si te emociona preparar tus propios productos de belleza, Amy, en ablossominglife.com, tiene recetas caseras para rímel, maquillaje y rubor. La nutrióloga Jennifer Adler detalla su rutina natural de belleza sin desodorante en su libro *Passionate Nutrition*.[9]

Cepillar la piel

Yo cepillo mi piel en seco, una técnica utilizada en la medicina ayurveda y también en muchos centros de bienestar, como el Instituto de Salud Óptima. Cepillar en seco es una forma excelente de empezar el día antes de darte un baño. Dar largas pasadas, siempre en dirección a tu corazón, exfolia las células muertas de la piel y estimula la piel, la circulación y el sistema linfático. Este último mueve las toxinas por tu cuerpo y hacia el exterior; quieres que esté en óptimas condiciones, no lento y pegajoso.

Usa un cepillo de cerdas naturales o un guante rugoso para la regadera y empieza con la planta de un pie, cepillándola 10 veces o más con cierta fuerza. Luego cepilla hacia tu pantorrilla alrededor de 10 veces todos los costados. Debes sentir un cosquilleo, no dolor. Luego tu muslo. Siempre hazlo hacia tu corazón. Ahora pasa al otro pie, la pantorrilla y el muslo. Ahora cepilla cada brazo, empezando con tus manos. Luego el torso, enfrente y atrás, moviéndote hacia el corazón tanto como puedas. Te sentirás despierto y lleno de energía después. Aunque no lo hago todos los días, siempre me siento mejor cuando puedo hacerlo, especialmente en un día de migraña o dolor de cabeza.

Muchas veces siento que no necesito darme un baño diario, así que sólo lavo las partes que necesito después de cepillarme. Esto ahorra agua, particularmente importante en el oeste, donde hay sequía. Si la idea de no bañarte te da asco, siéntete libre de entrar en la regadera después de cepillarte.

Aromas

Es sabido que los olores fuertes pueden provocar ataques de migraña. Para mí son ciertos perfumes, particularmente los que tienen pachuli y almizcle. Cambié todos mis productos a versiones sin fragancia hace algunos años y descubrí que también ayudó a disminuir mis dolores de cabeza. Lo malo es que no puedo usar ningún perfume común; todos huelen demasiado fuertes y artificiales. Puedo usar aceites esenciales, como lavanda, y muchas veces sólo añado algunas gotas a mi dispensador de crema corporal orgánica.

Productos para el cabello

Hace algunos años leí un blog sobre dejar el champú comercial y me intrigó. La motivación del bloguero era ahorrar dinero y también ver si el champú natural casero era tan bueno como los comerciales, llenos de químicos. Lo probé (busca en internet "champú de bicarbonato") y me di cuenta de que mi cabello se veía magnífico después de un corto periodo de ajuste. Gasto prácticamente nada en champú y acondicionador, y sólo necesito lavar mi cabeza cada tres o cuatro días, así que los productos que uso para estilizarlo (de Aveda) duran muchísimo. Simplemente rocío mi cabello con agua, me paso los dedos y lo exprimo si es necesario. También me ayuda que ya no peleo contra la textura natural de mi cabello y ahora tengo un corte que funciona con mis rizos. Si te emociona preparar tus propios productos para el cabello, busca "gel de linaza para el cabello" en internet para más recetas que puedes hacer tú mismo.

Conéctate con la tierra

Otras formas de apoyar tu salud en general y tu sistema inmunológico incluyen salir a la naturaleza, conectarte con la tierra y acariciar un animal. Yo intento pasar 30 minutos cada día afuera con nuestro perro. Me siento en el pasto cuando vamos al parque. Si hace el suficiente calor, pongo las palmas de mis manos y las plantas de mis pies en el pasto. Hay algo profundamente curativo sobre conectarte con la tierra. Algunos defensores de la salud creen que conectarse físicamente con el campo magnético de la tierra y sus electrones libres tiene un efecto positivo en las corrientes eléctricas de nuestro cuerpo, y algunas investigaciones iniciales demuestran que tiene un efecto positivo en nuestra sangre, sueño, dolor crónico, niveles de hormonas de estrés y micronutrientes en la sangre.[10] Quizá sea parte de por qué sentimos tanto placer y consuelo innato al caminar descalzos en la playa o el pasto.

En su libro *El monje urbano*, Pedram Shojai habla extensamente sobre la importancia de que nuestros pies se conecten con la tierra, la arena, la grava y el agua de mar. Me fascinó leer que nuestra manía de "aplanar" la topografía terrestre con pavimentación y banquetas puede tener efectos negativos en nuestro sistema de equilibrio, cerebro y columna, empezando con nuestros pies biomecánicamente sofisticados. Shojai recomienda estar descalzo donde sea seguro, gradualmente adaptándote a zapatos con dedos y caminar o subir por superficies irregulares como una manera de tocar la tierra de nuevo.[11]

No estoy incitando que compres ningún producto para esto; sé un consumidor inteligente y lee las reseñas. El contacto físico regular con la tierra sobre tu piel es gratis.

Desintoxicar tu casa

A todos nos gusta pensar en nuestra casa como un santuario seguro, pero la vida moderna ha cambiado eso en cierta forma. Esta sección no pretende volverte paranoico. Sólo léela y elige una cosa que puedas atender a la vez, guiándote con tu intuición. Yo he cubierto la mayoría de estos puntos a lo largo de dos años, claramente no de un día para otro. Para más ideas sobre cómo desintoxicar tu casa, lee *El protocolo Wahls*.

Plástico. El plástico es una sustancia increíble y es difícil imaginar nuestro mundo sin él. Se inventó alrededor de 1900, pero no fue sino hasta después de la Segunda Guerra Mundial que los avances tecnológicos nos trajeron la miríada de plásticos que ahora damos por sentados:

bolsas de plástico, contenedores de comida, alfombras y cortinas para baño. La mayoría de los plásticos expelen gases, lo que significa que liberan químicos en la forma de gases durante semanas o meses después de su fabricación. Esta liberación es responsable de ese "olor a coche nuevo". Nadie sabe los riesgos para la salud que tiene esto, así que, para estar seguros, yo reduje los plásticos en nuestra casa.

Cocina. Siempre guardo alimentos calientes en contenedores de vidrio. Los problemas son mayores cuando guardas alimentos calientes en o con aceite en plástico; el calor y el aceite adhieren químicos del plástico a la comida.[12] Paso las ollas grandes de sopa a contenedores más pequeños para enfriarla más rápido en el refrigerador antes de congelarla. Compré frascos de vidrio con cierre hermético de varios tamaños y también reutilizo otros frascos tanto como me es posible. Utilizo bolsas de plástico resellables por conveniencia, pero no con algo caliente o aceitoso. Siempre uso papel encerado o pergamino para cubrir la comida en el microondas, nunca plástico adherente. Cuando puedo, elijo alimentos que venden en frascos de vidrio. Cuando cambiamos a mantequilla orgánica de libre pastoreo en lugar de margarina, disminuimos enormemente nuestro consumo de botes de plástico. Muchos defensores del estilo de vida saludable se olvidan por completo del microondas; nosotros todavía lo usamos con cierta frecuencia por su conveniencia. En su libro *The Paleo Approach*, la autora de paleo y autoinmunología Sarah Ballantyne cita repetidamente documentos científicos de que la comida en microondas es perfectamente segura y explica que cocinar en microondas conserva las vitaminas y los minerales mejor que otros métodos de cocción, además de que reduce la producción de carcinógenos cuando cocinas carne.[13]

Baño. Dado que el vidrio no es seguro en los baños, uso contenedores de plástico para mi champú y acondicionador caseros, rellenándolos cuando es necesario. Relleno mi contenedor de plástico de jabón corporal orgánico en la cooperativa. Esto disminuye mi consumo de plástico en general. Ya están ampliamente disponibles las cortinas para baño no tóxicas ("sin PVC"), que no liberan gases. Intenté usar sólo una cortina de tela durante un tiempo, pero se llenó de hongos rápidamente, lo que puede ser peor para nuestra salud que el plástico.

Sala. La base de espuma de las alfombras libera muchísimos gases. Yo planeo utilizar una alfombra vieja abajo de la nueva como acolchado, en lugar de comprar espuma nueva la próxima vez. Cuando hagas renovaciones o pintes tu casa, busca materiales "bajos en COV" (compuestos orgánicos volátiles) y revisa tus opciones ecológicas, sobre todo en cuanto a los olores y la liberación de gases.

Limpieza y aromatizantes. Mantener tu hogar limpio y reducir los alérgenos también puede ayudar con tus dolores de cabeza. Mi ciudad natal, San Diego, siendo una costa desértica, es muy alta en partículas aeróbicas, lo que significa que tu casa se ensucia sin importar qué tan seguido la limpies. Además, nuestra golden retriever, Daisy, hace su parte al soltar pelo todos los días por todas partes y metiendo tierra con sus patas. Usamos una aspiradora de filtro HEPA y cambiamos la bolsa frecuentemente, además de usar un sistema de tela para sacudir. Limpiamos con marcas ecológicas y usamos jabón con aceite para los pisos de madera. Estos elementos no son tóxicos y huelen muy poco, lo que ayuda con mi dolor de cabeza. Intento limitar el uso de atomizadores de cualquier cosa, pues leí que los limpiadores en atomizador pueden aumentar la incidencia de asma y problemas pulmonares (probablemente porque el acto de atomizar aerosoliza partículas muy pequeñas).[14] Uso vinagre blanco y agua como limpiador sencillo también. No he tenido suerte para encontrar ningún jabón natural para platos que realmente corte la grasa, así que ésa es un área en la que sigo utilizando un producto convencional, sobre todo ahora que tenemos platos con grasa saturada en ellos. Uso guantes mientras los lavo para proteger mis manos, pues no tenemos lavavajillas. El cloro es un olor que puede provocar ataques de migraña, así que ten cuidado y pide a tus compañeros de casa que no lo usen mucho o ventilen muy bien.[15] Tal vez te provoquen otros aromas artificiales, como velas, aromatizantes y desodorantes. Yo los evito.

Lavandería. Cambia a productos ecológicos sin aroma y olvida las hojas con fragancia para la secadora y el suavizante para la ropa. No sólo quitarás precursores aromáticos potenciales, sino que ambos tipos de productos también contienen químicos que son tóxicos si hay una exposición prolongada a ellos.[16]

Iluminación. Elegí focos ámbar fluorescentes, los cuales no parecen molestarme. También puedes probar focos LED de bajo espectro, los cuales tienen todavía mayor rendimiento. (Los focos LED blancos me dan un dolor de cabeza instantáneo.) Debo tener cuidado de no tener el ventilador y la luz encendida al mismo tiempo, pues a veces el efecto estroboscópico puede provocar dolor de cabeza. Es importante que evite trabajar con una iluminación excesiva o muy baja. Poner atención a la iluminación de tu hogar puede reducir tus dolores de cabeza y ataques de migraña, así que considera tus elecciones de focos cuando puedas. También puedes comprar lentes para migraña y usarlos en interiores y exteriores, lo que reduce y filtra la luz que provoca ataques de migraña.[17] Alrededor de 90% de los pacientes de migraña son sensibles a la luz durante un dolor de cabeza, mientras que 60% dicen que cierto tipo de luz puede provocar una migraña. Un tercio o la mitad son fotosensibles crónicos, especialmente a la luz artificial en interiores.[18] Aprender esto me hizo sentir menos loca, ya que la luz siempre ha sido un gran problema para mí.

Polaricé las ventanas de mi auto porque manejar en días muy brillantes era un gran precursor. Me ha ayudado tremendamente. Algunas personas con migraña, incluyendo atletas de alto rendimiento, han tenido éxito utilizando lentes de contacto oscuros para disminuir su percepción a la luz.

Desintoxicar tu oficina

Tal vez crees que si hay cuestiones que inducen un dolor de cabeza en tu oficina, no hay nada que puedas hacer al respecto. Sin embargo, tu patrón está obligado a darte un lugar de trabajo seguro que sea ergonómicamente adecuado. Si tienes una condición médica conocida, está perfectamente bien pedir algunos cambios para disminuir tus incapacidades. Algunos patrones son muy buenos con esto; otros no. Vale la pena investigar para ver si hay aspectos en tu espacio de trabajo físico que pudieran cambiar para mejorar tu vida. Tu patrón quiere que estés bien y seas productivo, así que debería honrar una petición proactiva enmarcada en esos términos.

Ergonomía. Si estás sentado en un escritorio y utilizas una computadora, vale la pena revisar la ergonomía de tu silla, escritorio y monitor para asegurar que tu cabeza y cuello estén alineados mientras trabajas. De la misma manera, si tienes un trabajo con cualquier clase de movimiento repetitivo, pide a tu departamento de Recursos Humanos si pueden hacer una auditoría ergonómica para asegurar que todo esté en óptimas condiciones para ti.

Limpiadores y perfumes. Si crees que los limpiadores que utilizan en tu lugar de trabajo pueden contribuir a tus dolores de cabeza o provocarte migrañas, pide al encargado del personal de limpieza si puede investigar otras opciones que sean económicamente viables. Si tienes un compañero de trabajo que usa un perfume o loción muy potente y te duele la cabeza, habla con él de corazón. Yo tuve que hacerlo en mi último trabajo; quien usaba el perfume era una mujer divina que todavía es mi amiga. Usaba un aroma muy fuerte con almizcle que permanecía en la oficina hasta cuando ya se había ido. Finalmente hablé con ella en privado y le dije que me daba dolor de cabeza. Ella no tenía idea; lo había usado durante tanto tiempo que ya no podía olerlo. Estuvo feliz de cambiar de perfume y usar menos.

Iluminación. Las luces fluorescentes y parpadeantes me provocan dolor de cabeza todo el tiempo. Si tu oficina las tiene, yo indagaría al respecto antes que nada. Ve si puedes hablar con el supervisor del edificio, explicarle el problema y buscar una solución, incluso si es sólo encima de tu escritorio y no en todo el piso. Aquí son particularmente útiles los lentes para migraña si no se puede cambiar nada de la iluminación. El doctor Bradley Katz, un experto en sensibilidad a la luz en pacientes de migraña, advierte contra el uso de lentes de sol comunes en interiores, pues pueden volver tus ojos todavía más fotosensibles.[19] Irónicamente, casi todos los consultorios médicos siempre tienen una pésima iluminación para la migraña.

Síndrome del edificio enfermo. Otro problema con los edificios de oficinas más viejos, hipereficientes, es que los sistemas de ventilación son cerrados, así que el aire circula una y otra vez. La gente pasa virus por todo el edificio, y cualquier contaminante en la forma de liberación de gases circula también. Estos edificios, a veces llamados "edificios enfermos", son propensos a desarrollar hongos en sus sistemas de ventilación.[20] Ahora que se ha identificado este problema se están construyendo nuevos edificios con ventanas para dejar entrar el aire fresco. Si sospechas que trabajas en un edificio enfermo, habla con Recursos Humanos para ver qué se puede hacer. A veces pueden remplazar algunas ventanas para que se puedan abrir. Es en el mejor interés de tu patrón trabajar contigo, pues reducir las ausencias ahorra dinero a la larga.

Mes 5

Planeando fallar

Aunque puede ser poco convencional en un libro de estilo de vida, esta sección te ayudará a comprender mejor tus decisiones de comer fuera del plan. Es inevitable que lo hagas, así que la mejor opción es estar preparado, esperar que suceda y meditar por qué podría suceder. Te daré consejos para una variedad de situaciones sociales para que las pienses con antelación, así como sugerencias para construir un sistema de apoyo para ti.

¿Por qué deberías pensar en fallar?

Espera un minuto… este libro es sobre retroalimentación positiva. Es un plan a prueba de balas, bien pensado, de ocho semanas, que cambiará mi vida para siempre. ¡Es la fórmula mágica! ¡No requiere esfuerzo! ¡Es a prueba de tontos! ¡Es un milagro!

Pero no lo es.

La vida real no es así. *Saldrás* de la dieta, volverás a tus viejos hábitos, harás trampa o como quieras describirlo. Todos lo hacemos. Frecuentemente. Así es la vida. Es la naturaleza humana. Son decisiones.

Es tener poca fuerza de voluntad porque estás cansado de tener que trabajar tan duro para estar bien, cuando todos a tu alrededor pueden comer lo que quieran cuando quieran y sentirse bien. (Todos a tu alrededor tal vez no se sientan bien *realmente*, pero no eres uno de ellos, así que no lo sabes.) Desde afuera parece que todos en el mundo comen lo que quieren sin consecuencias. Excepto nosotros. Es difícil y desgastante.

Así que nos desviamos de la dieta, volvemos a los viejos modos, hacemos trampa. O como prefiero llamarlo: *tomé la decisión que no me ayudaba*.

Las palabras que elijas son importantes porque esto es un estilo de vida continuo. Probablemente será necesario que se vuelva tu nueva realidad por el resto de tu vida si quieres sentirte bien a largo plazo. (Una vez que completes la fase de prueba de los precursores, descubrirás que la dieta no es restrictiva, especialmente ya que te acostumbres a ella.) Y he aprendido que perdonarte es una parte importante del proceso también.

Porque las "dietas" son temporales. Si estás "a dieta", en tu mente hay un punto final, una línea cuando ya hayas alcanzado tu meta y luego puedes volver a tu vida real. Son un atajo. Dejas las dietas —y las retomas— una y otra vez. Por eso lo llamo plan.

MES 5

Tareas

- Elige una comida social o de trabajo en el futuro e investiga un poco sobre el restaurante por adelantado.
- Imagina visitar a tus familiares en la siguiente vacación. ¿Qué es lo principal que podrías hacer para que esa visita sea mejor para ti?
- Si tendrás vacaciones pronto, empieza a investigar hoteles y lugares donde puedas quedarte que puedan cubrir tus necesidades alimentarias.
- Imagina que acabas de salir espectacularmente del plan, es decir, fallaste. ¿Cuál es tu monólogo interno? ¿Cómo puedes cambiarlo para que sea más útil y te sirva de apoyo? ¿Cómo puedes perdonarte a ti mismo? ¿Cómo puedes ser tan amoroso y comprensivo hacia ti mismo como lo eres con tus amigos?

Escribir este libro me ayudó a cuajar ideas que había tenido sobre la palabra *dieta* desde hacía tiempo. Las mujeres particularmente tendemos a usar modificadores como *bueno* y *malo* en relación con la comida. Probablemente has escuchado a alguien decir, "Ay, me porté tan *mal* anoche. ¡Me comí dos postres!" Usamos otros términos cargados también. *Seguir por el camino del bien* implica un acto de malabarismo cuando claramente la gravedad nunca dejará de atraernos. *Hacer trampa* abarca todo el espectro, desde pasar las respuestas en primaria, hasta que te cachen en un sórdido motel. *Portarse mal* suena a regaño para un niño de kínder.

He trabajado para cambiar mi forma de pensar sobre la comida y en su lugar enmarcar las decisiones cotidianas que tomo sobre la comida como útiles o inútiles. Intento perdonarme, dejando ir esas decisiones inútiles, y seguir adelante.

Las decisiones inútiles se toman una a la vez. No son irrevocables. Tomar una decisión inútil no significa que sea débil, una persona terrible o mala. Simplemente fue una decisión inútil que yo —una adulta— tomé. Tal vez sabía delicioso. Tal vez fue una fiesta muy divertida. Cuando hay consecuencias, las asumo.

En lugar de pretender —como todos los programas y libros de dieta hacen— que *esta* vez va a durar, asumamos que no. Al menos no para siempre. Y aprender a cambiar tu mentalidad, de una fija a una de crecimiento, es clave.

De acuerdo con la investigadora Carol Dweck, en su libro *Mindset*, la gente con una mentalidad fija cree que son quienes son y nunca pueden cambiar realmente. No les gusta probar nuevas cosas porque tienen miedo de fallar o de que no sean buenos para ello. Creen que trabajar duro muestra que eres vulnerable. Se etiquetan a sí mismos como estúpidos, malos para las matemáticas, gordos, flojos.

La gente con una mentalidad de crecimiento cree que puede cambiar y aprende a hacerlo con trabajo duro. Saben que fallarán en nuevas empresas, pero las intentarán de todas maneras. Ven los contratiempos como motivaciones, información y la oportunidad de aprender. Esperan cambiar y crecer con el tiempo. Y la buena noticia es que la mentalidad de crecimiento se puede enseñar.[1]

Éstas son algunas frases clave para aprender la mentalidad de crecimiento:

- Todo es difícil antes de volverse fácil.
- Nunca debería rendirme sólo porque no me sale a la primera.
- Mi cerebro es como un músculo; puedo entrenarlo para aprender increíbles cosas nuevas.
- Puedo aprender cómo hacerlo si trabajo duro en ello.

Piensa en la milicia. Cuando diseñan un plan de batalla, no hacen sólo uno. Se preparan para tres o cuatro contingencias:

- **El mejor escenario:** tomamos la colina.
- **Plan B:** conservamos el campo.
- **Plan C:** nos retiramos al arroyo.
- **Plan D:** cuando todo se vuelva un caos, nos reagrupamos detrás del risco.

Tu mejor escenario es que permanezcas en el plan para siempre, que nunca tengas tentaciones, nunca hagas una parada no prevista en un restaurante, estés en completo control de todo lo que comes todo el tiempo, nunca te canses de cocinar por ti mismo, nunca recibas visitas ni comas con amigos, nunca viajes.

No es realista, ¿o sí?

Sobre la fuerza de voluntad

Los investigadores han descubierto en estudio tras estudio que la fuerza de voluntad es un recurso finito. Si la usamos en una tarea o área, tenemos menos para aplicarla a otra.[2] También es físicamente agotador usarla constantemente. Por eso este plan es un cambio gradual, para que puedas integrar los cambios en tu estilo de vida a lo largo de dos meses, haciendo que sea más probable que tengas éxito. Sí considera que si te encuentras en una serie de situaciones donde estás tentado a comer fuera del plan, tienes una cantidad finita de fuerza de voluntad para resistir dichas tentaciones. Para citar a los autores Chip y Dan Heath: "Lo que se ve como flojera es simplemente agotamiento". Veamos cómo sucede en situaciones reales.

Sólo una tentación

Vas a comprar algo que no es comida. Por alguna razón, algún alimento muy tentador se aparece en tu camino. Estás en la caja de una tienda de jardinería, con el carrito lleno de petunias, sin fijarte en nada, y te encuentras con un exhibidor de chocolates franceses, hechos a mano, con sal de mar gris. No esperabas tener que usar tu fuerza de voluntad en la tienda de jardinería, así que tienes la guardia abajo. Si te ha estado yendo muy bien con el plan y te sientes bien, ¿te harán daño dos chocolates?

Si llevo varias semanas sin comer azúcar, no se me antojarán tanto, a menos de que haya comido un poco recientemente o haya estando rechazando postres azucarados. La fuerza de voluntad es finita cada día; mi experiencia es que también se acaba con el tiempo. Si dedico mucha fuerza de voluntad para permanecer en el plan, realmente se me van a antojar esos chocolates. Y es posible que me los coma.

Dallas y Melissa Hartwig, creadoras del popular programa Whole30, son devotas de una visión todo o nada durante su experimento de 30 días: nada de azúcar, lácteos, granos, leguminosas ni alcohol. Las Hartwig explican que clasificar la comida en matices, como: "Sólo como azúcares naturales", es cansado para nuestro cerebro porque deja la toma de decisiones en el centro de todo.[3] Literalmente, la corteza prefrontal necesita estar pendiente constantemente, analizando cada posible decisión. Yo soy definitivamente una persona de todo o nada, así que me ayuda para decir que no como nada que contenga ninguna clase de azúcares. Entonces los chocolates no son una decisión que deba tomar, simplemente son un "no".

Eso está muy bien en teoría, pero no siempre me aguanto. Así que, si elijo comprar los chocolates, intento disfrutarlos real y verdaderamente. Los como despacio. No me los engullo en el auto mientras voy manejando porque entonces ni siquiera los recuerdo. Esperar hasta llegar a casa tiene el beneficio extra de conservar mis pantalones y las vestiduras de mi auto libres de manchas. No que alguna vez haya tirado pedacitos de chocolate en mi regazo en el auto y haya tenido que usar un limpiador de vestiduras para quitar las manchas. No. Yo no.

Si como los chocolates lenta y conscientemente, registro que los comí, estaban deliciosos y los disfruté completamente. Tal vez me duela un poco la cabeza por el chocolate. La sal no debería ser tanto problema, pero será necesario leer el empaque para estar segura. Yo estoy presente en el momento. El chocolate es delicioso.

Para mí, el problema más grande parece ser que comer un poco de azúcar tiende a hacer que quiera más. Y más. Y más. Así que esa única tentación muchas veces se convierte en una semana o dos de decisiones inútiles. Hay bastante evidencia de que el azúcar enciende el mismo centro de placer del cerebro, con la misma intensidad, que la cocaína y la heroína, así que no te estás imaginando la fuerte influencia que tiene el azúcar.

Las Hartwig proveen algunas preguntas útiles que considerar cuando estás viendo un alimento tentador: ¿Tengo un deseo específico por este alimento en particular o sólo me siento sensible, hambrienta o tengo antojo de algo? ¿El alimento es especial, significativo o delicioso? (Es decir, algo casero para ti, hecho por tu mamá, versus un bote de mantequilla de cacahuate.) ¿Qué tanto me va a hacer daño?[4]

La fiesta

Te invitaron a una fiesta. Vas y de pronto hay un laberinto de decisiones inútiles, más unas pocas útiles.

Hay un par de formas en que esto resulte. Si los anfitriones son buenos amigos, ya saben que tengo restricciones alimentarias y me preguntan qué puedo comer. Siempre les digo que llevaré mi propia comida. (No tengo amigos que hagan cenas en las que te sientas; todos en mi mundo hacen alguna clase de buffet.)

Llevo suficiente comida para comer y compartir que vaya bien con lo que están sirviendo: chili o tapas o comida irlandesa. Llevo lo suficiente para poder quedar satisfecha, como una ensalada o un pescado y un postre.

> Me he tenido que entrenar para dejar de lado la expectativa de que las "fiestas son para comer". Para que yo tenga éxito en general con este plan, las fiestas deben ser para socializar, comiendo un poco y en general bebiendo agua mineral o algo similar. Puedes entrenarte para pensar así también.

Si es un evento de comida o una fiesta donde se sirve la comida y yo no puedo llevar la mía, como antes de ir. Y me refiero a que como realmente. Me sirvo una buena porción de proteína y grasa saludable para que ya no tenga hambre en absoluto cuando llegue.

Si eso te parece horrible, entonces tu estrategia en las fiestas puede ser distinta de la mía. Está bien.

Tal vez decidas que vas a fallar completamente en esta parte. Considera un par de cosas cuando desarrolles tu plan para fallar: ¿Qué tanto te enfermará y cuánto tiempo tendrás que recuperarte antes de que necesites estar funcional? Si planeas fallar, podrías tomar un medicamento preventivo, comer muy bien el día anterior y hasta la fiesta, y esperar lo mejor. Si es una fiesta el viernes, tendrás el fin de semana para recuperarte, considerando que no tengas otras obligaciones familiares o laborales.

> ## ¿Y SI TIENES ALERGIAS O SENSIBILIDADES ALIMENTARIAS?
>
> Si tienes alguna clase de sensibilidad alimentaria, no deberías "planear fallar". Si tienes una alergia a un alimento en particular o tienes enfermedad celiaca, no deberías comer conscientemente estos alimentos. En cambio, lo que te ayudaría más es reconocer dónde puedes ser menos estricto en tus hábitos alimenticios cuando sea necesario y dónde no puedes arriesgar para nada.
>
> Si tienes una reacción seria a alimentos en particular, diseña una estrategia para fallos accidentales. Si ingieres accidentalmente este ingrediente (usualmente puede ser por una mala etiquetación o la falta de información del mesero un restaurante), ¿qué necesitas tener contigo para atender eso? ¿Una inyección de epinefrina? ¿Un suplemento para ayudarte a digerirlo? ¿Benadryl? ¿Una lista de tratamientos aprobados por tu médico para ir a emergencias? También considera que, si tienes una alergia alimentaria mortal, un brazalete médico sería una buena inversión.
>
> Si tienes alergias o sensibilidades alimentarias y vas a salir de viaje al extranjero, escribe una nota describiendo qué son (brevemente) para que se la des a tus meseros: usa un programa de traducción. Si es posible, pídele a un hablante nativo que te revise esa traducción. En caso de que necesites comprar algo en la farmacia para lidiar con tus alergias, escríbelo y tradúcelo también. Yo he intentado comprar Noxzema para quemaduras de sol, solución para lentes de contacto y parches de estrógenos en diferentes países del extranjero, ¡y no es tan fácil de explicar!
>
> Si tienes una exposición accidental, esto es lo que recomiendo. Utiliza tus técnicas de respiración profunda y meditación para calmar tu ansiedad y que no empeoren los síntomas. Usa mi lista de qué comer durante un ataque de migraña (página 108) en los primeros dos días y luego mi plan de tres días para retomar el camino (página 179) para recuperarte completamente. Visita a tu médico si lo necesitas.

Otra cuestión a considerar: ¿Qué tan seguido sales a eventos como éste? Para mí es sólo una o dos veces al mes, así que es manejable. Si tu trabajo o tu vida social gira en torno a eventos, necesitas tomarlo en cuenta.

Debes pensarlo bien y *tomar la decisión que quieras*. Eres un adulto y eso es lo que hacen los adultos. Antes de una fiesta sería bueno que llenaras el refrigerador con alimentos saludables para facilitar tu fin de semana de recuperación.

Un verano me invitaron a una muestra de cupcakes para blogueros de comida. Me aseguraron que habría opciones sin gluten, así que decidí ir. Sabía que comería azúcar y chocolate, así que me tomé un ibuprofeno antes de ir.

Mi fuerza de voluntad falló a la mitad del evento y terminé probando *todos* los cupcakes, no sólo las versiones sin gluten. Comí demasiada azúcar, chocolate, lácteos, huevos y sodio, además del gluten. Bebí mucha agua el resto del día, tomé más ibuprofeno y cené bien. Tenía un dolor de cabeza bastante malo, me zumbaban los oídos y estuve un poco mareada después. A la mañana siguiente me dolían las articulaciones y las manos.

Aunque no terminé con un ataque de migraña, este evento, una semana antes de mi cumpleaños, disparó una cascada de decisiones inútiles que duró dos semanas. Finalmente volví al camino, pero me costó mucho trabajo. En retrospectiva, no haber ido era una mejor decisión, pero no me mató.

¿Lo volvería a hacer? Probablemente no. No valió la pena en general, aunque fue delicioso en su momento.

Pidamos comida

Estás muy cansado después de un día horrible en el trabajo. Cocinar es lo último que quieres hacer.

¿Te cansa cocinar? A mí también. Realmente me *cansa*. Y me encanta cocinar. Tal vez no paso tanto tiempo cocinando como un chef profesional, pero entre cocinar nuestras comidas, desarrollar recetas y cocinar y tomar fotos para mis páginas web, algunos días sí lo parece. Así que pedir comida es un gusto y un descanso para mí. Pero dado que es más probable que lo haga cuando estoy cansada y no planeando, me parece que esa área tiende a llevar a decisiones inútiles. Lee mis consejos para pedir comida (página 125) y pasa un poco de tiempo pensando en tus tendencias de comida para llevar para que puedas estar mejor preparado.

Vacaciones de fin de semana

Te vas a casa del trabajo para un fin de semana de vacaciones. Es momento de relajarse y eso significa comida y bebida divertida.

Los fines de semana de tres días y las vacaciones en general son difíciles porque la comida está entretejida en tus recuerdos, tus expectativas familiares y las imágenes de los medios de esas fiestas. Ya sea que celebres Navidad, Hánuka, Kwanzaa o Diwali, es probable que comas azúcar en los meses invernales porque todos lo hacen. Esta "temporada de fiestas" va desde Halloween hasta el día de san Valentín, con una breve pausa para los propósitos y una limpieza a principios de enero. Yo me doy cuenta de que se me empiezan a antojar los chocolates rellenos con mantequilla de cacahuate a mediados de octubre, que aparentemente es mi "gusto en Halloween". Se me empiezan a antojar los dulces de menta hacia el día de acción de gracias. Sólo estar consciente de estas cintas mentales preprogramadas me ayuda a tomar decisiones.

Las fiestas son sobre planeación. Revisa tu agenda muy bien. Si hay una fiesta tras otra, o el fin de semana de vacaciones cae justo antes de una semana de trabajo muy estresante, piensa cómo puedes planear para tomar más decisiones útiles. ¿Puedes elegir de antemano los restaurantes y los platillos que te permitirán disfrutar mientras continúas en el plan? ¿Puedes prepararte algunas delicias que te satisfagan verdaderamente sin salirte demasiado del plan, como galletas sin gluten, nueces o chocolate? ¿Puedes llenar con antelación el congelador y el refrigerador con muy buenas opciones para equilibrar las decisiones inútiles?

CREAR TU BOTIQUÍN DE VIAJE

Pensar estratégicamente sobre la migraña implica mucha planeación. Las investigaciones actuales han demostrado que durante un ataque de migraña las personas no pueden pensar con claridad. Así que crear planes de rescate y tener botiquines de viaje es algo que necesitas hacer cuando te sientes bien.[5] Una forma en la que pude mejorar mi migraña mientras viajaba es pasar más tiempo planeando antes de irme. Además de los medicamentos que tengo en mi bolsa todo el tiempo, mi botiquín de viaje también incluye tabletas de ibuprofeno y naproxeno sódico, sumatriptán y Cambia. Si me voy a quedar a dormir en otra parte, empaco todos mis demás medicamentos también. Asegúrate de empacar para dos días más de tu estadía. Hace poco me quedé varada en Denver dos días más y se me acabó mi medicamento diario.

También meto en mi botiquín de viaje: tapones suaves para los oídos (para el avión y el cuarto de hotel), una aplicación de ruido blanco en mi teléfono, el cargador del teléfono, un antifaz para dormir (esencial para dormir en el avión y el hotel) y alimentos que me funcionen, como salmón y sardinas enlatados. Tengo dos bolas de tenis en un calcetín que utilizo para darme masaje y dos almohadas inflables de viaje que me permiten dormir cómodamente en los vuelos largos.

Visitas a tu familia

Vas a visitar a los miembros de tu familia. ¿Qué podría salir mal?

En las reuniones familiares no puedes actuar mejor que nunca porque todos automáticamente se revierten a sus versiones de 12 años cuando visitan a su familia. A menos de que hayas tomado mucha terapia. En ese caso, adelante. No tendrás problemas para ser firme.

Mi familia se acostumbró con los años a lo que describe como mi "dieta rara", y sí, se discute muchísimo, más de lo que yo quisiera. Me he dado cuenta de que no quedarme en la casa de los anfitriones ayuda; poderme mover y tener un lugar con una cocineta me permite tomar mejores decisiones. Parte de mi familia me apoya mucho y cocina específicamente para mí, pero otros no.

Pero depende de mí, de la mujer de cincuenta y tantos —no de la niña de 12 años—, establecer el curso tanto como sea posible para que pueda sentirme bien y disfrutar la visita. Enlistar a un aliado (un hermano, tu pareja o un primo) antes es de mucha ayuda, al igual que planear lo que quieres comer y qué te funciona mejor. Aunque siempre lo hacía para las vacaciones, de alguna manera las visitas familiares siempre eran espacios en blanco entre el vuelo de ida y de regreso. No planeaba. No sólo era frustrante, pero conllevaba un montón de decisiones inútiles.

Ten en mente que las familias pueden ser una gran fuente de estrés. Además de planear tu comida, diseña estrategias adecuadas de salida y un plan de manejo de estrés (deja tiempo para meditar, caminar o sólo pasar tiempo solo).

Si viajas para visitar a tu familia, haz tu investigación sobre restaurantes y lugares en los que te puedes quedar exactamente como lo harías con tus vacaciones (página 175). Si "siempre" haces algo, ahí es donde puedes fallar. Y sólo tú puedes decidir si vale la pena o no. Analiza tus últimas visitas. ¿Siempre te dio migraña o dolor de cabeza? ¿Te perdiste actividades por ello? Pensarlo bien puede ayudarte a decidir si vale la pena cambiar el curso y la dinámica. Quizá decidas que comer adecuadamente vale la pena, al igual que quedarte en un hotel o un hostal y rentar un auto en lugar de pedirle a la gente que te recoja. (Tal vez no tengas estas opciones por tu presupuesto, y está bien también.) Quizá cambiar estas dinámicas también modifique tu patrón de migraña. Experimenta y ve qué pasa. Tener el poder de decisión en la situación me ayuda a sentirme más fuerte.

Tal vez decidiste involucrarte más en la cocina, planeando qué se va a servir y asegurándote de que tú tengas suficiente qué comer. Todavía puedes comer recetas familiares si se acercan razonablemente al plan. Tal vez puedes tomar una porción antes de que se le añada sal y azúcar, por ejemplo.

Un terapeuta que vi hace mucho tiempo dijo algo que se me quedó grabado: "Una familia es como un bote. Todos están en el bote. No puedes pararte o brincar al agua sin que afecte a todos los demás. Pero eso no significa que no puedas pararte y saltar al agua. El bote seguirá flotando y recuperará su equilibrio, y una vez que todo se calme, también lo harán todos los que sigan en el bote".

Las vacaciones

Finalmente te vas por una semana

Viajar se vuelve más fácil una vez que tienes una idea de la clase de restaurantes que pueden funcionar. Haz tu investigación antes de ir, así puedes saber cuánta comida necesitas empacar, lo que puedes comprar allá y dónde puedes comer fuera. Si es posible quedarte en un lugar que tenga cocina (un departamento o un hotel con cocineta), es tu mejor opción, ya que comer afuera comida tras comida cobrará su cuota en tu fuerza de voluntad y tu consumo de sodio, además de que te expondrá a tus precursores. Huevos y fruta fresca están disponibles en casi todas partes. Una ensalada sin aderezo y con proteína asada sin marinar son tus mejores opciones para la comida y la cena. Enfócate en las actividades que no involucren comida tanto como sea posible y realmente deja tu atención en ello en lugar de la comida.

Para mi primer viaje después de mi diagnóstico, elegimos Portland, Oregon. Nos quedamos con unos amigos muy hospitalarios, cociné mucho en su casa y tuve algunas comidas bastante exitosas. ¿Fue la visita sin preocupaciones que había disfrutado en Portland antes? No. ¿Fuimos a mis restaurantes favoritos? No. Pero fue un gran viaje y encontré un nuevo camión de comida paleo fabulosa que no habría probado de otra manera. Lee el libro de Amie Valpone, *Eating Clean*, para más consejos sobre cómo vivir una vida completa y feliz mientras estás en una dieta restrictiva.[6]

El viaje al extranjero

Te encanta viajar y salir al extranjero, por trabajo o placer, es parte de tu vida. ¿Es posible hacerlo siguiendo el plan?

Sí y no. Con planeación e investigación puedes aprender qué clase de alimentos puedes encontrar en ese país. Si es posible rentar un lugar con cocineta, entonces mi estrategia general de viaje también funcionará. Quédate con frutas y verduras frescas, huevos, arroz al vapor, papas y carnes y pescados asados. Ten a la mano tu lista de la dieta y tu tarjeta para restaurantes traducida al idioma local.

Que sea simple.

No preguntes si te pueden hacer un croissant sin gluten en París. Si investigas alimentos y costumbres locales antes de viajar, te irá mucho mejor. Lleva tus medicamentos, todo lo que puedas necesitar para reducir tus síntomas y cuantas colaciones seguras puedas empacar. Bebe una tonelada de agua. Ordena una comida sin sal y sin gluten en el avión. Necesitarás llamar con anticipación; United, Lufthansa y Virgin Australia me han dado esa facilidad en viajes recientes. Come alrededor de la mitad de lo que te den, además de tus alimentos saludables. Yo llevé huevos cocidos en una bolsa sellable y pedí hielo para mantenerlos fríos, el cual cambié a la mitad de un vuelo intercontinental. También empaqué carne seca (razonablemente baja en sodio), una porción de granola casera y dos frutas. Revisa las restricciones de agricultura antes de empacar; la mayoría de los países no permiten introducir frutas, pero sí permitirán alimentos empacados cerrados. Yo tenía paquetes sellados adicionales de carne seca, burritos paleo y barritas energéticas sin precursores que pude pasar por la aduana.

Busca blogs de comida de ese país para ver con detalle cómo es la gastronomía. Puedes usar el traductor de Google si lo necesitas. También puedes escribirles a los blogueros directamente con tus preguntas; la mayoría están encantados de ayudar a sus lectores.

Contacta a los hoteles por adelantado para saber cómo pueden ayudarte, y si es posible, elige hoteles que se vean interesados en trabajar contigo. Es mucho más común que los hoteles (en lugar de los moteles u hostales) tengan viajeros con alergias y otras condiciones mortales, así que comunícate antes y quédate en lugares dispuestos a ayudarte. Entre más tiempo puedas darles, mejor. Si vas a rentar un departamento, considera que probablemente cocinaron alimentos con gluten con esos utensilios. Limpia todas las ollas, las tablas para picar y los utensilios muy bien antes de usarlos si eres intolerante al gluten, si tienes enfermedad celiaca o una alergia mortal. Los coladores son casi imposibles de limpiar.

Finalmente, gastarás mucho dinero para ver otro país y no quieres perdértelo sintiéndote mal.

Planea tus antojos

Parece poco práctico, pero cuando tienes que ser tan disciplinado como nosotros para sentirte bien, necesitas tener algunas válvulas para sacar vapor. La doctora Kelly McGonigal, investigadora de fuerza de voluntad, deja claro que una fuerza de voluntad constante es demasiada carga a largo lazo y estimula que las personas "dejen la búsqueda de la perfección por fuerza de voluntad". Una práctica constante de relajación profunda es de mucha ayuda para liberar esta tensión.[7]

Una amiga mía, quien sigue una dieta anticáncer muy estricta, me dijo que planea sus antojos de tres días cada tres meses, en cada solsticio y equinoccio. Durante esos tres días, come lo que quiere. Y luego regresa a su dieta vegana.

Yo tengo 15 días cada año en los que *sé* que quiero comer fuera del plan: año nuevo (hacemos un desayuno), el día de san Valentín, tres días en marzo, mi cumpleaños y aniversario en junio, el 4 de julio, tres días en septiembre, Halloween, acción de gracias, Navidad y el día después de Navidad.

Sólo saber que tengo esos días me ayuda a seguir en el plan. Ricki Heller tiene un capítulo en *Living Candida-Free* que está lleno de estrategias para tener éxito. La dieta anticándida también es muy estricta; Heller lidia con sus antojos preparando pequeñas porciones de postres que todavía se alineen con su plan.[8] Gretchen Rubin sugiere crear una lista de delicias (no relacionadas con comida): pequeños placeres o indulgencias que se alineen con nuestras metas deseadas. Mi lista incluye comprar nuevos trapos de cocina, visitar una ferretería o una tienda de manualidades sólo para curiosear, y tomar té con una amiga sin límite de tiempo.

> Rubin sugiere pensar en un momento fuera de tus hábitos como una pausa (en lugar de un fallo), y establecer un día específico en tu agenda para retomar tus hábitos.

Rubin también señala que algunas personas están programadas como abstenedoras y otras como moderadoras. Los nombres son un poco confusos. Los moderadores son capaces de moderarse. Los abstenedores son personas de todo o nada porque les parece agotador mantener el registro de los matices.[9] ¿No estás seguro de cuál eres? Los moderadores pueden comer un pedacito de chocolate al día. Los abstenedores se tienen que comer toda la barra de chocolate. Yo soy abstenedora totalmente. Tuve una compañera de casa que solía comprar paquetes de galletas. Se podía *comer una galleta* y luego no volvía a tocar el paquete por una semana o más. Muchas veces se echaban a perder. El paquete de galletas me llamaba constantemente. Las galletas echadas a perder no son un concepto que yo comprenda.

Irónicamente, tuve un antojo completamente fuera de curso mientras escribía este libro. Había estado lidiando con muchos cambios en mi dieta, muchos cambios en mi vida, algunas noticias negativas de salud que no esperaba (encima de los ataques de migraña y la enfermedad de Ménière) y algunas muertes todavía recientes en nuestro círculo familiar.

Lo iba sobrellevando, experimentando conmigo, desarrollando recetas, pensando que podía manejarlo. Y luego algo *terrible* le pasó a alguien que quería mucho. Estaba devastada. Me caí a pedazos. Lloraba todo el tiempo. Me costaba trabajo concentrarme. Me sentía deprimida.

Empecé a comprar chocolates con mantequilla de cacahuate. Todos los días. Y luego más azúcar. Y luego más opciones del camión de comida que no eran útiles, como rollitos primavera con salsa azucarada. Hasta que un día alguien me ofreció Oreos y también me las comí. ¡Oreos! No había comido esas galletas en 10 años. Son comida chatarra. Están llenas de azúcar y gluten y OGM. No hay absolutamente nada en las Oreo que se alinee con mis metas de salud. Y ahí supe que estaba en problemas. Era mucho que hacer para hacerlo sola.

Le llamé a una amiga, hablamos largo rato y establecimos una responsabilización por mis elecciones alimentarias, mandándole correos todos los días durante una semana hasta que sentí que estaba progresando. Encontré a un tanatólogo profesional. Hablé con un nutriólogo. Me reconecté con mis amigos. Y finalmente acepté que necesitaba ser amable y compasiva conmigo misma.

No te comparto esto para que me compadezcas, sino porque las cosas malas también suceden. Algunas veces el plan se va a la basura. Si esto sucede, no te castigues. Sé tan gentil contigo como lo serías con un amigo. Consigue la ayuda que necesitas para empezar a sentirte mejor emocionalmente y luego puedes reorganizarte.

Y cuando estés listo, sigue este plan de tres días para reprogramar tu cuerpo. Si te enganchaste de nuevo con el azúcar, debes saber que toma tres días que los antojos desaparezcan. Si llegas al día cuatro, ya no te sentirás tan loco.

Mi plan de tres días para retomar el camino

Dado que es inevitable tomar decisiones inútiles, me pareció útil tener un plan listo para retomar el camino, junto con listas de compras y planes de comidas. Haz lo mejor que puedas ayunar 12 horas entre la cena y el desayuno. Esto le da a tu cuerpo tiempo para descansar, digerir adecuadamente y desintoxicarse. Dado que suelo comer a las 8:00 a.m., intento no comer nada después de las 8:00 p.m. Si necesitas algo dulce en la tarde en alguno de estos días, come crema de vainilla y ricotta (página 352) como tu colación de la tarde y caldo de pollo o paté como colación en la noche.

Lista de compras

• 2-3 latas (de 120 gramos) de atún sin sal añadida, salvaje si es posible • Mayonesa baja en sodio (o mayonesa casera con aceite de oliva) • ½ docena de huevos de libre pastoreo • 1 pieza (425 gramos) de queso ricotta • Mantequilla sin sal, de libre pastoreo	• 1 manojo de col rizada • 1 bolsa de mezcla de hojas verdes • 1 manojo de hojas de betabel o acelgas • 1 manojo de perejil • 3-4 hojas de menta (opcional) • 12 tallos de tomillo fresco o ¼ de cucharadita de tomillo seco (opcional) • 1 manojo de cebollitas de cambray	• 1 manojo de espárragos • 1-2 betabeles • 5-6 zanahorias • 2-3 pimientos morrones • 1 jalapeño • 1 cabeza de brócoli • 1-2 pepinos • 100 gramos de fresas orgánicas o 2 bolsas de fresas congeladas sin azúcares añadidas	• 3 hamburguesas de libre pastoreo congeladas o frescas • Paté bajo en sodio (opcional) • 170-225 gramos de salmón salvaje del Pacífico • 1 pechuga de pollo

Notas	Esta lista es para una mujer de 1.65 metros de estatura; duplica o triplica las cantidades si es necesario. Si es posible, compra productos orgánicos. Omite el queso ricotta si no comes lácteos y remplaza la mantequilla con ghee si no comes lactosa.		

Revisa para asegurarte de que lo tengas en tu cocina

• Caldo de pollo o de carne bajo en sodio, sin cebolla • Semillas de cáñamo (opcional) • Semillas de chía (opcional) • Semillas de linaza • Semillas de calabaza	• Semillas de ajonjolí • Semillas de girasol • Sobres de stevia orgánica • Ajo • Extracto puro de vainilla, de la mejor calidad	• 2-3 latas (de 400 gramos) de leche de coco normal (con grasa) • Leche de cáñamo (opcional, página 341) • Aceite de ajonjolí tostado oscuro	• Aceite de ajonjolí picante (opcional) • Aceite de coco extra virgen • Sazonador Old Bay • Aceite de oliva extra virgen • Maca en polvo (opcional)

Notas	Las semillas de chía y la leche de cáñamo son para el budín de vainilla y chía (encontrarás la receta en www.reciperenovator.com) y para el licuado de fresa y betabel (página 238).

Lo que necesitas preparar o comprar antes

Crema de vainilla y ricotta (página 352), crema batida de coco (página 339) o budín de vainilla y chía	Ensalada picada (página 389), la suficiente para tres porciones	Caldo de pollo (opcional)	Mayonesa con aceite de oliva (opcional)

Notas	Si no quieres comprar caldo de pollo, usa la receta de caldo dorado de huesos de www.meljoulwan. com, sin el vinagre ni las cebollas. Encuentra la receta de mayonesa con aceite de oliva en www.reciperenovator.com. Si tienes poco tiempo, siéntete libre de preparar todas las verduras y frutas la noche anterior, para que sólo las añadas al plato, sartén o licuadora.

Plan de tres días para retomar el camino

Alimento	Día 1	Día 2	Día 3
Desayuno	1-2 huevos cocinados en aceite de coco y 30 gramos de paté *o* 1 taza de caldo de pollo caliente con 1 pizca de curry en polvo	1-2 huevos cocinados en aceite de coco y 30 gramos de paté *o* 1 taza de caldo de pollo caliente con 1 pizca de curry en polvo	1 omelet de salmón, espárragos y tomillo (página 272) con 30 gramos de paté *o* 1 taza de caldo de pollo caliente con 1 pizca de curry en polvo
Colación de media mañana	Licuado de betabel y fresas (refrigera la mitad para mañana)	Licuado de betabel y fresas	Licuado de verduras *o* jugo verde (prepara un jugo en la licuadora o el extractor de jugos con las verduras restantes, dejando suficientes para tu sofrito de la cena)
Comida	Ensalada de atún (página 293) con 1 porción de ensalada picada	1 hamburguesa de libre pastoreo con mayonesa y 1 porción de ensalada picada	1 porción de ensalada de atún con el resto de la ensalada picada
Colación de media tarde	Caldo de pollo o paté (lo que no hayas comido en la mañana)	Caldo de pollo o paté (lo que no hayas comido en la mañana)	Caldo de pollo o paté (lo que no hayas comido en la mañana)
Cena	2 hamburguesas de libre pastoreo asadas y salteado picante de col rizada con acelgas (página 321)	1 filete de salmón asado (guarda ¼ para el siguiente día en la mañana) con espárragos asados y mantequilla sin sal y especias (guarda ¼ para mañana en la mañana, picados)	1 pechuga de pollo cortada en trozos, sofritas en coco y aceite de ajonjolí oscuro con el resto de las verduras y decorado con semillas de ajonjolí
Postre o colación	1 taza de fresas rebanadas con ½ taza de crema de vainilla y ricotta, crema batida de coco o budín de vainilla y chía	1 taza de fresas rebanadas con ½ taza de crema de vainilla y ricotta, crema batida de coco o budín de vainilla y chía	1 taza de fresas rebanadas con ½ taza de crema de vainilla y ricotta, crema batida de coco o budín de vainilla y chía

Mes 6

Sueño y movimiento

Este mes nos vamos a adentrar todavía más en dos componentes vitales de un estilo de vida amigable para la migraña: tener suficientes horas de sueño regularmente e incluir ejercicio suave en tu rutina diaria. Todos los expertos en migraña están de acuerdo en que estos dos factores son clave para manejar los ataques de migraña, así como mantener una buena salud y un bienestar en general. Si sigues los lineamientos del plan, ya deberías tener un patrón de sueño bastante consistente y moverte con regularidad. Tal vez ya hayas visto mejoras en tu salud, peso y patrón de migraña. Ahora nos adentraremos más en la ciencia, la cual me ha motivado para proteger mi sueño y hacer tiempo para mi movimiento.

Sueño

Yo solía tener un insomnio terrible. Tenía problemas para quedarme dormida, evitaba ir a la cama y muchas veces me levantaba, veía la televisión y lo volvía a intentar. Incluso fui a una clínica de sueño y tuve electrodos pegados al cuerpo. Para un insomne hipervigilante, intentar dormir en una clínica de sueño es como hacer que un doberman te vea comer un filete si les tienes miedo a los perros. Tuvieron que drogarme para dormir.

La mayoría, si no todos los expertos en migraña, sugieren regular tu sueño, ya que un patrón de sueño regular ayuda a reducir la migraña y el dolor de cabeza. Una fascinante investigación en curso en Alemania tal vez sea capaz de vincular los ritmos circadianos (u otros biorritmos) con los ataques de migraña en el futuro.[1]

Muchas personas tienen cansancio crónico. Muy poco sueño con el tiempo puede ponerte en un mayor riesgo de enfermedad cardiaca, ataque cardiaco, presión arterial alta e infarto. La falta de sueño también afecta la libido, la depresión, la memoria y el aumento de peso, y también puede velar tu juicio, provocando accidentes u otros comportamientos riesgosos.[2] Las noches de sueño demasiado cortas afectan la expresión de 117 genes distintos, estimulando la respuesta inmunológica y encendiendo genes que aumentan la inflamación.[3]

MES 6

Tareas

- Revisa tu recámara y ve cómo puedes volverla un paraíso para dormir. Idealmente esto implica nada de televisión o teléfono, cortinas gruesas e imágenes relajantes.
- Intenta escuchar ruido blanco o una meditación guiada para el sueño durante algunas noches y ve si te funciona.
- Piensa en lo que realmente amas hacer que sea activo, en lugar de lo que crees que "deberías" hacer.
- Programa una cita contigo para hacer esa actividad una vez esta semana. Si te encanta, entonces agrégala a tu agenda para la siguiente semana también. Si no te gustó, elige algo más para intentar la próxima semana. Enfócate en muchos movimientos pequeños en lugar de "hacer ejercicio" o "entrenar".

Además, es importante permitir que tu intestino haga su trabajo, sin el estorbo de la comida. El doctor Gerry Mullin, experto en salud intestinal, recomienda que comas tres o cuatro horas antes de dormir. Esto da pie a lo que él llama "ola de limpieza" de contracciones intestinales para liberar tu estómago e intestino delgado, crítico para evitar sobrecrecimiento bacteriano en el intestino delgado (*sbid*). Entre más tarde comas, menos efectivas son estas ondas para limpiar el intestino delgado mientras duermes.[4]

Finalmente mejoré mi situación de sueño al tomar un curso en internet para el insomnio donde aprendí lo elemental de una buena higiene para el sueño. Lidié con algunos asuntos de mi pasado. Empecé a practicar yoga y meditación. Cambié mi dieta. Y finalmente dormí bien.

Espero que lo que yo haya aprendido te sirva a ti también.

Establece un horario fijo para despertarte y acostarte

Ya no estamos siguiendo los ritmos de la naturaleza, así que nuestro cuerpo no está recibiendo el apoyo natural del sueño. Tenemos luces artificiales que interrumpen nuestros ritmos circadianos, luces azules de las pantallas que suprimen la liberación de la hormona de sueño melatonina[5] y agendas irregulares.

No es realista que te diga que te acuestes al atardecer y te levantes al amanecer. Yo no lo hago. Pero intento irme a acostar a las 10:00 p.m. cuando mucho. Leo 30 o 45 minutos de un libro o revista, no mi tableta, y luego apago la luz. Si usas una tableta para leer, apaga el brillo de la pantalla tanto como puedas para que no afecte la liberación natural de melatonina en tu cuerpo. También hay aplicaciones que automáticamente ajustan la pantalla de tu teléfono o tableta después del atardecer.

Intento hacerlo cada noche. Intento no desvelarme los fines de semana. Si actualmente tienes una agenda irregular piensa cuál es el punto medio en el que te puedes acostar razonablemente los siete días de la semana y empieza ahí. Tal vez sea más tarde de lo que te gustaría algunas noches, pero es mejor al principio tener menos sueño y más regularidad, que tener una agenda consistentemente irregular. Cambia tu hora de ir a la cama lentamente, hasta que tengas siete u ocho horas de sueño si es posible, pero no más de nueve. Mi promedio es de 8.25 horas.

En su libro *Body Book*, Cameron Díaz habla sobre la importancia de crear un ritual para acostarte y hacerlo todas las noches, sin importar dónde estés en el mundo. Algunos elementos de un ritual de sueño pueden incluir cerrarte al mundo, poner tu alarma, preparar tu cama, lavarte los dientes y lavar tu rostro.[6]

Mi alarma suave suena a las 6:15 todas las mañanas —cada mañana—, y si eso no funciona, mi perra, Daisy, mete su nariz en mi axila poco después. Ya sea que tenga ganas o no, me levanto. (Si estoy en un periodo de migraña / dolor de cabeza, me doy la oportunidad de dormir otros 30 minutos o planeo una siesta más tarde si es necesario.) Esto me permite empezar mi día con 30 minutos para caminar, 10 minutos de yoga y 10 minutos de meditación; desayuno alrededor de las 8:30 a.m., más o menos 12 horas después de mi última comida.

Utiliza meditaciones guiadas para relajar la tensión muscular y promover el sueño

Algo que aprendí siguiendo el programa de insomnio es que los insomnes tienden a acumular mucha tensión en su cuerpo. Eso era totalmente cierto para mí. Estaba *sobrecargada*. No es de sorprender que tengas dificultad para dormir cuando todo tu cuerpo está lleno de tensión. Si una persona empedernida de primera como yo puede cambiar, cualquiera puede hacerlo. Una herramienta barata es un tapete de acupresión para ayudarte a inducir una respuesta de relajación.[7]

Usar meditaciones guiadas (ve la página 144) que te ayuden a relajar cada grupo muscular sistemáticamente hace maravillas para liberar la tensión. Durante el programa de insomnio me tomaba un tiempo libre cada tarde para escuchar una meditación guiada de 15 minutos. A veces me quedaba dormida y tomaba una pequeña siesta. En unas cuantas semanas noté una gran mejoría en mi capacidad para quedarme dormida en la noche.

He utilizado algunas meditaciones guiadas con el paso de los años que están específicamente diseñadas para ayudarme a dormir, además de usar una máquina de ruido blanco cada noche. Cuando empecé a explorar la meditación guiada tenía un reproductor portátil de CD junto a la cama. Si necesitas tu teléfono para tus meditaciones, es una excepción para tu smartphone. Sólo asegúrate de utilizarlo exclusivamente para eso. Te darás cuenta, con el tiempo, de que escuchar el ruido blanco o incluso el principio de una meditación te dará sueño, conforme te condiciones a tener una respuesta al sueño.

Aunque nunca tomaré siestas como una campeona, me gusta dormir entre 7.5 y 8.25 horas cada noche, consistentemente.

Vuelve tu cuarto un paraíso para el sueño

El consenso entre los expertos del sueño es que la recámara debería reservarse para dos cosas: sexo y dormir. Esto es difícil para muchas personas porque nuestras vidas digitales han entrado en nuestra recámara. Muchas personas duermen junto a sus smartphones o los dejan incluso en la cama, y muchas personas ven la televisión en la cama. Ninguno de estos comportamientos es ideal para un sueño adecuado. La luz de las televisiones y las pantallas de computadora es particularmente inquietante, pues el espectro azul de la luz deprime nuestra liberación natural de melatonina. Además de eliminar las pantallas, instala focos ámbar en la recámara para ayudarte a dormir.

HAZ UN AYUNO DE NOTICIAS O REDES SOCIALES

He descubierto que ayunar de noticias me ayuda a estar más tranquila y relajada. ¿Cómo funciona? Durante un periodo de tiempo establecido —como un día o una semana— no escuches, leas o veas noticias. Si te encantan o sentirte informado es realmente importante para ti, esto puede sonar muy difícil. Tal vez sientas que estoy sugiriendo que no te importe y podrías decir que las personas cultas necesitan permanecer informadas y que es imposible evitar las noticias. Originalmente tuve todas esas reacciones también. Lo que descubrirás es que:

- Los eventos realmente importantes te llegan de todas maneras.
- Te sentirás mejor sin absorber todo el alarmismo nocivo y el pánico que alimentan a casi todos los noticieros.
- Tendrás más tiempo y compasión para enfocarte en las cosas que te importan y sobre las que en realidad puedes hacer algo.

En cambio, paso mi tiempo meditando, lo cual espero que me ayude a ser una mejor persona y a servir al mundo de la forma en que estoy destinada a ayudar. Ingerir noticias no apoya eso en mí.

Considera intentar un ayuno de redes sociales durante un día, un fin de semana o al menos durante cierto tiempo en el día. Seré honesta: eso no ha sido fácil para mí. Estoy experimentando dejar el teléfono o la computadora entre las 8:00 p.m. y las 8:00 a.m., y nada los domingos. Dallas Hartwig, cofundadora del programa Whole30, ahora tiene un programa gratis de cuatro semanas que se llama "Más social y menos redes" si quieres explorar este concepto todavía más.[8]

Incluso si le cambio en los comerciales, procesar las múltiples imágenes de la televisión durante horas estimula mi cerebro. Muchas veces el contenido es molesto. Si ves las noticias antes de dormir, tu mente está llena de cosas horribles que sucedieron por todo el mundo, cosas sobre las que no tienes control, pero de las que ahora estás consciente. Ésa no es una buena receta para el sueño.

Asegúrate de que tu colchón, tus sábanas, colchas y almohadas sean cómodos. Yo descubrí que una almohada suave me sirve mejor para mi cabeza sensible y mi esposo y yo tenemos una colcha eléctrica de control dual, así que la temperatura es buena para ambos. Muchos defensores de lo saludable te dirán que evites los campos eléctricos en el cuarto, pero nuestra recámara es tan pequeña y fría en el invierno que literalmente no me puedo quedar dormida sin que la colcha precaliente la cama. No duermo con ella encima, pero a mi esposo le gusta mucho.

No llevo mi teléfono ni tableta a la recámara porque su presencia tiende a atraerme incluso estando apagados. Esto se llama hipervigilancia y se está volviendo un problema fuerte, sobre todo entre los jóvenes. Un estudio reciente encontró que 63% de las personas entre 18 y 29 años duermen con sus teléfonos *en* la cama.[9] Todavía no está claro si eso está creando problemas de salud o mentales.

Yo uso una máquina de ruido blanco también. Si quieres probarlo, hay muchas aplicaciones de ruido blanco disponibles. Es una excepción que yo haría con mi teléfono, usándolo para tener la aplicación encendida. Eso hago cuando viajo. Lo último que recomiendo son cortinas gruesas para oscurecer el cuarto. Recientemente añadí cortinas para mitigar la luz y el sonido, y ojalá las hubiera comprado hace años.

Evita los estimulantes

La cafeína, el chocolate, los descongestionantes con pseudoefedrina, el té normal y descafeinado, incluso los alimentos picantes me han mantenido despierta durante la noche. Para algunas personas, el alcohol también es un estimulante. Una taza de café normal en la mañana me mantendrá despierta hasta las 2:00 o 3:00 a.m., lo mismo que el chocolate después de las 2:00 p.m. Siempre he tenido cuidado, incluso antes de que empezaran los ataques de migraña. Eliminar estas cosas de tu rutina, como lo hacemos en este plan, te ayudará a dormir.

Come temprano en lugar de tarde

Nuestro cuerpo usa mucha energía para digerir la comida. Eso no sólo puede ser un problema con el sueño, sino también con que el cuerpo no sea capaz de usar la energía para otra clase de tareas clave mientras duermes, como reconstruir el tejido muscular y sanar. Aunque no recomiendo un ayuno en el día para las personas propensas a los ataques de migraña, una forma en la que puedes obtener los beneficios de ayunar es dejar pasar 12 horas entre la cena y el desayuno. Si lo pruebas y te despiertas regularmente con migraña, ese ayuno de 12 horas no es bueno para tu cuerpo. En ese caso, come una pequeña colación de proteína justo antes de acostarte y ve si te ayuda.

Toma un suplemento de magnesio entre 30 y 60 minutos antes de acostarte

No tenía idea de que el magnesio podía ayudarme a dormir; es un suplemento que me recomendó mi acupunturista y sobre el que leí en cada libro de migraña. Tomarlo antes de dormir parece encender mi hora de sueño y muchas veces caigo como piedra tan pronto como apago la luz, lo cual es una maravilla. (La doctora Wahls tiene recomendaciones específicas para otros suplementos para sueño en su libro *El protocolo Wahls*.)[10] El magnesio ayuda a que nuestro cuerpo guarde la grasa adecuadamente y absorba nutrientes. Un nivel inadecuado de magnesio está vinculado con la inflamación sistémica. El plan incluye alimentos ricos en magnesio, como semillas de calabaza, semillas de ajonjolí, espinacas, frijoles negros y quinoa.[11] Ahora tomo un suplemento específico para la migraña que contiene la cantidad adecuada de magnesio, además de *Tanacetum parthenium* y riboflavina. Es seguro tomar magnesio solo durante el embarazo. Darte un baño de tina caliente con bicarbonato, sales de Epsom (sulfato de magnesio) y aceite esencial de lavanda (si no te molesta) puede ayudarte a absorber más magnesio a través de tu piel y puede ayudar con los ataques de migraña. Ve el apéndice B (página 404) para una lista completa de suplementos recomendados.

Equilibra tus hormonas

Algo que provocará un caos en tu sueño si eres mujer son los bochornos conforme te acercas a la menopausia (el término de tus periodos). La perimenopausia puede durar 10 años mientras tu cuerpo se aleja lentamente de su fase reproductiva, con fluctuaciones tremendas en los niveles hormonales que pueden empeorar o mejorar la migraña. Mis síntomas de perimenopausia empezaron alrededor de los 42 y no me los diagnosticaron. Si hubiera encontrado a un médico que reconociera lo que me estaba pasando entonces, tal vez habría dormido mucho más. Elegí un tratamiento de remplazo hormonal bioidéntico para equilibrar mi nivel de estrógeno y calmar mis bochornos y otros síntomas. No es adecuado para todos, pero he leído lo suficiente sobre él para sentir que los pequeños riesgos para mí valen la pena considerando la calidad de vida que me da.[12]

Haz una lista

Siempre he tenido una mente muy, muy activa. Es mejor ahora, pero algo que me ha ayudado con el sueño es usar listas de pendientes de formas específicas. Leí *Organízate con eficacia*, de David Allen, hace tiempo y usé su lista de "siguientes acciones" todos los días, además de su lista de "quizá algún día" para ideas a largo plazo.[13] Capturar todas mis ideas en algo me permite liberarme de ellas. Si me doy cuenta de que estoy despierta en la cama suele ser porque se me ocurrieron más ideas para cosas que quiero hacer o pienso que *debería* hacer. En ese caso, me levanto, voy al otro cuarto y las escribo todas. Sólo entonces vuelvo a la recámara y me quedo dormida sabiendo que ya me encargué de ellas.

Movimiento

Todos sabemos que "debemos hacer ejercicio". De hecho, el ejercicio se ha convertido en una palabra tan cargada que la uso en este libro tan poco como es posible. En cambio, pienso en cualquier tipo de movimiento que puedas añadir a tu vida: estacionarte más lejos, usar las escaleras en lugar del elevador, estar de pie mientras hablas por teléfono. Ya sea que hagas ejercicio para perder peso, verte mejor o cumplir una meta como correr cinco kilómetros o participar en un triatlón, sabemos que el movimiento es bueno para nosotros. Y lo es: es bueno para el corazón, los pulmones y los órganos. El movimiento envía señales positivas a tu cuerpo aumentando tu nivel de crecimiento hormonal, el cual le dice a tu cuerpo que siga siendo vigoroso y vibrante. Baña a tu cerebro con químicos de felicidad y sangre para ayudar a prevenir los depósitos de placa que provocan el Alzheimer. Ayuda a gastar el exceso de estrés; puede ayudarnos a conocer personas de mentalidades similares.[14] Para las personas con desórdenes autoinmunes, el movimiento regular bajo a moderado ayuda a regular hormonas esenciales.[15] Para lo que el ejercicio *no sirve* es para la pérdida de peso.

Por qué el ejercicio no te ayuda a perder peso

Como cualquier otra persona, yo creo lo que me enseñaron: que tienes que quemar más calorías de las que comes para perder peso. Esto se refiere a "calorías que entran y calorías que salen". Verás este concepto hoy en día en casi cada revista de salud, artículos y libros, excepto la literatura paleo. Es lógico.

Y está mal.

El escritor de ciencia Gary Taubes pasó cinco años investigando y escribiendo su libro *Good Calories, Bad Calories* para comprender mejor la epidemia de obesidad, las recomendaciones de salud pública sobre la dieta (y si están ayudando o empeorando todo) y la calidad de la investigación que se ha hecho sobre obesidad y metabolismo en los últimos 150 años. El libro tiene 450 notas a pie y cientos de libros y artículos en su bibliografía. A diferencia de muchos libros populares sobre dietas, el proyecto de Taubes no está basado en un punto de vista en particular.

Leer el libro de Taubes me ha convencido de que "las calorías que entran y las calorías que salen" es un mito peligroso.[16] Tu cuerpo es extraordinariamente complejo, capaz de regular tu metabolismo basándose en tu consumo alimentario y tu gasto energético. Taubes plantea convincentemente el caso de que nuestro cuerpo es tan completo que la pérdida de peso no es sólo un proceso mecánico. Si "las calorías que entran y las calorías que salen" fuera cierto, comer sólo 20 calorías extra al día garantizaría que subieran 25 kilogramos en 20 años. Todos tendrán sobrepeso. En cambio, éstas son las últimas investigaciones sobre aumento de peso:

1. El grupo alimentario más problemático en el aumento de peso son los carbohidratos almidonados, como el azúcar, la harina y la cerveza, los cuales estropean nuestra respuesta a la insulina. Puedes perder peso al eliminar o reducir ampliamente estos alimentos de tu dieta y remplazarlos con verduras bajas en carbohidratos y grasas saludables. Comer calorías de grasa no nos hace subir de peso. Comer calorías de carbohidratos almidonados sí. Las investigaciones han demostrado una y otra vez que *comer*

carbohidratos aviva nuestra sensación de hambre, mientras que comer grasa no. Dado que me parece que los conteos de calorías se enfatizan de más, no los incluimos en el análisis nutricional de este libro.

2. Dónde acumulas peso tiende a ser genético.

3. No todas las calorías tienen el mismo efecto en el cuerpo; su efecto puede ser radicalmente diferente. Las calorías utilizables (lo que se menciona en el empaque) no es lo mismo que la energía metabolizada (lo que tu cuerpo en realidad hace con las calorías).[17] Además, todos son diferentes en su manera de metabolizar grasa, carbohidratos y proteína. Así que algunas personas pueden comer muchos carbohidratos (piensa en todos esos veganos delgados que conoces), mientras que otros no.

4. Tener un desequilibrio en tu microbioma intestinal (las bacterias buenas y malas de tus intestinos) puede afectar enormemente si tenemos sobrepeso. Si tenemos demasiadas endobacterias —que son más eficientes para extraer energía de los alimentos—, lo más probable es que tengamos sobrepeso.[18]

El doctor Mark Hyman y otros profesionales importantes de la salud ahora recomiendan una dieta alta en grasa, baja en carbohidratos para una salud y una pérdida de peso a largo plazo (específicamente, grasas buenas, como aceites de coco, oliva y aguacate, e idealmente comerlos como alimentos naturales en lugar de aceites).[19] Leer la investigación de Taubes tuvo un impacto profundo en mi forma de pensar sobre lo que constituye una dieta sana, especialmente en el manejo de la migraña. Mientras quizá no sea una visión fácil o sencilla, eliminar los azúcares y las harinas refinadas podría ser la cura que hemos estado buscando para las enfermedades de la civilización, incluyendo la obesidad, la diabetes, la enfermedad cardiaca, el Alzheimer y el cáncer.[20]

Durante mis seis meses de registro de síntomas aprendía que podía comer hasta 500 calorías más al día de lo que mi registro indicaba que estaba quemando y no subir de peso, mientras mi consumo de carbohidratos fuera bajo y moviera mi cuerpo regularmente. Eso me convenció más que cualquier libro que leyera. Si no lo crees tampoco porque va en contra de todo lo que sabes, haz el experimento tú mismo. Yo tuve que olvidarme de 30 años de lecturas y entrenamiento de nutrición antes de adoptar esta postura.

> El plan no está escrito como una dieta baja en carbohidratos. Tú puedes decidir cómo comer dentro del plan de forma que te haga sentir mejor, ya sea baja en carbohidratos, paleo, mediterráneo, de sólo pescado, vegetariano o vegano.

De todas formas, muévete diario para obtener los múltiples beneficios de salud, sobre todo para improvisar tu migraña. Si la pérdida de peso es tu meta, necesitarás alejarte de los carbohidratos almidonados o tus esfuerzos se verán frustrados. También necesitarás reequilibrar tu microbioma al trabajar con un experto en medicina funcional. Si todo lo demás no funciona, es posible que necesites reducir tus porciones de proteína.

Lo principal es ser paciente. La pérdida de peso a largo plazo se logra mejor a través de un proceso gradual: medio kilogramo a la semana durante un mes, luego mantener esa pérdida durante otro mes. Luego lo repites. Esos periodos de descanso alternados le permitirán a tu metabolismo reprogramarse. Se ha descubierto que la pérdida de peso rápida que se ve en programas como *The Biggest Loser* altera el metabolismo de la gente permanentemente. Casi todos los ganadores de ese programa recuperan todo el peso que perdieron y más.[21] Aunque se ve como si esos concursantes se la pasaran haciendo ejercicio todo el día y perdieran milagrosamente grandes cantidades de peso, es una mala estrategia porque:

- Nuestro cuerpo se ajusta a nuestro gasto mayor de energía.
- Tenemos que hacer *mucho* ejercicio para quemar suficientes calorías para hacer una diferencia.
- Tendemos a comer más cuando hacemos ejercicio porque tenemos hambre y necesitamos combustible.

El problema con la grasa abdominal

Yo solía pensar que la grasa extra en mi cuerpo simplemente era molesta o fea. No tenía idea de que esas células grasas en exceso actúan como un organismo hormonal activo, excretando hormonas inflamatorias, llamadas citocinas, cada día. Las citocinas provocan secuencias inflamatorias.[22] La grasa abdominal es la más activa y problemática de todas las células grasas. Entre más células grasas abdominales tengas, más hormonas inflamatorias excretarás. Y entre más inflamación haya en tu cerebro y tu cuerpo, es más probable que tengas un ataque de migraña. Trabajar hacia adelgazar debería proveer beneficios en términos de tu experiencia con el dolor, no sólo tu apariencia y tu salud en general. Cualquier peso que pierdas, incluso dos kilogramos, es de mucha ayuda si tienes sobrepeso. Puedes enfocar tu energía en la pérdida de peso después de permanecer en el plan durante algún tiempo y empezar a sentirte mejor.

Cómo incluir más movimiento en tu día

Para mí, hacer ejercicio con regularidad siempre ha sido un reto, sobre todo cuando pensaba que estaba "entrenando". He seguido este patrón a lo largo de mi vida: me siento bastante bien, hago ejercicio regularmente, luego me lastimo o me enfermo, "dejo" de hacer ejercicio, me siento mal durante un tiempo y terrible sobre mí misma, y luego empieza el ciclo otra vez.

El cuerpo de algunas personas está construido para ejercicios pesados. El mío no. En lugar de criticarme por ello, encontré algunas estrategias, detalladas abajo, que me funcionan, las cuales inicié enfocándome en el movimiento en lugar del entrenamiento. Noté que, para algunas personas, una actividad intensa puede provocar ataques de migraña. Incluso una caminata rápida en un día caluroso y brillante, sobre todo si no he comido o bebido suficiente agua, seguramente me provocará un ataque de migraña.

Deja de pensar en "ponerte en forma"

Tengo más de 50 años, así que en algún momento tuve que aceptar que un extraordinario estado físico no iba a suceder para mí. Intento realmente estar en mi cuerpo y amar donde estoy ahora, en este momento. Soy capaz de ir al parque, puedo hacer un poco de yoga, puedo viajar y me queda mi ropa. Me enfoco en moverme más a lo largo del día. Todo está bien. Perdí muchos años sintiendo que tenía un estado físico inadecuado. Intento realmente no postergar esas ideas hoy.

Encuentra algo que te encante hacer

Tengo una amiga que transformó su cuerpo con clases en un estudio que combina ballet, pilates y yoga. Se ve de maravilla, está sana y fuerte. Yo he practicado algunas veces con los DVD y las clases del estudio. Es realmente difícil. Me deja muy adolorida. No me encanta como a ella. Quiero, pero no. Siento que *debería*, pero no.

Lo me que gusta *a mí* es el yoga. No el yoga caliente, ni siquiera el yoga común. (Nota: el yoga caliente puede provocar ataques de migraña.) El yoga suave, sobre todo en el piso. Hay algo respecto a la combinación del lado espiritual y el físico de la práctica, que despierta algo dentro de mí. Uso muchas cosas (almohadas, colchas dobladas y bloques) para mantener bien las posiciones, ya que no soy tan flexible y mi espalda baja todavía está sensible desde mi fusión. No soy una mujer pretzel.

Tal vez el yoga no sea para ti, y está bien. Tengo una amiga que me confesó que cree que *debería* amar el yoga, pero lo odia. Le encanta su clase de spinning. Quizá para ti funcione bailar en ropa interior, tener sexo con tu pareja, practicar kayak, hacer senderismo o pasear a tu perro. Lo que sea, encuéntralo y hazlo. Incluso un poco cada día o algunas veces a la semana.

Reconoce que todo el movimiento está bien

Algo que me encantó del libro de Mark Sisson, *The Primal Blueprint*, fue su sugerencia de jugar más y dejar de hacer lo que él llama "cardio crónico". En cambio, defiende mucho que camines, juegues y de pronto subas la velocidad o hagas alguna actividad intensa y pesada en pequeños lapsos una o dos veces a la semana nada más.[23] Esto replica más de cerca el estilo de vida del cazador-recolector para el que está diseñado nuestro cuerpo. Fue el primer libro con recomendaciones de ejercicio que me parecían realistas. Específicamente, dice que puedes estar sano y en forma con este mínimo de movimiento intencional:

- Dos horas de caminar a la semana
- Un entrenamiento de fuerza (10-15 minutos) a la semana
- Un entrenamiento de fuerza (30 minutos) a la semana
- Una sesión de sprints (15-20 minutos) cada siete o 10 días

Usar un registro de ejercicio me ha ayudado para ver cuánto me muevo y animarme a establecer metas fáciles para moverme más. Puedo saber dónde estoy en cuanto a una meta y si una caminata ligeramente más larga me ayudará a alcanzarla. Intento no enfocarme demasiado cerca en mis metas de pasos, pues no siento que me sea útil. Me enfoco en la diversión de ver cómo añado pasos. No tengo mi conteo de ejercicio conectado con el de mis amigos, pues me parece estresante compararme con otros. Si añadir ese componente de amigos es divertido para ti, ¡adelante!

El doctor Dale Bond ofrece estos sencillos consejos para reducir el sedentarismo (demasiado tiempo sentado): Coloca tu control remoto junto a la televisión, camina o levántate durante los comerciales o mientras cambias los canales, levántate mientras hablas por teléfono o mandas un mensaje, lleva cada cosa a los botes de reciclaje individualmente, carga cada bolsa del súper desde el coche por separado y bebe más agua para provocar más idas al baño.[24]

Date permiso de tener días libres o de descanso

Yo solía pensar que necesitaba hacer ejercicio todos los días y si no lo hacía sentía que era una clase de fracaso. Leer la información de Sisson sobre los peligros del cardio crónico y la necesidad de descansar para que nuestro cuerpo se reconstituya, me permitió disfrutar esos días sin culpa, sobre todo lidiando con un dolor de cabeza o un ataque de migraña. Conforme trabajes hacia un movimiento regular, incluye días de descanso para permitir que tu cuerpo se recupere.

Crea una rutina de movimiento que realmente embone en tu vida a largo plazo

Hay periodos en mi vida en los que he hecho mucho ejercicio regularmente y en cada caso fue porque era parte de mi estilo de vida en ese momento. Fui en bicicleta al trabajo diario durante años en Chicago (a pesar del clima y de tener una vértebra rota aparentando ser ciatalgia). Lo daba por sentado. Empacaba mi almuerzo y mi ropa la noche anterior y sacaba mi ropa para hacer ejercicio. No necesitaba pensarlo ni usar mi fuerza de voluntad.

Me he dado cuenta de que sacar mi traje de yoga una noche antes aumenta enormemente mis probabilidades de ponérmelo y hacer yoga en la mañana. Muchas veces voy directo de mi cama al tapete, con una breve pausa para ir al baño. No reviso mi correo ni veo mi teléfono hasta que termino. Una vez que encuentres una rutina de movimiento que te sirva, incorpora los hábitos a tu vida de forma que puedas conservarlos.

Reconoce que algunas metas de condición física no son para ti

Aunque ha habido breves periodos de tiempo en mi pasado donde estuve en muy buena forma, no soy una atleta competitiva. Nunca lo seré. Nunca voy a correr un maratón, competir en baile de salón, participar en *American Ninja Warrior* ni hacer crossfit. Puedo *garantizarte* que nunca voy a subir a redes sociales una selfie usando bikini. Nunca voy a volver a tener un bikini. Entonces, ¿por qué en alguna parte de mi mente todavía siento que me quedo corta en esa área? Es algo en lo que sigo trabajando, pero ya he hecho las paces con ello. No digo que no sean grandes metas para otra gente o, si eso es lo que realmente te emociona y te motiva, que tú no debas verlo como una meta. Simplemente me he dado cuenta de que no es útil para mí. Piensa en las expectativas que tengas para ti mismo, dónde sientes que te quedas corto, si es cierto o no, y si esas expectativas te hacen feliz. Y luego, tal vez, permite que esas expectativas desaparezcan.

CUARTA PARTE

Crear un estilo de vida a largo plazo

Has pasado los últimos cuatro meses manteniendo el plan. ¡Felicidades! Esta parte del libro incluye dos secciones para ayudarte a continuar con tu camino de salud a lo largo del mes 7 y más adelante. La primera te llevará a través del proceso de prueba de alimentos precursores para ver si realmente son un problema para ti, dándote varios días para adentrarte en este proceso. La segunda cubrirá cierta información especializada adicional que puede ser útil para tu salud óptima a largo plazo. La meta de esta parte del libro es ayudarte a personalizar el plan para que se adecue a tu cuerpo y tus necesidades.

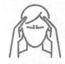

Mes 7 en adelante

Prueba y ajusta tu dieta

En este punto ya estás listo para empezar a devolver alimentos a tu dieta. Si eres como yo, ya tienes una lista de alimentos que quieres probar y sabes exactamente en qué orden quieres probar estos posibles precursores. Puedes descargar una hoja de trabajo de www.migrainereliefplan.com para ayudarte a crear tu propia lista.

O quizá ya lo tenías todo planeado y luego encontraste un tocino bajo en sodio, sustentable y sin curar, y dejaste la lista esa semana y decidiste que realmente extrañabas el tocino y lo ibas a probar en tu primera semana. No que yo lo hubiera hecho. Ay, espera, sí lo hice. Porque: tocino.

Lo maravilloso es que *tú* decides en qué orden quieres probar las cosas y qué tanto va a durar el proceso. Tal vez hagas esta prueba durante algunos meses, ya que son muchos alimentos. Tal vez te canses, te saltes una semana, o te arriesgues. Pero debes saber que siempre puedes volver a esta sección y empezar de nuevo si lo necesitas. Si dejaste de registrar tus síntomas y tu consumo porque estabas teniendo éxito con el plan, necesitarás imprimir algunas hojas más de registro para poner mucha atención en este proceso.

También menciono algunos cambios adicionales a la dieta que quizá quieras explorar si no ves los resultados que deseas. La belleza del plan es que está diseñado para ser una estructura que te ayude a encontrar tu punto débil personal, aprendas qué te lleva lejos de tu límite de migraña y sea lo más útil posible, incluso si todavía tienes ataques de migraña.

Cómo probar alimentos precursores

En *Heal Your Headache*, el doctor David Buchholz describe sus recomendaciones para reintroducir alimentos al probarlos *uno a la vez durante toda una semana*. Si en unos cuantos días de comer el alimento te provoca dolores de cabeza o ataques de migraña, entonces puedes terminar la prueba e intentarlo con otro alimento la siguiente semana. Recuerda que la ventana para que un alimento se considere precursor se estima entre cuatro y 96 horas. Él dice que la mayoría de sus pacientes sólo hace trampa aquí y allá, aprendiendo qué funciona y qué no sin estructurar sus reintroducciones. Recomienda nunca reintroducir cafeína o soya porque, en su experiencia, son precursores demasiado potentes. Dice que la mayoría de sus pacientes consideran que es más fácil permanecer en el plan básico, ya que se sienten mucho mejor, y luego añadir un alimento precursor de vez en cuando.[1] Dado que los precursores son acumulativos, implicando que se suman con el tiempo, intento vivir en el plan lo más posible día a día para poder añadir precursores sin alcanzar mi límite de migraña.

MES 7

Tareas

- Haz la lista de los alimentos que quieras probar.
- Empieza a registrar de nuevo si dejaste de hacerlo durante algún tiempo.
- Sigue los lineamientos para probar precursores y experimenta.
- Si no estás viendo una gran mejoría en tu patrón de migrañas, considera comer bajo en carbohidratos durante algunas semanas.

Abajo están mis recomendaciones, las cuales vinculan la experiencia del Buchholz con sus pacientes (él no sufre de ataques de migraña) y mi experiencia personal probando precursores. La naturaleza acumulativa de los precursores hace que este proceso nunca sea blanco y negro, pero este acercamiento me ayudó a comprender verdaderamente qué alimentos me molestaban y cuáles estaban bien. Todavía no me sobrepaso con los precursores, pero está bien tener más opciones, sobre todo cuando comes fuera de casa.

1. **Haz una lista de todos los alimentos que más extrañas. Prioriza.** Te recomiendo probar la cebolla y los alimentos fermentados tan pronto como sea posible, pues son una fuente importante de prebióticos (alimentando a tu flora bacteriana) y probióticos (añadiendo bacterias beneficiosas a tu intestino). Si la cebolla no te molesta, añadirla abre una nueva gama de alimentos preparados, como caldo de pollo orgánico, lo que facilitará tu tiempo en la cocina.

2. **Elige el primer alimento que probarás en la primera semana.** Éste es el principio del mes 7, a menos de que hayas decidido que no podías esperar y lo hicieras antes.

3. **Come al menos una porción de ese alimento cada día, durante siete días.** Puedes comerlo a cualquier hora del día, a menos de que estés probando chocolate. Te recomiendo probar el chocolate antes de las 2:00 p.m. si eres sensible a los estimulantes que contiene.

4. **Anota cualquier cambio en tus síntomas en tu programa de registro.**

5. **Si está claro que ese alimento provoca un ataque de migraña, no sigas comiéndolo.** Te recomiendo terminar la semana con el plan básico para permitir que tu cuerpo se recupere.

6. **Prueba el alimento diario.** Esto es importante, pues necesitas que haya otras variables que puedan afectarte también. (Idealmente, tendrás pocos síntomas para este punto, así que será fácil distinguirlos.)

7. **Si los patrones climáticos en una semana te afectarán, no hagas pruebas en esos días.** Para mí, los vientos cálidos y secos llamados Santa Ana, que vienen con una presión barométrica alta, altas temperaturas, poca humedad y cielos brillantes *siempre* me provocan un ataque de migraña, sin importar qué tan bien coma; entonces, si teníamos ese clima, no probaba precursores esa semana y a veces me esperaba una semana más después para volver a la normalidad. Tal vez para ti sean las tormentas eléctricas. Volar también puede tener efectos negativos en muchas personas con migraña, así que deja las pruebas si tienes que viajar a alguna parte.

8. **Una vez que hayas terminado de probar un alimento, elimínalo de tu dieta (tanto como sea posible) e intenta probar el siguiente alimento.** A menos de que hayas tenido una mala reacción y

necesites tiempo para recuperarte, puedes pasar de inmediato al siguiente alimento.

9. **Recuerda que probar precursores no es absoluto.** Es mejor mantenerte sobre la base del plan mientras pruebas un alimento a la semana, pues la mayoría de los expertos cree que hay un efecto acumulativo de precursores.

10. **Prueba las algas pronto.** Dado que las algas (muchas veces precursoras) son una fuente increíblemente rica de nutrientes y la mayoría de los nutriólogos las recomienda, prueba incorporar alga en polvo (½ cucharadita al día) pronto para ver si puedes incorporarlas a tu dieta. Aunque las algas contienen glutamatos (probablemente por lo que son precursores), eliminan metales pesados de tu cuerpo y proveen una amplia gama de minerales.[2]

11. **De ser posible, prueba estos alimentos por separado:**

    a) **Cebolla.** La cebolla morada cocida debe probarse aparte de la cebolla blanca, amarilla y café cocidas, las cuales pueden probarse juntas. Además, quizá quieras probar las cebollas moradas crudas y las cebollas blanca, amarilla y café crudas por separado, no junto con sus contrapartes cocidas. El consejo de un chef es remojar las cebollas crudas en agua con hielo y colarlas antes de añadirlas a un platillo. Esto ayuda a mitigar el sabor.

    b) **Alimentos fermentados.** El chucrut y los pepinillos (en la sección de refrigeradores), el kéfir, el yogurt vivo, el kombucha, el kimchi y el miso o tempeh deben probarse por separado.

    c) **Cítricos y otras frutas.** Los limones, las limas, las naranjas y las toronjas deben probarse por separado. La piña y los plátanos también deben probarse por su cuenta.

    d) **Vinagres.** Idealmente, cada tipo de vinagre será una prueba aparte: vinagre de manzana, vinagre blanco balsámico, vinagre de arroz, etc. Sin embargo, si un vinagre claro no parece molestarte, entonces el resto de este grupo también debería estar bien en pequeñas cantidades. Una vez que los hayas probado, te recomiendo utilizar vinagre de manzana sin pasteurizar por sus múltiples beneficios para la salud. Si quieres probar vinagres oscuros (balsámico, de jerez, de vino tinto), considera que es mucho más probable que sean precursores, así que pruébalos hasta el final de este periodo.

    e) **Quesos.** Cada tipo de queso (por ejemplo, suizo, cheddar, brie, mozzarella, parmesano) es una semana por separado.

f) **Nueces.** Cada tipo de nuez (por ejemplo, nueces de la India, pistaches, nueces de nogal, etc.) es una semana por separado. No recomiendo reincorporar los cacahuates a tu dieta pues tienden a ser altamente alergénicos.

g) **Chocolate.** Idealmente, prueba el chocolate sin azúcar (cacao en polvo sin endulzar o cacao en trozos) en lugar de barras de chocolate para que puedas ver el efecto del chocolate mismo, no del chocolate más el azúcar.

La razón de que no puedas probar los cítricos indistintamente es que contienen diferentes compuestos. Tal vez no seas sensible a ninguno más que la toronja, o puedes reaccionar a todos menos a la toronja. Si los pruebas indistintamente, no sabrás qué alimentos te causan problemas en específico. Sería una lástima evitar todos los cítricos, deliciosos y cargados de nutrientes, si sólo las naranjas son precursores para ti.

Los síntomas de la migraña pueden aparecer hasta 96 horas después de comer un alimento, así que ten cuidado si usas un proceso más corto.

Mis resultados

Éste es el orden en el que yo probé la comida, junto con mis resultados. No debería sorprenderte saber que fui bastante obsesiva con registrar todo. El proceso me pareció fascinante, liberador y tedioso al mismo tiempo. Pero para mí valía la pena y el tiempo porque quería conocer realmente mis patrones.

Alimento	Notas	Resultados
Tocino sin curar	Probé una marca en pequeñas cantidades por el sodio.	Está bien.
Aguacates	Los extrañaba y son una fuente tan maravillosa de grasas saludables y nutrientes.	Está bien.
Chocolate	¿Necesito explicar algo?	No está bien. Carita triste.
Limón	Extrañaba su acidez; es un elemento básico en mi cocina.	¿Está bien? Tal vez necesite probarlo de nuevo porque tengo algunos problemas con dolores de cabeza esta semana.

Alimento	Notas	Resultados
Vinagre de manzana	Para más opciones con aderezos para ensalada.	Está bien.
Cebolla blanca / amarilla	Algo elemental en la cocina, además de un alimento importante de prebióticos.	Está bien.
Queso suizo bajo en sodio	Realmente extrañaba ese componente de queso.	Más o menos bien. Me da dolor de cabeza después de 15 minutos, pero no parece provocar un ataque de migraña completo. Desde entonces supe que tenía una alergia a los lácteos, así que no puedo comerlo por otras razones.
Plátanos	Por el potasio y para los licuados.	Está bien.
Almendras	Extraño mis nueces y una proteína fácil.	Está bien.
Piña	Porque íbamos a viajar al extranjero y pensé que sería muy común en el viaje.	Está bien.

Una mirada a detalle: alergias alimentarias y migraña

Un estudio reciente de 500 pacientes de un mismo médico de migraña descubrió que 36% de los participantes dieron un resultado positivo para una respuesta alergénica importante a los huevos, 32% tenía una respuesta alergénica similar a los lácteos y 23% a los granos.[3] Otro estudio en Turquía de 30 pacientes descubrió que las alergias alimentarias parecían tener un papel en la migraña, posiblemente añadiendo inflamación al cuerpo. En este pequeño estudio, los alérgenos principales incluían leche, goma guar, harinas (incluidas las harinas sin gluten), café, aloe vera, claras de huevo, malta, vainilla, cangrejos de río, cacahuates, semillas de girasol y pimientos dulces. El perfil de alergias de cada paciente era distinto. Los pacientes redujeron a la mitad sus ataques de migraña cuando evitaron sus alérgenos específicos.

Si todavía tienes ataques de migraña después de seguir el plan durante seis meses, te recomiendo hacerte un análisis de alergias para ver si tienes alergias específicas cuando eliminas estos alimentos de tu dieta completamente.[4] Yo me hice una prueba retardada de alergias a través de la sangre con un experto en medicina funcional; así aprendí que tengo una alergia latente a los lácteos y los huevos, así que ya no los como. De acuerdo con la nutrióloga Ayla Withee, la mejor prueba es una prueba mediadora de liberación; el proceso que complementa esta prueba se llama alimentación y desempeño en el estilo de vida (LEAP, Lifestyle Eating and Performance). Aunque puedes pedir una prueba tú mismo para saber si tienes alergias, Withee recomienda trabajar con un alergólogo certificado para traducir los resultados en una dieta personalizada diseñada para reprogramar tu sistema inmunológico. Puede ser difícil identificar sensibilidades alimentarias y se necesita cierta interpretación de los resultados por parte de un profesional entrenado.[5]

Otras dietas especiales
que considerar

Para este momento quizá te sientas totalmente fabuloso. En ese caso, sólo sigue con lo que estás haciendo y permanece sano.

Si no, quería compartirte más información que podría serte de ayuda y explicar cómo he incorporado algunas de estas recomendaciones en mi vida diaria. Encontrarás listas para todas las opciones resumidas en el apéndice A (página 403). Aunque es reconfortante intentar descubrir cuál es "la mejor dieta", cada persona es diferente. Lo que a mí me funciona quizá no te funciona a ti o puede que no sea la mejor alimentación que puedas tener a largo plazo.

Me sorprendió algo que escuché del doctor David Katz, experto en medicina de estilo de vida. Dijo que si invitas a comer a un montón de expertos en dietas, sus platos se verían increíblemente similares: muchas hojas verdes, algunas verduras orgánicas brillantes, quizá un poco de fruta y un poco de proteína y grasa saludables.[1] Algunos quizá tengan pescado salvaje o carne de libre pastoreo en su plato. Otros tendrán aguacate como grasa, pero nada de aceites. Pero todos esos platos serían mucho más similares entre sí que las charolas en la zona de comida de una plaza. Ten eso en mente conforme lees esta sección.

Dietas ancestrales

The Migraine Miracle, del doctor Josh Turknett, fue mi primera introducción a la dieta ancestral, donde aprendí que ayuda específicamente con la migraña y la enfermedad de Ménière al reducir los carbohidratos, eliminar el azúcar y aumentar las grasas saludables. Erróneamente, pensé que esas dietas paleo eran sólo una moda más, sin ninguna investigación que las respaldara.

Antes de leer el libro de Turknett creía firmemente que lo siguiente describía una "dieta saludable": alimentos bajos en grasa; muchas verduras, frutas y granos enteros; carnes magras en moderación; productos lácteos bajos en grasa, o quizá una versión vegetariana o vegana de lo mismo. En cambio, después de leer las palabras de Turknett, quedé fascinada cuando leí en *Good Calories, Bad Calories*, de Gary Taubes, que esta noción de una "dieta saludable" se había vuelto ley *sin ninguna evidencia científica rigurosa que la respaldara.* Una versión vegana y sin gluten de esta "dieta saludable" era exactamente como yo comía cuando me diagnosticaron. Resultó ser una dieta llena de precursores de migraña.

Las dietas ancestrales, primarias y paleo están muy vinculadas; algunos de los términos se utilizan indistintamente. En esta sección comentaré varias versiones de estas dietas. La Fundación Weston A. Price ha estado promoviendo una versión de la dieta ancestral, la cual incluye alimentos funcionales como chucrut y yogurt, desde hace muchos años. El protocolo Wahls, de la doctora Terry Wahls, es una versión de la dieta ancestral enfocada en revertir los síntomas de esclerosis múltiple. El protocolo autoinmune de la doctora Sarah Ballantyne es una dieta paleo estricta, diseñada específicamente para curar condiciones autoinmunes. Una nueva versión es la dieta vikinga, que se recomienda para las personas en Noruega, ya que incluye granos y otros alimentos nativos de ahí, como la cebada (la cebada tiene gluten).[2] Todas estas dietas se aproximan a lo que los humanos comieron durante dos millones de años, hasta la invención de la agricultura hace 10 000 años. La creencia popular es que la agricultura cambió las dietas de las personas para incluir leguminosas, granos, lácteos y eventualmente azúcar, los cuales no se encontraban en la naturaleza en grandes cantidades antes de ese tiempo.

Los defensores de estas dietas creen que los humanos no alcanzan su salud óptima si las leguminosas, los granos, los lácteos y el azúcar son una parte constante de su dieta. Por ejemplo, los cazadores-recolectores quizá encontraron un pequeño campo de trigo salvaje y comieron los granos cuando estaban maduros, o lo más seguro es que fuera después de germinarlos o fermentarlos. Pero no habrían comido trigo más que un año después y claramente no varias veces al día. De la misma manera, quizá encontraron un panal de abejas, comieron miel de inmediato y no más hasta después de seis meses. La idea es que nuestro cuerpo evolucionó para sostenerse con carne grasosa, vísceras y grasa animal (no proteína magra, la cual dejan otros animales como desperdicio); pequeñas cantidades de frutas (por lo general moras salvajes bajas en azúcar), y nueces y semillas. El grueso de la dieta era todo lo comestible del paisaje (hojas verdes y raíces).

Taubes, quien estudió la literatura médica extensamente para aprender más sobre obesidad y las enfermedades de la civilización occidental (por ejemplo, enfermedad cardiaca, diabetes y cáncer), cree que la evidencia es fuerte para eliminar o reducir enormemente nuestro consumo de azúcar, harina refinada (pan, cereales, pasta), carbohidratos líquidos (cerveza, jugos de fruta y refrescos) y almidones como papas, arroz y maíz. No defiende ninguna de estas dietas en particular.

Cada dieta tiene sus defensores, muchos de los cuales son muy apasionados. Es difícil encontrar y separar cada uno en una categoría precisa. En cambio, creé una mirada general a partir de grupos alimenticios —relacionando cada uno específicamente con la migraña— y dándote mis recomendaciones.

Carnes y aves

Todas estas dietas ancestrales recomiendan el consumo regular de carne, pero *no carne comprada en el supermercado, de fábricas*. La mayoría especifica utilizar todo el animal y comer las vísceras, la grasa y la piel. La doctora Wahls habla extensamente sobre los nutrientes importantes que se encuentran en las vísceras y que ayudan a sanar la mitocondria de nuestras células, la cual parece estar rota en personas con enfermedades autoinmunes, como esclerosis múltiple.[3] La mayoría de las dietas recomienda comprar carne de alta calidad, de animales de libre pastoreo y evitar las carnes de animales hacinados. La Fundación Weston A. Price recomienda comer carne de libre pastoreo con regularidad y a veces comer carne cruda, como tártara de res.[4]

Muchos recomiendan hacer "caldo de huesos" (verduras y huesos de animales hervidos en agua) con especias y vinagre de manzana para ayudar a sacar el colágeno y la grenetina. El caldo de huesos es una fuente rica de colágeno y grenetina, así como de otros nutrientes, los cuales pueden ayudar a reparar la piel, los huesos y las células cerebrales.

Mis recomendaciones: A menos de que seas vegano o vegetariano, come carne fresca y aves de la mejor calidad que puedas costear. Intenta incorporar vísceras en tu dieta cuando sea posible. Si la idea te da asco, hazlo gradualmente con opciones más familiares, como un paté de alta calidad. Prepara tu propio caldo sin sal con huesos o compra caldo de pollo orgánico bajo en sodio (revisa la etiqueta por si tiene ingredientes precursores; la mayoría de los caldos comerciales contiene cebolla). Compra grenetina de libre pastoreo y añade una cucharada al día a tus licuados o prepara postres con gelatina. Considera que algunas listas en las dietas para la migraña incluyen la grenetina y las vísceras como posibles precursores, así que prueba estos alimentos como lo harías con cualquier otro.

Usa tu congelador para guardar carne de buena calidad cuando esté en oferta. Cómela de inmediato o congélala mientras esté fresca. Intenta evitar carnes vendidas en Tetra Pack, las cuales quizá se trataron con una solución de sodio para mantener su frescura. Pregunta si se empacó en la tienda, pues probablemente sea segura entonces.

Cocina carnes a las temperaturas recomendadas. Mi título de salud pública incluyó un curso en epidemiología: el estudio de la transmisión de enfermedades humanas. Para mí, la carne y el pescado crudos no valen el riesgo de parásitos y otras enfermedades serias. Si quieres comer carne tártara o sushi, hazlo sólo si estás completamente seguro de que viene de una fuente de alta calidad y se ha manejado adecuadamente.

Pescados y mariscos

Todas las dietas recomiendan el consumo regular de pescados y mariscos. Algunas comentan sobre comer todo el animal, incluyendo la cabeza y los huesos del pescado. Algunas hablan sobre la calidad del pescado y los mariscos, y sobre evitar los pescados de granja. Los pescados y mariscos también están en la lista de los ocho alérgenos más comunes.

Mis recomendaciones: La mayoría de los pescados salvajes está bien si no eres alérgico. Si puedes comprar un pescado completo y prepararlo, haz caldo con la cabeza y los huesos. Busca productos de vendedores confiables para que hagas la mejor compra en cuanto a tu salud y la del océano, ya que las prácticas no sustentables de pesca son dañinas para todos. Pueden estar contaminados con antibióticos o bacterias resistentes a los antibióticos. Muchos de los camarones, por ejemplo, están tratados con bisulfito de sodio, tripolifosfato de sodio (el cual cuadruplica el contenido de sodio) y Everfresh (4-hexilresorcinol, un xenoestrógeno que puede aumentar el riesgo de cáncer de mama si se ingiere en niveles altos).[5] Varía la clase de pescados que comas para disminuir la posibilidad de contaminación por metales pesados de un tipo en particular de pescado o una locación. El doctor Mark Hyman no recomienda comer atún ni pez espada por su alto contenido de mercurio. Nuestros vecinos nos dan atún aleta amarilla salvaje y también comemos atún blanco sin sal. Intento variar los tipos de pescado que comemos cada semana. Elige tus pescados y mariscos con cuidado por su contenido de sodio. Evita el sushi a menos de que estés absolutamente seguro del origen y la calidad del pescado. (El sushi casi siempre incluye salsa de soya y azúcar.) El pescado enlatado puede ser alto en tiramina o contener glutamato monosódico; lee la etiqueta para asegurarte de que contenga sólo pescado y agua como ingredientes. Para más información, ve la página 76.

Productos lácteos

Los lácteos son un área donde estas dietas divergen. Algunas permiten productos lácteos enteros; otras lo opuesto. Una permite lácteos enteros, pero sólo si están crudos. Algunas los omiten por completo y dan largas explicaciones de por qué. El protocolo de las dietas autoinmunes descrito por la doctora Wahls y Sarah Ballantyne excluyen todos los lácteos. Son uno de los ocho alérgenos principales.

Mis recomendaciones: Si no eres intolerante a la lactosa, consumir leche entera y productos lácteos orgánicos de libre pastoreo está bien. Hay muy pocos productos lácteos permitidos en el plan; algunas veces ayuda tener esa proteína. Antes de descubrir mi alergia a los lácteos, a veces comía queso ricotta de leche entera, crema espesa, media crema y una clase de queso suizo bajo en sodio que probé por mí misma. La leche y el queso de cabra y oveja pueden digerirse mejor, así que pruébalos si gustas. Los quesos frescos (suaves) son menos propensos a volverse precursores que los quesos añejos, los quesos más duros, porque no tienen altos niveles de tiramina. Considera que la leche ya ha demostrado ser un alérgeno alimentario común entre los pacientes de migraña en al menos dos estudios, así que puede ser un problema para ti. En esta área puedes desandar el camino una vez que te sientas cómodo comiendo el plan y sientas que puedes incorporar otro gran cambio.

Huevos

Todas las dietas, excepto el protocolo de Wahls y el protocolo auto-inmune, permiten los huevos. Ballantyne sugiere eliminar los huevos hasta que los síntomas autoinmunes hayan mejorado evidentemente, luego sólo probar las yemas. La mayoría de los planes especifica huevos de libre pastoreo o de granjas locales de gallinas sanas, no de fábricas. Los huevos están entre los ocho alérgenos principales.

Mis recomendaciones: Si no eres alérgico a la proteína de los huevos, entonces disfrútalos. Yo compro huevos para mi esposo que son certificados de trato humano y de libre pastoreo. A veces recibimos huevos locales de amigos. Si necesitas reducir el sodio, tira las claras y usa en su mayoría yemas. La mayoría de la grasa está en la yema; la mayor parte del sodio está en la clara. El etiquetado de los huevos no es consistente. Busca una etiqueta de "trato humano" si puedes encontrarla. Lo siguiente es comprar orgánico y de libre pastoreo. El término *sin hacinamiento* suena bien, pero eso no garantiza que se haya tratado bien a las gallinas, pues los pollos pueden etiquetarse sin hacinamiento y de todas maneras vivir en grandes almacenes sin ver la luz del sol en toda su vida. Las gallinas son omnívoras, así que "alimentación vegetariana", una frase común en los paquetes, no es la dieta óptima para ellas.

Granos

La mayoría de estas dietas son libres de gluten. Algunas permiten granos en pequeñas cantidades. Algunas permiten granos sólo si están germinados para ayudar a la digestión. La dieta vikinga permite la cebada de grano entero, la cual contiene gluten. Las dietas descritas por la doctora Wahls y Sarah Ballantyne excluyen todos los granos, en parte porque se cree que es necesario para sanar el síndrome de intestino permeable. El trigo es uno de los ocho alérgenos principales.

Mis recomendaciones: Come granos enteros sin gluten en pequeñas cantidades. Cuando empecé el plan yo misma, no restringí mis granos, pues ya era lo suficientemente difícil hacer los demás cambios. Una vez que agarré el paso del plan, dejé los granos, empezando con volver mis porciones más pequeñas. Después, intenté no comer más de tres porciones al día de leguminosas y granos en total. Muchos días no como ninguno de los dos. Me parece demasiado difícil y limitante vivir completamente sin granos con todas las demás restricciones. Me enfoco en los seudocereales, los cuales son semillas botánicas y no se relacionan con la familia de pasturas: quinoa, teff, amaranto, trigo sarraceno, mijo. Sí como arroz integral germinado en ocasiones, pero porciones pequeñas. Una nota final: reducir los carbohidratos almidonados también funciona como diurético, lo que puede ser útil para personas con enfermedad de Ménière. Una investigación reciente de Reportes del Consumidor sugiere limitar el consumo de arroz a una vez por semana, pues contienen arsénico orgánico naturalmente en pequeñas cantidades.[6] Al igual que con todos los alimentos, rota tus granos para limitar este problema potencial. Mas adelante, si tienes problemas digestivos, quizá deberías comer una dieta sin granos.

DOS DÍAS SÍ, UN DÍA NO

Si dejar las leguminosas y los granos se siente como algo muy difícil, intenta una versión de la regla de 80/20 de Mark Sisson. Él recomienda a los lectores seguir la dieta 80% del tiempo para tener éxito a largo plazo. Yo sugiero comer sin granos ni leguminosas durante dos días, luego tomar una a tres porciones en el tercer día. Sigue así conforme lo necesites. Puedes planear estos días para darte más opciones cuando cenes afuera. Esto reducirá tu consumo de carbohidratos en general y te ayudará a permanecer en el plan a largo plazo.

Leguminosas

La mayoría de estas dietas no permite las leguminosas; la Fundación Weston A. Price las incluye si están preparadas adecuadamente (remojadas y germinadas). La creencia es que las leguminosas son difíciles de digerir y contienen proteínas llamadas lectinas tóxicas (prolaminas y aglutininas) que se cree que dañan la pared intestinal y llegan al torrente sanguíneo. El protocolo de Wahls y el protocolo autoinmune las excluyen por completo. Los frijoles de soya están entre los ocho alérgenos principales.

Mis recomendaciones: Si te gustan las leguminosas, come las que estén permitidas en el plan conforme las necesites. Yo he descubierto que ahora me inflamo mucho cuando como frijoles y granos, aun cuando mi dieta entera solía depender de ellos. He reducido mis porciones a no más de tres al día (en total) de granos y leguminosas; todavía evito la soya completamente. Elijo leguminosas orgánicas cuando es posible. Los frijoles enlatados están bien si son bajos en sodio o no tienen sal añadida. Si eres un vegano dedicado, necesitarás seguir comiendo todas las leguminosas permitidas para tener proteína. Probablemente querrás probar cada una de las leguminosas al principio de tu lista una vez que entres en la fase de prueba de los precursores.

Nueces

Aunque es fácil imaginar a nuestros ancestros cazadores-recolectores comiendo muchas nueces, todas estas dietas difieren en sus recomendaciones. La mayoría las permite, algunas sólo después de remojarlas para mejorar la digestión. Muchas prohíben los cacahuates, los cuales son en realidad una leguminosa, no el fruto seco de un árbol. Una recomienda enfocarse en las nueces de macadamia, pues tienen los mejores tipos de grasas. El protocolo autoinmune excluye todas las nueces. Una vez que te sientes bien, Ballantyne describe una fase de acercamiento a la reintroducción de nueces. Las nueces (frutos secos de árboles y cacahuates) están entre los ocho alérgenos principales.

Mis recomendaciones: Dado que las nueces son un precursor conocido de migraña, tampoco están permitidas en el plan hasta que las pruebes. Recomiendo probarlas una a la vez. Idealmente, cómelas después de remojarlas al menos cuatro horas en agua filtrada para mejorar la digestión. Si ya probaste un tipo de nuez y no te provoca un ataque de migraña, entonces disfrútalas como una fuente rica y densa en nutrientes de grasa, proteína y fibra. Yo no retomaría los cacahuates, que son leguminosas, pueden contener moho y parecer ser los más problemáticos en cuestiones de reacciones alérgicas. Después de los cacahuates, las nueces de la India y los pistaches pueden causar más problemas porque están relacionados con la hiedra venenosa.[7]

Semillas

La mayoría de estas dietas permite las semillas, como chía, girasol, calabaza y ajonjolí. Algunas recomiendan remojar previamente las semillas entre cuatro y 24 horas. La naturaleza da a las nueces y semillas una capa protectora que tiene dos beneficios. Primero, permite que las semillas pasen enteras por el tracto digestivo de los animales o pájaros, los cuales esparcen las semillas en sus excrementos mientras se mueven, ayudando a la propagación de la planta. Segundo, permite que se den las condiciones óptimas para germinar, pues requiere un buen remojo de lluvia eliminar esa capa protectora.[8] Los compuestos en esta capa protectora dificultan que nuestro cuerpo las digiera y, por ende, la necesidad de remojarlas. El protocolo autoinmune excluye todas las semillas, incluyendo las especies con semillas. Una vez que te sientas bien, busca el proceso de reintroducción de semillas de Ballantyne. Aunque es un poco complejo, te será de ayuda.

Mis recomendaciones: Si tienes tiempo, remoja las semillas más grandes. Usualmente uso semillas muy pequeñas, como chía, linaza y teff en cantidades tan pequeñas que no necesito molestarme en remojarlas; su tamaño minúsculo hace que sea casi imposible colarlas. Las semillas están llenas de proteína, algo importante si quieres comer vegano o vegetariano en este plan. El doctor Buchholz incluye semillas en su teoría, así que yo también las incluyo agradecida como fuente de proteína en mi plan.

Verduras

La mayoría de estas dietas permite las verduras, con unas cuantas excepciones. Las papas blancas están en debate. Algunas prohíben las solanáceas (papas blancas, jitomates, tomates verdes, pimientos y berenjenas) porque pueden ser inflamatorias. Algunas reducen el consumo de tubérculos dulces, como camotes, betabel y zanahoria por su contenido natural de azúcar. Algunas permiten los camotes como un gusto especial. Algunas recomiendan comer verduras almidonadas con una grasa saturada saludable. Algunos planes recomiendan los jugos; otros no los permiten, pero dicen que los licuados están bien si se preparan en una licuadora de alta potencia. El protocolo autoinmune excluye todas las solanáceas porque contienen lecitinas tóxicas.

La doctora Wahls recomienda comer verduras en porciones iguales: las verduras de colores profundos (hasta tres tazas al día, dependiendo de tu tamaño corporal), hojas verdes (lechuga y todas las hojas verdes, hasta tres tazas al día) y las verduras ricas en sulfuros (hasta tres tazas al día de cebollas, col rizada, espárragos, alcachofas, hongos, colinabo, col, coles de Bruselas y nabos).[9] Puedes comer menos de nueve tazas al día en su plan, pero recomienda mantener las porciones iguales para una nutrición optima: 1:1:1, 2:2:2 o 3:3:3. Si te funciona mejor pensar en peso en lugar de tazas, puedes comer 450 gramos de verduras y frutas al día, en su mayoría verduras (no en jugo ni licuado).[10]

Mis recomendaciones: Come cuantas verduras puedas de las que están permitidas en el plan. Una vez que sea tu segunda naturaleza e incorpores fácilmente las verduras todos los días, prueba las porciones de la doctora Wahls, pues te dará un equilibrio nutricional óptimo. Experimenta con verduras más amargas, como las orientales, pues son más altas en fitonutrientes. Cuando las comes, las verduras amargas ayudan a tu cuerpo a liberar hormonas que provocan saciedad (sentirte satisfecho). Los alimentos silvestres, como las hojas de diente de león de campos seguros o jardines sin químicos, tienen niveles mucho más elevados de fitonutrientes que incluso las cosechas orgánicas. Por ejemplo, las hojas de diente de león tienen siete veces más fitonutrientes que las espinacas.[11] En *The Dorito Effect*, el autor Mark Schatzker establece una idea apasionante sobre expandir nuestros horizontes y experimentar con verduras poco familiares porque nuestro paladar es una cosa viva y cambiante. Él recomienda probar algo 10 veces antes de decidir que no te gusta.[12]

Si estás indeciso sobre cualquier clase de verdura y una colación azucarada o un alimento procesado y la verdura gana, creo que es genial. Hacer jugos o licuados de verduras está bien para mí si implica que comas verduras. Para evitar elevar tu glucosa, intenta no sobrecargar los jugos con verduras azucaradas (zanahorias y betabeles) y frutas. Si es posible, echa todo en una licuadora de alta potencia para que también comas toda la fibra. Si compras un extractor de jugos en frío, revisa el conteo de carbohidratos y procura que esté abajo de 15 gramos de carbohidratos por porción. Ve la página 109 para consejos sobre cómo mejorar tu digestión si tomas licuados.

No tengo problemas sobre comer suficientes verduras de colores brillantes y hojas verdes; muchas veces no consumo suficientes verduras sulfurosas, pero lo intento.

Frutas

Algunas dietas limitan las frutas o ciertos tipos de frutas a sólo las que menos azúcar contengan, como las moras. Un plan recomienda comer fruta con grasa saludable, como aceite de coco o crema espesa orgánica, de libre pastoreo. Nuestros ancestros paleolíticos no tenían acceso a la fruta todos los días del año, así que se cree que nuestro cuerpo no está hecho para manejar tanta azúcar. La mayoría de los planes paleo o ancestrales recomiendan sólo el consumo limitado de fruta, hasta una porción al día.

Mis recomendaciones: Dado que estamos dejando el azúcar en este plan y muchas frutas están prohibidas por ser precursores, haz lo que necesites hacer aquí. Tal vez descubras, como yo, que tu antojo de algo azucarado se ha reducido tanto que no necesitas mucha fruta a menos de que tengas antojo. Usualmente como sólo una porción de fruta al día e intento enfocarme en las moras. Las moras están recomendadas en la dieta MIND, la cual se enfoca en la salud cerebral y en disminuir la demencia y el Alzheimer. Las moras azules son la fruta que parece ofrecer más efectos protectores para el cerebro, con las fresas en segundo lugar.[13] Cuando las frutas con hueso están en temporada en el verano, también las disfruto como un gusto ocasional.

Ten en mente que las frutas de hoy son híbridos que contienen mucha más azúcar de la que solían tener, así que intenta no sobrecargarte con opciones más dulces, como duraznos, peras o frutas tropicales. Conforme registras frutas en tu programa de rastreo te darás cuenta cuántos carbohidratos distintos proveen y verás lo rápido que sube tu conteo de carbohidratos cuando incluyes la fruta. Pasar por ese proceso me ha ayudado a tomar las decisiones más útiles.

Tiene sentido comer fruta mezclada con alguna clase de grasa saturada para bajar el incremento de glucosa. Prueba con crema de vainilla y ricotta, crema de coco, leche de coco, crema espesa o batida, o un queso que te caiga bien.

Alimentos fermentados

La mayoría de las dietas recomienda comer alimentos fermentados, como chucrut, yogurt, kombucha, miso, vinagre crudo y kéfir, lo que sea con cultivos vivos, pues son fuentes naturales de probióticos. Esto incluiría los pepinillos sólo fermentados (la mayoría de los pepinillos tradicionales comerciales no están fermentados). Esta categoría no incluye carnes curadas, quesos o alimentos como el chocolate o el café que pueden incluir un proceso de fermentación en su fabricación, pero no incluyen probióticos. La mayoría no recomienda las bebidas alcohólicas.

Mis recomendaciones: Los alimentos fermentados no están permitidos en el plan porque son altos en tiramina, pueden contener glutamatos y pueden ser altos en sodio. Necesitas probar uno por uno para ver si son precursores posibles. Yo comía toneladas de alimentos fermentado caseros antes de que me diagnosticaran, lo que pudo haber sido una de las razones de que me doliera la cabeza diario. Sí parecen ser precursores fuertes para mí. Es difícil encontrar alguno que no tenga altos niveles de sodio. Haz lo que consideres mejor. El kombucha y el kéfir están fermentados con azúcar. La salsa de soya, la salsa de pescado y los aminoácidos líquidos Bragg están fermentados y son altísimos en sodio. Los alimentos fermentados que añaden un sabor umami también son altos naturalmente en glutamatos, otro precursor. Yo tomo una cápsula diaria de probióticos, con 50 000 millones de organismos, para intentar proveer algunos de estos beneficios sin los precursores. A veces uso aminoácidos de coco (los cuales tuve que probar antes de añadirlos a mi dieta) en pequeñas cantidades para un sabor oriental libre de soya en ciertas recetas.

Grasas

La mayoría de estas dietas recomienda cambiar los aceites vegetales recientemente introducidos a la dieta humana (soya, canola, maíz, semilla de uva, semilla de algodón), de vuelta a los aceites que comieron los humanos durante más tiempo (aceite de oliva extra virgen, aceite de coco y grasas animales de animales sanos de libre pastoreo).

La mayoría recomienda el uso liberal de grasas saturadas, las cuales son sólidas y estables a temperatura ambiente, como el ghee, el sebo, la manteca, la grasa del tocino o el aceite de coco. El aceite de oliva extra virgen de extracción en frío y el aguacate y el aceite de aguacate, los cuales proveen principalmente grasas monoinsaturadas, son adiciones aceptables. Algunos no recomiendan cocinar con nada más que grasas saturadas porque tienen un punto de quema más alto y no añaden carcinógenos tan fácilmente como los aceites vegetales con un punto de quema más bajo.

Mis recomendaciones: Yo cambié de cocinar con aceite de semilla de uva a cocinar con aceite de oliva extra virgen, aceite de coco, ghee o grasa de tocino de alta calidad. La grasa de tocino es de la receta de tu propio tocino (página 253) o uno que ya probé, de libre pastoreo, sin curar, bajo en azúcar y bajo en sodio. Ahora uso mi aceite de oliva extra virgen caro en ensaladas o encima de verduras después de cocerlas para obtener la mayor cantidad de sus beneficios. El aceite de oliva contiene un potente antiinflamatorio llamado oleocantal. Es lo que le da al buen aceite de oliva ese sabor picante que te hace toser. (Entre más toses, mejor es para ti. Y entre más te acostumbras a él, más percibe tu cuerpo un beneficio de salud y adquiere el gusto).[14]

Aunque algunas fuentes dicen que calentar el aceite de oliva destruye los polifenoles que lo vuelven tan bueno para nosotros, otros dicen que está bien en las temperaturas y los tiempos en que se suele cocinar. Es difícil acostumbrarse después de años y años de vivir bajo en grasa, pero ahora disfruto el sabor de comidas altas en grasa y me siento mucho mejor.

Alimentos procesados, azúcar y endulzantes artificiales

La mayoría de las dietas prohíbe los alimentos procesados, como el pan, los pasteles, las cenas congeladas y las papas fritas (básicamente, todos los alimentos encontrados en los pasillos, no en la periferia del supermercado); algunas permiten el uso de endulzantes como xilitol o stevia. El protocolo autoinmune excluye incluso la stevia.

Mis recomendaciones: Haz lo mejor que puedas por evitar todo en esta categoría. Prepara postres conforme lo necesites con los ingredientes permitidos para ayudarte a seguir en el plan. Asegúrate de leer las etiquetas, pues muchos alimentos procesados ahora utilizan endulzantes artificiales para aumentar el factor dulce. Usa sólo stevia como endulzante, y sólo a veces, no diario.[15] Pequeñas cantidades de azúcar de coco, miel de abeja cruda, melaza y jarabe de maple probablemente están bien de vez en cuando, y algunas recetas en este libro los llevan en cantidades muy pequeñas para lograr perfiles de sabor muy particulares. No uses endulzantes artificiales; muchos expertos en salud creen que provocan efectos negativos a largo plazo en el cuerpo y un estudio reciente demostró que pueden contribuir a la diabetes.[16]

Chocolate

Algunas dietas no lo recomiendan. Algunas permiten pequeñas cantidades de chocolate amargo de alta calidad, bajo en azúcar o de cacao troceado o cacao en polvo como un gusto especial.

Mis recomendaciones: El chocolate es un precursor potente y uno que sí me hace daño. Algunos primeros resultados de una nueva aplicación para rastrear las migrañas llamada Curelator sugieren que el chocolate puede ser un factor protector para algunas personas con migraña.[17] Tal vez esté al principio de tu lista para probar. Si te ayuda, consúmelo en formas bajas en azúcar (barras de chocolate muy amargo), cacao en trozos o en polvo, endulzado con stevia. Considera que es un estimulante y también puede alterar tu sueño. El algarrobo en polvo es una alternativa al chocolate y está en el plan. Prepara cuadritos de algarrobo (página 333) o mantequilla cremosa de algarrobo (página 240), y ve si cumplen tu antojo. Considera que las frituras de algarrobo contienen lecitina de soya y leche en polvo.

La dieta cetogénica y la migraña

La meta de una dieta cetogénica es modificar tu cuerpo para que queme grasa (cetonas) en lugar de azúcar (glucosa) como combustible. Se cree que este tipo de dieta representa más de cerca lo que nuestros ancestros comían, ya que tenían un acceso menos frecuente a los carbohidratos almidonados, las frutas eran escasas y bajas en azúcar, y sus fuentes principales de calorías venían de los animales salvajes (o pescados y mariscos) y hojas verdes comestibles, tubérculos, nueces y semillas. Dado que reducir los carbohidratos puede tener beneficios positivos para los cerebros con migraña y muchos defensores de las dietas cetogénicas caen dentro del campo de la dieta ancestral, quiero compartirte lo que he aprendido.

Definir la dieta cetogénica

Las dietas cetogénicas contienen *menos de 50 gramos de carbohidratos netos al día* (el total de carbohidratos menos la fibra). Después de algunos días consumiendo este nivel de carbohidratos, el cuerpo llegará a la *cetosis* cuando cambie de quemar glucosa a quemar grasa como combustible principal en la forma de cetonas. Las cetonas son un tipo especial de grasa que se crea en el hígado y son lo suficientemente pequeñas para cruzar la barrera hematoencefálica. En cambio, cuando comemos una dieta alta en carbohidratos (como la dieta común), nuestro cuerpo funciona con azúcar todo el tiempo, lo que significa que nuestro cerebro funciona con glucosa. Las partículas de los ácidos grasos que se crean por esta dieta alta en carbohidratos y que terminan en nuestro torrente sanguíneo son demasiado grandes para cruzar la barrera hematoencefálica, así que nuestro cerebro no puede quemarlas como combustible. Se cree que el cerebro que funciona con glucosa es más reactivo (y, por ende, más fácil de provocar), además de más sensible al aumento y descenso de los niveles de glucosa.

No se debe confundir a las dietas cetogénicas con las dietas altas en proteína; el consumo recomendado de proteína en las dietas cetogénicas se calcula por los kilogramos de masa muscular magra. Para hacer un cálculo aproximado por ti mismo, considera un gramo de proteína por cada kilogramo de tu peso corporal ideal: una persona de 70 kilogramos comería alrededor de 70 gramos de proteína al día.[18] En porcentajes, las dietas cetogénicas son entre 10 y 20% proteína, y entre 50 y 70% grasa.[19] La grasa remplaza las calorías de los carbohidratos, generalmente grasa saturada de animales de libre pastoreo, aceite de coco o una clase especial de aceite de coco llamada aceite TCM (triglicéridos de cadena media).

Los autores propaleo, como Mark Sisson, el doctor Mark Hyman y el doctor David Perlmutter, defienden seguir dietas bajas en carbohidratos, así que quería aclarar las diferencias entre lo que ellos recomiendan y una dieta cetogénica real. La dieta paleo plus de la doctora Terry Wahls (la versión más estricta de su protocolo Wahls) es una dieta cetogénica TCM.[20] (Ella usa aceite TCM para lograr cetosis con un consumo un poco más elevado de carbohidratos, permitiendo así una densidad nutricional óptima). Las dietas que describen el doctor David Perlmutter, en *Cerebro de pan*, y el doctor Mark Hyman, en *Come grasa y adelgaza*, son bajas en carbohidratos, pero no tan estrictas como las dietas cetogénicas. Por ejemplo, para una salud cerebral óptima, el doctor Perlmutter recomienda entre *60 y 80 carbohidratos totales* al día, con aceite de coco añadido para facilitar la producción de cetonas.

¿Cuáles son los beneficios?

Las dietas cetogénicas se utilizan principalmente para *perder peso* y se han usado con éxito para tratar la epilepsia y la esclerosis múltiple. Se están explorando como un tratamiento para otras enfermedades cerebrales degenerativas, como Alzheimer, Parkinson, demencia y esclerosis lateral amiotrófica, así como infarto, autismo y migraña.[21] Estas exploraciones hasta ahora han sido pruebas clínicas pequeñas.

Reducir los carbohidratos *suprime el apetito*. Las dietas cetogénicas no tienen restricciones calóricas, pero las personas dicen comer mucho menos de lo que solían una vez que terminan la transición de la dieta. (Ésta fue mi experiencia, además de que la sensación de saciedad dura horas.)

Se cree que las dietas cetogénicas ayudan con la migraña porque los bajos niveles de carbohidratos obligan al hígado a convertir el combustible existente en la grasa corporal en cetonas (un proceso normal que sucede en cualquier momento que ayunamos, como el ayuno de 12 horas en la noche, entre la cena y el desayuno). Las cetonas son partículas lo suficientemente pequeñas para cruzar la barrera hematoencefálica. Se cree que el cerebro que funciona con cetonas puede ser más lento en reaccionar a los precursores y, por ende, tener una respuesta reducida a la migraña.[22] Las cetonas también previenen las lesiones celulares.[23] El doctor Perlmutter recomienda reducir gradualmente los carbohidratos a lo largo de algunas semanas (como hacemos en este plan) para permitir a tu cuerpo ajustarse y convertirse a la adaptación de cetonas. Él lo llama "algo muy emocionante que pueden buscar los pacientes con migraña a lo largo de varias semanas".

¿Cuáles son los riesgos?

Debes ser muy disciplinado y tener toda la intención de adoptar una dieta cetogénica, pues debes meter una tonelada de nutrientes en los pocos carbohidratos que sí comas. Yo no recomendaría una dieta cetogénica a largo plazo (menos de 50 gramos de carbohidratos al día) sin la supervisión constante de un nutriólogo o un experto en medicina funcional, pues necesitan monitorearte de cerca para asegurar que tu cuerpo esté respondiendo bien, obtengas los suficientes nutrientes y ninguno de tus análisis muestre desequilibrios.

Las investigaciones sobre dietas cetogénicas continúan y algunos resultados son contradictorios. Sarah Ballantyne, autora de *The Paleo Approach*, menciona que los estudios de dietas cetogénicas en enfermedades autoinmunes son muy limitados y que el uso a largo plazo de una dieta cetogénica podría tener efectos potencialmente negativos, como elevar los niveles de cortisol y provocar enfermedad de hígado graso no alcohólico.[24] En cambio, un estudio sugiere que estar en una dieta cetogénica no tiene efectos secundarios a largo plazo.[25] Otro estudio encontró que una dieta cetogénica eleva los niveles de lipoproteínas de alta densidad (HDL), reduce los niveles de triglicéridos en suero y baja la glucosa, lo que debería disminuir el riesgo de enfermedad cardiaca.[26] El doctor Mark Hyman comenta extensamente la investigación cetogénica en *Come grasa y adelgaza*; él ha visto una reversión de la enfermedad de hígado graso en pacientes con dietas cetogénicas.

En *The Primal Blueprint*, Mark Sisson recomienda hacer una dieta cetogénica entre dos días y dos semanas (menos de 50 gramos de carbohidratos al día) y luego volver a un rango entre 50 y 150 gramos al día. Sisson recomienda un consumo entre 50 y 100 gramos de carbohidratos como "el punto exacto" para una pérdida de peso, y entre 100 y 150 para un mantenimiento de peso "sin esfuerzo". La misma doctora Wahls lleva una dieta cetogénica TCM (su dieta paleo plus) porque ha visto los mejores resultados en sus síntomas de esclerosis múltiple.

Si quieres probar esta estrategia

Empieza con tus hojas de registro para ver dónde están ahora tus carbohidratos netos. Quita un poco cada día hasta que llegues a menos de 150 gramos al día. Las prioridades son eliminar azúcar, granos y leguminosas primero, luego frutas y verduras altas en carbohidratos.

Si después de dos semanas no te ayuda con tus ataques de migraña, intenta llevar tus carbohidratos a menos de 100 gramos al día durante un par de semanas. Experimenta viviendo el índice entre 60 y 80 gramos al día durante un tiempo y ve cómo te sientes.

Estas buscando los *carbohidratos netos*, es decir, el total de carbohidratos menos la fibra. Es difícil, pero no imposible, seguir estos lineamientos. Finalmente, recuerda que los carbohidratos no son el enemigo, simplemente son un tipo de energía alimentaria que te dan cuatro calorías por gramo. La proteína provee cuatro calorías por gramo, el alcohol provee ocho calorías por gramo y la grasa provee nueve calorías por gramo. Las verduras, las frutas, los granos, las nueces, las semillas y cualquier tipo de azúcar proveen carbohidratos. El apéndice C (página 406) tiene todas estas recomendaciones en un solo lugar para tener a la mano la referencia.

QUINTA PARTE

Recetas para la migraña y planes de alimentación

En esta sección entrarás en la cocina para explorar algunos de mis platillos favoritos dentro del plan: deliciosos, nutritivos y saludables, empezando con un plan de alimentación de 14 días. Tengo gustos eclécticos, así que saco inspiración de varias gastronomías del mundo, así como algunas recetas estadounidenses probadas y comprobadas. Mi suposición es que la mayoría de los lectores come una dieta común cuando empieza, incluyendo alimentos procesados, comida de restaurante y comida rápida. En mi experiencia con quienes probaron las recetas, la mayoría de la gente no se siente cómoda cocinando, así que elegimos recetas sencillas para este libro. Es importante tener un par de puntos en mente:

- Todas las instrucciones de las recetas asumen que los productos han sido lavados y que elementos como los dientes de ajo y los chalotes están pelados. Las recetas que necesitan tubérculos como zanahorias y papas deberían tallarse, pero no pelarse, a menos de que se indique. Todas las recetas que usan cebollitas de cambray llevan las porciones blanca y verde juntas, a menos de que se indique lo contrario. Todas las recetas usan huevos grandes de libre pastoreo y dientes de ajo grandes. Todas las recetas que llevan leche de coco usan leche de coco entera enlatada, a menos de que se especifique lo contrario.
- Algunas recetas utilizan stevia en sus equivalencias de azúcar. La mayoría de los sobres de stevia son el equivalente a dos cucharaditas de azúcar, pero varía dependiendo de la

marca y si incluye rellenos. Cinco gotas de stevia líquida usualmente equivalen a una cucharadita de azúcar.

* Dado que los precursores difieren de persona a persona, quizá todavía necesites modificar las recetas del plan conforme las prepares. Por ejemplo, si sabes que eres sensible a la stevia, necesitarás ajustar cualquier receta que contenga stevia en la sección de postres.

Tal vez algunos de los ingredientes no te sean familiares, así que por favor consulta mi glosario (página 399) para ponerte al tanto. Si no conoces una especia, te invito a que seas audaz y la pruebes.

Estas recetas se han probado múltiples veces: tres veces en la cocina de mi casa y criticadas por amigos y familiares, y luego al menos tres voluntarios las han probado en sus cocinas. Mi equipo de recetas es de cuatro continentes y muchos sufren de migraña. Más de 30 personas ayudaron a probar las recetas, mejorando mucho este libro. La mayoría de las recetas incluye:

* **Información nutricional.** Considera que elegí no incluir los conteos calóricos en las recetas porque enfocarte en las calorías no es la forma más útil de ver los alimentos, reforzando el mito de "las calorías que entran y las calorías que salen" (ve la página 190). Sí analicé las recetas para las personas que necesitan registrar macronutrientes, como carbohidratos o grasa, o algunos elementos específicos, como sodio, potasio o grasa saturada. Recuerda que la grasa saturada es buena para nosotros si viene de fuentes saludables, como animales de libre pastoreo o cocos, mientras hayas disminuido tu consumo de carbohidratos azucarados y almidonados. Considera que muchas veces en mis recetas el conteo de potasio es entre ocho y 10 veces la cantidad de sodio, que es el equilibrio adecuado cuando comes alimentos naturales y no añades mucha sal.
* **Indicadores de presupuesto.** Las recetas están catalogadas como Muy o Moderado, implicando que los ingredientes están muy disponibles y son menos caros (Muy), o un poco más caros y menos disponibles (Moderado).
* **Indicadores de tiempo.** El tiempo de preparación incluye el tiempo para organizar los ingredientes, preparar los ingredientes crudos (pelar, picar, rebanar) y revolver antes de cocinar. El tiempo

de cocción incluye todo el tiempo activo en la estufa o el horno. El tiempo pasivo incluye cualquier tiempo adicional en que los ingredientes necesitan remojarse, marinarse o enfriarse.

- *Iconos nutricionales.* Creé iconos para cada receta para guiar a los lectores que siguen dietas especiales o tienen sensibilidades alimentarias. Una receta incluye ese icono si puede ajustarse la preparación para esa dieta: vegano / vegetariano (nada de productos animales ni carnes), sin lácteos (nada de productos lácteos o una alternativa a los lácteos), sin huevos y sin granos. Todas las recetas no tienen gluten, azúcar procesada ni sal añadida, y son antiinflamatorias.

Vegano/ vegetariano	Sin lácteos	Sin huevos	Sin granos

Si buscas más recetas, cualquier receta de la fase I de la dieta de South Beach puede funcionar mientras no incluya precursores de migraña o Splenda. Sustituye la Splenda por sobres de stevia si sus recetas lo necesitan, o quítala.

Los blogs paleo también ofrecen un buen punto de partida para más recetas, pues no contienen granos ni gluten, y se enfocan en las verduras, los animales de libre pastoreo y las grasas saludables. Sólo evita los precursores en sus recetas y reduce o elimina el sodio, lo que no suelen señalar.

Me encantaría escuchar tu opinión sobre las recetas en mi página web, www.migrainereliefplan.com.

Resumen de la lista de alimentos

Alimento	Aprobado en el plan	Exclusiones
Granos	Granos sin gluten	Granos de trigo entero, cuscús, cebada, centeno, espelta, triticale, trigo escaña, farro, harina de garbanzo con haba (garfava), harina blanca, de trigo o para hornear.
Verduras	Todas excepto las exclusiones	Leguminosas grandes, habas, habas verdes, lentejas, frijoles peruanos, alubias, cebollas, vainas, chucrut, chícharos chinos.
Frutas	Todas excepto las exclusiones	Aguacates, plátanos, cítricos o ralladura de cítricos, dátiles, higos, piña, papaya, fruta de la pasión, frambuesas, pasas, ciruelas rojas.
Endulzantes	Stevia	Azúcar (en todas sus formas), endulzantes artificiales.
Proteínas (frescas y recién cocidas; de libre pastoreo y sin sal ni aditivos donde aplique)	Leguminosas (excepto las exclusiones), carne de res, huevos, pescado, cerdo, aves, semillas (girasol, linaza, chía, ajonjolí, cáñamo), mariscos, atún / salmón / sardinas (si están enlatadas, sin sal ni otros aditivos)	Pescado seco o ahumado, carnes ahumadas o en conserva (como salchichas), habas, frijoles peruanos, habas verdes, lentejas, nueces, productos de soya, seitán.
Lácteos	Queso amarillo (de buena calidad; no recomendado para pacientes de Ménière), queso cottage, queso chèvre (de cabra fresco), crema, queso crema, mascarpone, leche, ricotta	Quesos duros y añejos, quesos procesados, yogurt, kéfir.
Grasas y aceites (orgánicos, de libre pastoreo, extra virgen y sin sal donde aplique)	Mantequilla, aceite de coco, ghee, manteca o grasa de tocino, aceite de oliva, aceite de ajonjolí (normal y tostado), aceite de semillas de girasol (en pequeñas cantidades), sebo (grasa de res de vacas de libre pastoreo)	Grasas trans y aceites de maíz, semilla de algodón, canola, semilla de uva, soya, cacahuate y nueces.
Hierbas y especias	Todas, excepto las exclusiones	Mezclas que contengan glutamato monosódico, sal, algas marinas, levadura, "saborizantes" o cebolla en polvo.
Bebidas	Agua de coco, agua filtrada o de manantial, tés herbales (excepto las exclusiones), infusiones, leche, leches de semillas, agua mineral (excepto las exclusiones) y vino blanco y vodka (pequeñas cantidades; pueden ser precursores)	Leches de nueces, leches envasadas que incluyan gomas o cartageninos, leche de soya, vino tinto, destilados, cerveza, refresco (normal o de dieta), té con cafeína, tés con cítricos, café (el café descafeinado está bien, pero todavía puede ser un precursor); no uses vino cuando cocines durante los primeros seis meses, luego puedes probarlo.

Plan de alimentación
de 14 días

Utiliza este plan para introducir las recetas en tu vida ocupada una vez que hayas terminado las primeras ocho semanas (mes 3). Empieza el sábado y el domingo, y cocina para la semana.

No indico porciones aquí; come conscientemente hasta sentirte casi satisfecho. No comas colaciones si no tienes hambre entre comidas. Escucha a tu cuerpo. Las metas de este plan de comida son: 1) nunca tener hambre, 2) programar tu cena o tu última colación 12 horas antes del desayuno y tres horas antes de acostarte, permitiendo a tu intestino limpiarse y digerir tu comida, y 3) comer suficiente grasa saludable para que tus niveles de glucosa permanezcan estables a lo largo del día.

Comer suficiente grasa reduce tus antojos de azúcar y otros carbohidratos almidonados. La nutrióloga Jennifer Adler cree que los antojos de azúcar están directamente relacionados con una falta de proteína. Ella recomienda comer proteína en el desayuno, la comida y la colación de media tarde. Busca que tu consumo de proteína en gramos sea igual a tu peso corporal: una persona de 75 kilogramos necesitará 75 gramos al día.[1] Las fundadoras de Whole30, Dallas y Melissa Hartwig, recomiendan una o dos porciones "del tamaño de la palma de tu mano" de proteína por comida.[2]

Este plan deja sobras, las cuales se incorporan en las comidas del día siguiente. Todos los elementos se guardan en el refrigerador, a menos de que se indique lo contrario. Elige bebidas de la lista de bebidas aprobadas en el plan en la página 56. Los licuados se consideran comidas o colaciones.

Para preparar o comprar por adelantado

- Tortitas de cerdo (página 270, congela la mayoría)
- Miniquichés de huevo (página 261, disfruta uno o dos recién salidos del horno el día que los prepares, congela el resto)
- Salsa verde (página 372)
- Untable de especias de la receta de chuletas de cerdo a la parrilla (página 316)
- Arroz integral
- Mantequilla de semillas de girasol (página 250)
- El aderezo para ensalada de tu elección (página 356)
- Ensalada de atún o de salmón (página 293)
- Crema de vainilla y ricotta (página 352)
- Crema batida de coco (página 339)
- Mayonesa con aceite de oliva
- Sazonador Old Bay sin sal o bajo en sodio, o sazonador para pescados
- Cátsup orgánico, bajo en sodio
- Caldo de pollo orgánico, sin cebolla

Plan de alimentación de 14 días: semana 1

ALIMENTO	DÍA 1	DÍA 2	DÍA 3
Desayuno	Huevos revueltos con cátsup bajo en sodio o salsa verde y tortitas de cerdo	Miniquichés de huevo (coloca papas envueltas en papel aluminio en la olla de cocción lenta, en fuego bajo, si quieres que estén listas cuando llegues del trabajo)	Frittata con cebollitas de cambray y papa (página 379)
Colación de media mañana	Jugo verde extraído en frío o licuado de betabel y fresas (página 238)	Rebanadas de zanahoria con mantequilla de semillas de girasol	Semillas de calabaza
Comida	Ensalada de atún o salmón	Ensalada de pollo sobre hojas verdes con aderezo	Ensalada de atún con una ensalada grande y aderezo
Colación de media tarde	Rebanadas de zanahoria con mantequilla de semillas de girasol	Semillas de calabaza	Totopos sin sal o bajos en sodio con salsa verde
Cena	Hojas verdes salteadas y pechuga de pollo asada con brócoli al vapor	Papa al horno con brócoli al vapor picado, ricotta o mascarpone, y mantequilla	Chuletas de cerdo con especias, a la parrilla, con salsa de arándanos, camote y pera (página 316), y brócoli al vapor con mantequilla o aceite de oliva

ALIMENTO	DÍA 1	DÍA 2	DÍA 3
Colación de la noche	Moras con crema de vainilla y ricotta o crema batida de coco	Moras con crema de vainilla y ricotta o crema batida de coco	Moras con crema de vainilla y ricotta o crema batida de coco
Preparación para comidas futuras	Prepara ensalada de pollo (página 275) del pollo asado que sobró; pica el brócoli al vapor que sobró	Pica en cubos la papa al horno que sobró; rebana finamente dos cebollitas de cambray; sazona las chuletas de cerdo con el untable de especias	Rebana las chuletas de cerdo con especias a la parrilla; prepara fruta para un licuado y una ensalada; cuece huevos

DÍA 4	DÍA 5	DÍA 6	DÍA 7
Licuado energético de durazno y mango (página 248)	Miniquichés de huevo (del congelador)	Huevos a tu gusto con tortitas de cerdo	Waffles de moras azules y avena, con moras y mantequilla; congela los waffles que sobren
Huevo cocido	Mantequilla de semillas de girasol sobre galletas de arroz	Semillas de calabaza	Queso con hierbas con jitomates cherry o bastones de verduras
Ensalada con duraznos o uvas y rebanadas de chuletas de cerdo con especias a la parrilla	Ensalada de huevo con ensalada verde o como sándwich abierto sobre pan tostado sin gluten	Pastelitos de salmón y papa	Hamburguesa (carne de res, pavo o leguminosas) con mayonesa con aceite de oliva y cátsup bajo en sodio y ensalada verde con aderezo

DÍA 4	DÍA 5	DÍA 6	DÍA 7
Zanahorias con mantequilla de semillas de girasol	Semillas de calabaza	Mascarpone y fruta sobre galletas de arroz	Ensalada de fruta
Hamburguesa (carne de res, pavo o leguminosas) con mayonesa con aceite de oliva y cátsup bajo en sodio y ensalada verde	Pastelitos de salmón y papa (página 311) y ensalada verde con aderezo	Ensalada de bistec y verduras al horno	Pastel de carne (página 302), brócoli al vapor y salteado picante de col rizada y acelgas (página 321)
Moras con crema de vainilla y ricotta o crema batida de coco	Fruta	Queso con hierbas sobre bastones de verduras	Semillas de girasol
Prepara ensalada de huevo mezclando los huevos cocidos machacados y mayonesa	Prepara los ingredientes para la ensalada de bistec y verduras al horno (página 323); prepara el queso con hierbas (página 242); corta los bastones de verduras	Prepara ensalada de fruta; los bastones de verduras; la masa para los waffles de moras azules y avena (página 255); granola (página 266); aderezo para ensalada (página 356); salsa picante (página 359)	Prepara un pastel de moras (página 329) y salsa de tomate troceada (receta en www.reciperenovator.com); descongela el pescado (2 porciones); empaca el pastel de carne que sobró, salsa de tomate, listones de calabacita

Plan de alimentación de 14 días: semana 2

ALIMENTO	DÍA 8	DÍA 9	DÍA 10
Desayuno	Frittata de brócoli y ricotta (página 379)	Waffles tostados de moras azules y avena que sobraron, con moras y mantequilla	Migas
Colación de media mañana	Caldo de pollo con una pizca de curry en polvo	Caldo de pollo con una pizca de curry en polvo	Granola con leche de coco o leche de cáñamo
Comida	Pastel de carne con listones de calabacita y salsa de tomate troceada	Pastel de carne con listones de calabacita o sándwich de pastel de carne sobre pan sin gluten	Chili de pavo
Colación de media tarde	Queso con hierbas sobre galletas de arroz	Granola con leche de coco o leche de cáñamo	Queso con hierbas sobre bastones de verduras
Cena	Paquetes de pescado al horno (página 300) con salsa ahumada de mostaza (página 370) y ensalada verde con aderezo	Tacos de pescado picantes (página 279) con salsa picante	Crema de callos de hacha y elote (página 313)
Colación de la noche	Pastel de moras	Pastel de moras	Pastel de moras

ALIMENTO	DÍA 8	DÍA 9	DÍA 10
Preparación para futuras comidas	Prepara el chili de pavo (página 277; congélalo en porciones individuales) y el queso con hierbas (página 242); empaca el pastel de carne que sobró, salsa de tomate y listones de calabacita	Pica los tacos de pescado y las verduras para migas (página 268); corta bastones de verduras; descongela los callos de hacha; empaca una porción de chili de pavo	Empaca lo que sobre de la sopa de callos de hacha y elote; empaca una porción de chili de pavo congelada

DÍA 11	DÍA 12	DÍA 13	DÍA 14
Miniquichés de huevo (del congelador)	Granola con leche de coco o leche de cáñamo	Huevos pochados con col rizada y salsa picante	Omelet de salmón, espárragos y tomillo (página 272) con salsa ahumada de mostaza
Semillas de calabaza	Licuado de betabel y fresas (página 238)	Caldo de pollo con una pizca de curry en polvo	Granola con moras y leche de coco
Crema de callos de hacha y elote	Ensalada de atún con hojas verdes	Cacciatore de pollo con pasta, ensalada verde y aderezo	Chili de pavo
Licuado de betabel y fresas (reserva una porción para mañana)	Caldo de pollo con una pizca de curry en polvo	Zanahorias con mantequilla de semillas de girasol	Semillas de calabaza

DÍA 11	DÍA 12	DÍA 13	DÍA 14
Chili de pavo con mascarpone y arroz integral	Cacciatore de pollo y pasta sin gluten	Salmón y espárragos asados	Hamburguesa de res, pavo o leguminosas con mayonesa de aceite de oliva y cátsup bajo en sodio, y ensalada verde
Pastel de moras	Fruta o semillas de girasol	Granola con moras y leche de coco o leche de cáñamo	Proteína sobrante o verduras (si es necesario)
Prepara el cacciatore de pollo (página 298) y la ensalada de atún (página 293)	Marina el salmón; rebana las zanahorias; empaca el cacciatore de pollo y la pasta	Pica el salmón y los espárragos asados que sobraron; empaca una porción de chili de pavo congelado	

Colaciones

Las colaciones son divertidas. También son pequeñas y nada peligrosas, así que son un punto de partida fácil para hacer cambios en tu vida en un área que está tan cargada de drama como la comida. Yo me enfoco sólo en algunas colaciones clave para ayudarte a empezar: dos licuados deliciosos (los cuales pueden servir también como desayuno), dos untables de semillas de girasol y dos dips salados. Finalmente, encontrarás una galleta salada fácil de preparar, en caso de que no puedas encontrar ninguna galleta local que pueda estar en el plan.

- Licuado de betabel y fresas, 238
- Mantequilla cremosa de algarrobo, 240
- Queso con hierbas, 242
- Humus de pimiento asado, 243
- Galletas de zanahoria y semillas, 245
- Licuado energético de durazno y mango, 248
- Mantequilla de semillas de girasol, 250

Licuado de betabel y fresas

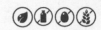

Rinde 2 licuados (de 350 mililitros)   Tiempo de cocción: N/A

Tiempo de preparación: 5 minutos   Tiempo pasivo: N/A

Me encanta este licuado como desayuno en el verano; es suculento y alto en proteína Tiendo a usar fresas completas, con hojas y todo. Si tienes una licuadora normal (no de alta potencia), corta las fresas en trozos antes de añadirlas a la licuadora. Puede parecer raro incluir las hojas de las fresas orgánicas, pero mientras estén frescas y de un verde brillante, añaden nutrientes adicionales al licuado. Si no te gusta el sabor de los betabeles crudos, intenta cocerlos, lo que los vuelve más dulces. Muchas veces congelo trozos de betabeles cocidos para añadirlos a mi licuado. Puedes usar guantes de plástico delgados para evitar que se te manchen las manos.

1½ tazas (375 mililitros) de leche entera orgánica, leche de cáñamo (página 341) o leche de coco
2 cucharadas de maca en polvo (opcional)
2 cucharadas de semillas de cáñamo
2 cucharadas de semillas de chía
2 betabeles pequeños, o 1 grande, pelados y cortados en trozos
3-4 manojos de fresas orgánicas
3-4 hojas de menta (opcional)
Stevia equivalente a 2 cucharaditas de azúcar (opcional)
6-8 cubos de hielo

■ **Presupuesto:** moderado

1. Añade los ingredientes a la licuadora en el orden que se mencionan. Esto ayudará a no recargar el motor de tu licuadora, manteniéndola feliz durante muchos años.
2. Licua, empezando en bajo y luego alto, hasta que quede una consistencia cremosa y suave. Usa la barra de presión si tienes una Vitamix.
3. Vierte el contenido en dos vasos y sírvelo de inmediato o guárdalo hasta por un día en el refrigerador.

Nota del chef: Mientras que la maca en polvo, las semillas de cáñamo y las semillas de chía son costosas, añaden una proteína maravillosa y varios nutrientes a este remplazo de comida. Está bien saltarte una o todas. Si no te gusta el sabor de los betabeles crudos o si tus fresas no están muy dulces, siéntete libre de añadir un poco de stevia para ajustar el licuado a tu gusto. Asegúrate de que cualquier alternativa de leche que compres no tenga goma guar (puede ser irritante y un alérgeno para algunas personas), goma xantana y carragenina (una forma de glutamato monosódico derivado de las algas).

Por porción de 350 mililitros: 15 gramos de proteína, 36 gramos de carbohidratos, 17 gramos de grasa, 3 gramos de grasa saturada, 143 miligramos de sodio, 809 miligramos de potasio, 11 gramos de fibra.

Mantequilla cremosa de algarrobo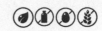

Rinde 450 gramos aproximadamente

Tiempo de cocción: 20-30 minutos

Tiempo de preparación: 10-15 minutos

Tiempo pasivo: 15 minutos

Creé esta receta para darles a las personas algo dulce que fuera fácil y delicioso, y estuviera dentro del plan. Aunque no sabe exactamente como Nutella, está muy cerca, aun cuando quité el azúcar, las avellanas, el chocolate, el aceite vegetal, la lecitina de soya y la leche en polvo. Si preparas un frasco de esto, tendrás un untable para pan tostado sin gluten o manzanas cuando quieras una colación dulce. Es perfecto para tenerlo en el escritorio de tu oficina, junto con una manzana. Tuvo mucho éxito entre quienes probaron las recetas, quienes dijeron que era cremoso, adictivo y un ensueño.

1 taza (230 gramos) de semillas de girasol crudas, sin sal

1 taza (160 gramos) de semillas de cáñamo

Stevia equivalente a 8 cucharaditas de azúcar

½ taza (50 gramos) de algarrobo en polvo

¼ de taza (60 mililitros) de aceite de coco

■ **Presupuesto:** moderado (las semillas de cáñamo tienden a ser caras)

1. Precalienta el horno a 150 °C. Extiende las semillas de girasol en charolas para hornear cubiertas con papel pergamino fresco.
2. Tuesta las semillas de girasol durante 10 minutos, luego muévelas y regrésalas al horno. Apaga el horno y tuesta las semillas otros 5 o 10 minutos. Las quieres ligeramente doradas, pero no café oscuro ni quemadas. Prueba algunas si no estás seguro.
3. Pasa la charola para hornear a una rejilla y deja que las semillas se enfríen durante 15 minutos.
4. Pasa las semillas tostadas a un procesador de alimentos con la cuchilla S o una licuadora de alta potencia, y lícualas hasta obtener un polvo fino, alrededor de 1 minuto.
5. Añade las semillas de cáñamo y la stevia, y licua alrededor de 4 minutos más, deteniéndote cada minuto para raspar los costados.

Eventualmente se formará una bola y se volverá una mantequilla. Usa la barra de presión si tienes una Vitamix.

6. En un tazón aparte, mezcla el algarrobo en polvo con el aceite, luego añade la mezcla a la mantequilla. (Si añades el algarrobo en polvo y el aceite directamente a tu procesador de alimentos, tendrás una explosión de polvo que no es divertido limpiar.)

7. Sigue licuando hasta que adquiera la consistencia suave que desees.

8. Sirve de inmediato o pásalo a un frasco de vidrio y consérvalo en refrigeración. Será untable cuando se refrigere y sólo un poco más espeso que la Nutella a temperatura ambiente. Cómelo antes de un mes.

Nota del chef: Si no puedes conseguir semillas de cáñamo, puedes sustituirlas con semillas de girasol.

Por porción de 30 gramos: 5 gramos de proteína, 9 gramos de carbohidratos, 11 gramos de grasa, 6 miligramos de sodio, 61 miligramos de potasio, 2 gramos de fibra.

Queso con hierbas

Rinde 4 porciones (de 30 gramos)   Tiempo de cocción: N/A
Tiempo de preparación: 5 minutos   Tiempo pasivo: N/A

Cuando empecé con el plan, siempre buscaba botanas que pudiera comer. Creé este untable sencillo como colación para la tarde. Es perfecto para llevártelo al trabajo para ese antojo de "necesito proteína" a las 3:00 p.m. Cada queso y mezcla de hierbas frescas te darán sabores diferentes. El ricotta es de sabor más suave; el mascarpone tiene un sabor más pesado. El queso crema tiene un sabor fuerte. Evita el queso crema si tienes enfermedad de Ménière o eres muy estricto con tu consumo de sodio.

1 cucharada de hierbas frescas finamente picadas, como perejil
    y tomillo, orégano y albahaca, o cilantro y cebollín
115 gramos de queso crema, ricotta o mascarpone
¼ de cucharadita de ajo en polvo

■ **Presupuesto:** muy

1. Con una cuchara o una espátula, mezcla las hierbas frescas con el queso y el ajo en polvo.
2. Sirve de inmediato o guarda en refrigeración hasta por 3 días.

Nota del chef: Me gusta comer este untable sobre galletas de arroz, jitomates cherry o bastones de verduras. También es maravilloso revuelto con pasta sin gluten para una cena rápida.

Por porción de 30 gramos (usando queso crema): 2 gramos de proteína, 1 gramo de carbohidratos, 10 gramos de grasa, 5 gramos de grasa saturada, 89 miligramos de sodio, 40 miligramos de potasio, 0 gramos de fibra.

✱ LA ESTRELLA DE LAS ESPECIAS DE STEPHANIE: **AJO EN POLVO**

Aunque me gusta más el ajo fresco y lo uso en casi todas mis preparaciones saladas, hay un lugar para el ajo en polvo (no sal de ajo). El ajo seco en polvo les da sabor a muchos platillos y es mucho menos fuerte que el ajo fresco, crudo.

Humus de pimiento asado

Rinde 2-3 tazas, 12 porciones aproximadamente

Tiempo de preparación: 10-15 minutos

Tiempo de cocción: 10 minutos

Tiempo pasivo: 15 minutos

El humus comercial suele tener limón, puede tener cebolla y muchas veces tiene azúcares, como dextrosa. Prepáralo el fin de semana y cómelo como colación a lo largo de la semana. Lleva un poco a tu trabajo en un contenedor hermético y guárdalo en refrigeración junto con bastones de zanahoria o tallos de apio, galletas sin gluten o sólo una cuchara, como colación para la tarde. Una de las familias que lo probó dijo que era sencillo de preparar y una gran colación saludable para después de la escuela.

1 manojo de perejil (opcional)

2 chiles de agua u otro pimiento ligeramente picante

2 pimientos morrones rojos medianos

1½ tazas (275 gramos) de garbanzos cocidos,
    bajos en sodio

1 cucharada de aceite de oliva extra virgen de la mejor calidad

1-2 cucharaditas de páprika ahumada, más al gusto

■ **Presupuesto:** muy

1. Si vas a usar perejil, lávalo y sécalo muy bien. Enróllalo en un trapo de cocina limpio y déjalo mientas asas los pimientos.
2. Cubre una charola para hornear grande con papel aluminio y precalienta tu salamandra. Si ésta se encuentra en la parte de arriba de tu horno, mueve la rejilla hasta arriba. También puedes asar los pimientos sobre un asador o un quemador de gas: déjalos enteros y voltéalos frecuentemente hasta que se quemen.
3. Desvena los chiles y los pimientos morrones, y corta cada uno a la mitad, quitando todas las semillas. Si vas a usar chiles, usa utiliza guantes. Aplana los pimientos en la charola para hornear, con el corte hacia abajo. Haz cortes en cualquier curva para que estén lo más planos posible. Las piezas más grandes serán más fáciles de pelar después.

4. Coloca la charola para hornear bajo la salamandra o hasta arriba del horno, y asa los chiles 10 minutos aproximadamente, hasta que la piel se oscurezca y se infle.

5. Saca la charola del horno y usa pinzas para meter los pimientos en una bolsa de papel. Enrolla la bolsa para cerrarla y déjala reposar 15 minutos o hasta que se enfríe por completo. El vapor desprende las pieles, haciendo que sea fácil pelarlos.

6. Enjuaga y cuela los garbanzos. Si usas garbanzos de lata, puedes usar una lata completa de 425 gramos.

7. Pica finamente el perejil en un procesador de alimentos. Pásalo a un tazón y reserva.

8. Una vez que se hayan enfriado completamente los pimientos, sácalos de la bolsa y quítales la piel.

9. Añade los pimientos pelados, asados, los garbanzos colados, el aceite de oliva y la páprika al procesador de alimentos. Muélelos hasta que quede una consistencia suave, deteniendo ocasionalmente para raspar los costados. Pruébalo y añade más páprika ahumada si es necesario.

10. Pasa el humus a un tazón y revuelve suavemente con el perejil, dejando un poco para decorar. Rocía también un poco de aceite de olvida. Guárdalo en un contenedor con tapa en el refrigerador hasta por 5 días.

Nota del chef: Si no puedes encontrar chiles frescos, puedes usar pimienta cayena. Empieza con ¼ de cucharadita y añade más si es necesario. Usa leguminosas enlatadas bajas en sodio o sin sal. Considera que la páprika ahumada y la cayena pueden ser precursores para algunas personas. Sírvelo con galletas saladas sin gluten, totopos sin sal o bastones de verduras.

Por porción: 2 gramos de proteína, 7 gramos de carbohidratos, 2 gramos de grasa, 0 gramos de grasa saturada, 2 miligramos de sodio, 111 miligramos de potasio, 2 gramos de fibra.

Galletas de zanahoria y semillas

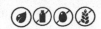

Rinde 60-72 galletas pequeñas, 12 porciones aproximadamente

Tiempo de preparación: 10-15 minutos

Tiempo de cocción: 15-20 minutos (versión en el horno)

Tiempo pasivo: 2-3 horas

Es difícil encontrar galletas saladas que podamos comer en el plan. Yo desarrollé éstas basándome en una receta de una galleta cruda en un restaurante llamado Café Gratitude. Es una receta sencilla que preparas en el horno. Si tienes deshidratador de alimentos, también incluí instrucciones para ese método. Puedes hacerlas también del tamaño de una tostada y servir encima complementos de estilo brocheta para tener una comida más consistente. Son bajas en sodio, bajas en carbohidratos, sin granos y también llenas de potasio por las semillas. Las semillas de linaza son una de las fuentes vegetales más ricas en ácidos grasos omega-3 y antioxidantes. Si nunca has hecho galletas antes, tal vez te sorprenda lo fácil que es.

½ taza (60 gramos) de semillas de linaza doradas
½ taza (60 gramos) de semillas de ajonjolí blanco
2 zanahorias grandes, peladas y cortadas en trozos
1 cucharadita de comino molido
½ cucharadita de ajo en polvo
¼ de cucharadita de pimienta blanca
½ taza de agua filtrada
1/16 de cucharadita de sal ahumada,
    para esparcir (opcional)

■ **Presupuesto:** moderado

Para preparar en el horno

1. Precalienta el horno a 200 °C.
2. Muele las semillas de linaza en un procesador de alimentos o lícualas hasta obtener una harina.
3. Agrega las zanahorias, el comino, la páprika, el ajo en polvo, la pimienta blanca y el agua al procesador de alimentos o la licua-

dora. Muele, deteniendo para raspar los costados dos veces, hasta que se forme una masa uniforme y pegajosa.

4. Cubre una charola para hornear con papel pergamino o un tapete de silicón. Engrasa ligeramente o usa aceite en spray.

5. Esparce la masa por la charola con una espátula de silicón tan uniformemente como sea posible, aproximadamente 3 milímetros de grosor. Entre más uniforme quede, mejor.

6. Corta cuadros con un cortador para pizza, un cuchillo de cocina o un cuchillo para untar. Esparce ligeramente la sal si la vas a usar.

7. Hornéala entre 15 y 20 minutos, hasta que los bordes empiecen a oscurecerse.

8. Saca la charola del horno y deja que las galletas se asienten 2 horas aproximadamente, hasta que estén completamente frías. Todas deberían estar duras y crujientes al sacarlas del horno. Algunas de las más delgadas pueden estar más doradas, pero sabrán bien.

Para preparar en el deshidratador

1. Remoja las semillas de ajonjolí en suficiente agua filtrada para cubrirlas durante 4 horas. Cuela y enjuaga.

2. Muele las semillas de linaza hasta formar una harina usando tu procesador de alimentos o una licuadora. Remójalas en una taza de agua filtrada hasta por 4 horas. No cueles.

3. Muele las zanahorias en el procesador de alimentos con una cuchilla S hasta que estén finamente molidas.

4. Licua todos los ingredientes, excepto la sal, incluyendo el puré de zanahoria y el jugo, en un tazón grande. Puedes usar un bastón de inmersión o el procesador de alimentos. Debes tener una pasta suave, untable.

5. Extiende la masa sobre las hojas antiadherentes para deshidratar, tan uniformemente como sea posible.

6. Corta cuadros con un cuchillo para untar o un cuchillo de cocina. Esparce la sal ligeramente si la vas a usar.

7. Deshidrata a 45 °C hasta que esté seco al tacto.

8. Despégalas de las hojas antiadherentes y déjalas secar hasta que estén totalmente crujientes. Suele ser durante la noche.

9. Guárdalas en un contenedor hermético.

Nota del chef: Si algunas galletas más gruesas no están completamente secas después de hornearlas, no las guardes con las demás porque ablandarán todas y tal vez les salga moho. Come las más gruesas primero y guárdalas por separado. Guarda las galletas secas en un contenedor hermético. Las semillas de linaza cafés también sirven; me gusta más el sabor de las doradas, pues me parece más suave y menos abrumador. Si no tienes un procesador de alimentos, una licuadora de alta potencia o un molino de especias, comprar la linaza premolida es una mejor opción. La páprika ahumada puede ser un precursor para algunas personas.

Por porción (5-6 galletas): 2 gramos de proteína, 5 gramos de carbohidratos, 6 gramos de grasa, <1 gramo de grasa saturada, 11 miligramos de sodio, 130 miligramos de potasio, 3 gramos de fibra.

Licuado energético de durazno y mango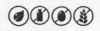

Rinde 2 licuados (de 400 mililitros)

Tiempo de preparación: 5 minutos

Tiempo de cocción: 1 minuto

Tiempo pasivo: N/A

Éste es mi otro remplazo favorito de una comida. Si no puedes comer huevos, éste es un buen inicio en tu día. Si tienes poco tiempo en la mañana, prepáralo una noche antes y guárdalo en el refrigerador para un desayuno para llevar. Éste es un poco más dulce por las dos frutas, así que también es bueno como colación para la tarde si estás acostumbrado a comer algo dulce entonces. Una vez que te acostumbres a menos alimentos dulces, reduce la fruta y añade una taza de col rizada ligeramente cocida para equilibrarlo.

- 1½ tazas (375 mililitros) de leche entera orgánica, leche de cáñamo (página 341) o leche de coco
- 2 cucharadas de maca en polvo (opcional)
- 2 cucharadas de trigo sarraceno o semillas de cáñamo
- 2 cucharadas de semillas de chía
- 1 taza (154 gramos) de duraznos congelados
- 1 taza (165 gramos) de trozos de mango congelado
- 6-8 cubos de hielo

■ **Presupuesto:** muy

1. Añade los ingredientes a la licuadora en el orden que se mencionan. Esto ayudará a no recargar el motor de tu licuadora, manteniéndola feliz durante muchos años.
2. Lícualo hasta que adquiera una consistencia cremosa y suave. Usa la barra de presión si tienes una Vitamix.
3. Bébelo de inmediato o guárdalo en el refrigerador hasta por 1 día.

Nota del chef: Puedes usar duraznos y mangos frescos si están dulces. Omite el trigo sarraceno para un licuado sin granos. Asegúrate de que la leche que compres no tenga goma guar (puede ser irritante o un alérgeno para algunas personas), goma xantana y carragenina (una forma de glutamato monosódico derivado de las algas).

Por porción de 400 mililitros (usando leche entera, sin la maca en polvo): 14 gramos de proteína, 30 gramos de carbohidratos, 17 gramos de grasa, 3 gramos de grasa saturada, 77 miligramos de sodio, 559 miligramos de potasio, 8 gramos de fibra.

Mantequilla de semillas de girasol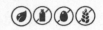

Rinde 225 gramos aproximadamente   Tiempo de cocción: 20 minutos

Tiempo de preparación: 5 minutos   Tiempo pasivo: 15 minutos

No, no tienes que preparar tu propia mantequilla de semillas de girasol. Pero ésta es la razón de que quieras hacerlo: las mantequillas de semillas de girasol disponibles comercialmente tienen azúcar añadida o están hechas con semillas crudas, dándoles un sabor y un color verdoso que a mí no me parece atractivo. Algunas marcas de mantequilla de semillas de girasol pueden contener otra clase de aceite que no esté en el plan, como soya o de semilla de algodón, y son más caras. Preparar la tuya significa que puedes endulzarla a tu gusto y usar una grasa de alta calidad, como ghee o aceite de coco, lo que equilibra el perfil de grasa sin añadir grasas omega-6 adicionales.

2 tazas (230 gramos) de semillas de girasol crudas, sin sal
1-4 cucharadas de ghee o aceite de coco, el necesario
    para la cremosidad
Stevia equivalente a 2 cucharaditas de azúcar (opcional)

■ **Presupuesto:** muy

1. Precalienta el horno a 150 °C. Esparce las semillas de girasol sobre dos charolas para hornear forradas con papel pergamino fresco.
2. Tuesta las semillas de girasol durante 10 minutos, luego muévelas. Apaga el horno y sigue tostándolas otros 5 o 10 minutos. Quieres que las semillas se doren un poco, pero no que estén café oscuro o quemadas. Prueba algunas para asegurarte.
3. Sácalas del horno y deja que se enfríen 15 minutos.
4. Coloca las semillas en un procesador de alimentos con la cuchilla S o una licuadora de alta potencia para crear un polvo fino.
5. Sigue licuando alrededor de 5 minutos, deteniéndote cada minuto para raspar los costados, hasta que el polvo forme una bola y se vuelva mantequilla. Usa la barra de presión si tienes una Vita-

mix. Para algunas veces para permitir que la máquina descanse y no sobrecalientes el motor de la licuadora.

6. Pasa la mezcla a un tazón y revuélvela con 1 cucharada de ghee o aceite, y la stevia si vas a usarla. Añade más ghee o aceite, hasta 4 cucharadas en total, conforme lo necesites para que adquiera la consistencia cremosa que deseas. Algunas semillas tienen un contenido de aceite mayor que otras, así que añadirás menos aceite, mientras que algunas son más secas y necesitan más aceite.

7. Pasa todo a un frasco de vidrio limpio y guárdalo en el refrigerador hasta por 6 meses. Estará muy firme en el refrigerador, pero se ablandará a una consistencia untable a temperatura ambiente.

Por porción de 30 gramos (incluyendo 1 cucharada de aceite de coco en la receta completa): 5 gramos de proteína, 7 gramos de carbohidratos, 14 gramos de grasa, 3 gramos de grasa saturada, 1 miligramo de sodio, 220 miligramos de potasio, 3 gramos de fibra.

Desayuno

El siguiente cambio en el plan es modificar los desayunos. Si no estás acostumbrado a comer en la mañana, comer pequeñas porciones está bien, pero sí come algo para que no estés en un estado de ayuno con la glucosa baja, lo que puede provocar un ataque de migraña. Te di recetas para dos clases de carnes en el desayuno: cerdo y "tocino". Los waffles, las crepas y el pan francés son libres de gluten. La granola es clave para los desayunos cuando viajas. Y un par de recetas con huevo, incluyendo miniquichés portátiles, que son perfectas para calentar en el trabajo.

- Prepara tu propio tocino, 253
- Waffles de moras azules y avena, 255
- Crepas, 257
- Omelet Denver, 259
- Miniquichés de huevo, 261
- Pan francés, 262
- Frittata de verduras, 264
- Granola, 266
- Migas, 268
- Tortitas de cerdo, 270
- Omelet de salmón, espárragos y tomillo, 272

Prepara tu propio tocino

Rinde 24 piezas aproximadamente   Tiempo de cocción: 20 minutos

Tiempo de preparación: 5 minutos   Tiempo pasivo: N/A

Pide a tu carnicero que rebane el tocino tan finamente como sea posible ("como prosciutto") para tener un tocino más crujiente. Dado que controlarás la sal añadida, puedes decidir preparar tu propio tocino, sobre todo si eres sensible al sodio.

450 gramos de tocino rebanado finamente
1 cucharadita de ajo en polvo
1 cucharadita de páprika normal o ahumada
1 cucharadita de semillas de cilantro
¼ de cucharadita de pimienta blanca o negra recién molida
¼ de cucharadita de salvia seca
½ cucharadita de sal de mar fina, ahumada o normal
1 cucharadita de azúcar de coco o azúcar de maple (opcional)

■ **Presupuesto:** moderado

1. Corta las tiras de tocino a la mitad, a lo largo. Quieres tener alrededor de 24 piezas. Envuelve y congela la mitad del tocino para que siga fresco, ya que no tiene conservadores.
2. Para preparar la mezcla de especias, muele los ingredientes secos y el azúcar de coco o de maple si la utilizas en un molino de especias hasta obtener un polvo fino, uniforme. Alternativamente, usa un mortero. Guárdalo en un frasco con una tapa ranurada fina. (Guarda la mitad de la mezcla para usarla cuando descongeles la otra porción.)
3. Acomoda las tiras de tocino en una sartén antiadherente o de hierro, y esparce ligeramente el sazonador por encima. Voltéalas inmediatamente y esparce sazonador por el otro lado para que lo absorba.
4. Deja la sartén a fuego medio-alto.
5. Cocina las tiras entre 6 y 10 minutos por lado, hasta que estén crujientes. Sirve de inmediato.

Nota del chef: Guarda la grasa del tocino en un frasco; úsala para cocinar verduras, sofreír o añadir sabor en lugar de otro aceite. La grasa de tocino es alta en ácido esteárico, y las grasas saturadas son excelentes para los cerebros con migraña (sólo no excedas tu consumo de estas grasas si no has reducido el de carbohidratos almidonados).

Si eres sensible a la páprika ahumada o a la sal de mar ahumada, usa normales. La páprika añade un buen color al tocino. Dado que la sal está molida finamente, añade sólo el suficiente sabor al tocino crujiente con una cantidad insignificante de sodio por porción.

Por rebanada (24 rebanadas por cada 450 gramos): 2 gramos de proteína, 0 gramos de carbohidratos, 10 gramos de grasa, 4 gramos de grasa saturada, 55 miligramos de sodio, 40 miligramos de potasio, 0 gramos de fibra.

✳ LA ESTRELLA DE LAS ESPECIAS DE STEPHANIE: **SALVIA SECA**

Nativa del Mediterráneo, las hojas de la planta de salvia se secan y se muelen o se hacen polvo. Su sabor añejo y fuerte se mezcla perfectamente con los platillos de cerdo. Es un sabor esencial en las recetas de rellenos en las fiestas, sobre todo en el día de acción de gracias.

Waffles de moras azules y avena

Rinde 6-7 waffles cuadrados

Tiempo de preparación: 10 minutos

Tiempo de cocción: 20-25 minutos

Tiempo pasivo: 5 minutos

Éste es uno de mis desayunos favoritos el fin de semana, cuando tengo más tiempo para preparar algo especial. Me encanta preparar waffles extra. Una vez que se enfrían, los congelo en bolsas resellables para tostarlos. Prepáralos sin las moras azules para usarlos en lugar de pan sin gluten en tus sándwiches. Ten en mente que la harina sin gluten absorbe mucho líquido, así que no te preocupes si necesitas el resto de la leche. También puedes usar fresas, zarzamoras, manzana o pera picadas en lugar de las moras azules. Una persona que los probó los usaba para desayunar en un vuelo largo de avión, untándoles mantequilla de semillas de girasol (página 250).

2 cucharadas de hojuelas de avena sin gluten, semillas de linaza molidas, harina de maíz o harina de trigo sarraceno

1 huevo (ve la nota del chef para sustituciones)

¾-1½ tazas (180-375 mililitros) de leche entera o al 2%, leche de arroz, leche de cáñamo (página 341) o leche de coco

¼ de taza (60 mililitros) de aceite de semilla de uva, ghee o aceite de coco derretido

1 cucharadita de polvo para hornear o 2 cucharaditas de sustituto de bicarbonato sin sodio

1⅓ tazas (165 gramos) de harina sin gluten para hornear

250 gramos de moras azules frescas

Mantequilla sin sal, de libre pastoreo, o ghee, para servir

■ **Presupuesto:** muy

1. Precalienta la wafflera.
2. Si usas hojuelas de avena o linaza, lícualas hasta molerlas finamente. Pásalas a un tazón.
3. Agrega el huevo, ¾ de taza de la leche, el aceite y el polvo para hornear o el bicarbonato en la licuadora y pulsa algunas veces hasta que se revuelva.

4. Añade la harina y la avena molida, y pulsa hasta que se mezcle bien. Déjala reposar 5 minutos para que se espese.

5. Añade más leche, 2 cucharadas a la vez si es necesario, para crear una masa que puedas verter. La masa seguirá espesándose en el reposo.

6. Aceita con spray ambos lados de la wafflera o usa una brocha de silicón para untar ghee derretido o aceite de coco.

7. Sigue las instrucciones del fabricante, llena la wafflera y añade un puñado de moras azules encima de cada waffle, y cocínalos alrededor de 5 minutos o hasta que estén dorados y crujientes. Ten cuidado de rociar la wafflera con aceite entre cada tanda. Las moras azules tienden a pegarse y quemarse. No llenes la wafflera de más. Repite hasta que hayas terminado con la masa.

8. Sírvelos de inmediato con la mantequilla sin sal o el ghee, y el resto de las moras. Si estás preparando para varios, mantén los waffles calientes en el horno a 95 °C.

Nota del chef: Para una versión sin huevos, añade 2 cucharadas de semillas de linaza molida y ¼ de taza (60 mililitros) de agua filtrada en un tazón pequeño. Déjala reposar 5 minutos. Si vas a utilizar este sustituto de linaza para el huevo, usa avena, harina de maíz o trigo sarraceno como el primer ingrediente para evitar que los waffles tengan una textura pegajosa. Tal vez necesites más leche, dependiendo de la mezcla de harina sin gluten. Si no tienes una wafflera, puedes prepararlos como hot cakes sobre una sartén caliente. Precaliéntala hasta que rocíes gotas de agua en la superficie y se evaporen. Si usas una sartén de hierro, usa una capa de aceite o spray para evitar que se peguen. Una masa más espesa funciona mejor para los hot cakes. Si usas moras azules congeladas, déjalas descongelar en refrigeración una noche antes y cuélalas.

Por waffle con harina de trigo sarraceno, leche entera y aceite de semilla de uva: 5 gramos de proteína, 25 gramos de carbohidratos, 10 gramos de grasa, 2 gramos de grasa saturada, 22 miligramos de sodio, 183 miligramos de potasio, 2 gramos de fibra.

Crepas

Rinde 10 crepas, 5 porciones aproximadamente

Tiempo de preparación: 15 minutos

Tiempo de cocción: 20-25 minutos

Tiempo pasivo: 20-30 minutos

Preparar estas crepas me recuerda mi cumpleaños número 50. Fuimos a un barrio parisino donde todos los restaurantes preparaban crepas de trigo sarraceno sin gluten con rellenos deliciosos, tanto dulces como salados. Aunque son un poco tardadas, puedes preparar más y congelarlas.

⅓ de taza (45 gramos) de harina de sorgo dulce
¼ de taza (30 gramos) de harina de tapioca (almidón)
¼ de taza (40 gramos) de harina de arroz integral
¼ de taza (50 gramos) de harina de teff (o semillas)
1 taza (250 mililitros) de leche entera, leche de coco o media crema
¼ de taza (60 mililitros) de agua filtrada
3 huevos
3 cucharadas (45 gramos) de mantequilla de libre pastoreo, sin sal, derretida, ghee o aceite de coco, y más para freír
1 receta de crema de vainilla y ricotta (página 352)
2 tazas (296 gramos) de moras frescas (no frambuesas), lavadas, coladas y rebanadas

■ **Presupuesto:** moderado (si compras todas las harinas sin gluten)

1. Licua los primeros cuatro ingredientes hasta obtener un polvo fino. Añade la leche, agua y huevos, y licua 1 minuto. Deja reposar la masa 20 o 30 minutos.
2. Derrite la mantequilla y, justo antes de cocinar las crepas, añádela a la masa y licua.
3. Calienta una sartén grande antiadherente sobre fuego medio. Prueba con un poco de la masa sin engrasar la sartén. Si la masa se pega, añade una pequeña cantidad de mantequilla, ghee o aceite de coco a la sartén con una brocha de silicón. Limpia la sartén

con una toalla de papel entre cada crepa. Tendrás que volver a aceitar la sartén cada dos crepas más o menos.

4. Pulsa la licuadora una o dos veces antes de verter ¼ de taza de la masa en el centro de la sartén, ladeándola para cubrir toda la superficie y extender la masa en un círculo tan delgado como sea posible. Cocínala 2 minutos o hasta que esté cocida, voltéala con una espátula o unas pinzas, y cocínala otros 30 segundos.

5. Pasa la crepa a un plato y reserva.

6. Pulsa la licuadora antes de verter masa para la siguiente crepa, para incorporar la mantequilla y la masa. Repite este proceso hasta que termines con la masa.

7. Conforme termines cada crepa, llénala con una porción generosa de crema de vainilla y ricotta y moras frescas. Enróllala y sirve.

Nota del chef: Deja que las crepas sobrantes se enfríen en platos separados (se pegan juntas), luego apílalas, separándolas con papel encerado y envuélvelas con plástico para congelarlas. También son muy buenas como cena con algún relleno salado, como el guisado para desayunar (página 380), acompañado de un gravy sencillo.

Por porción (incluyendo la crema de vainilla y ricotta y fresas): 9 gramos de proteína, 18 gramos de carbohidratos, 16 gramos de grasa, 10 gramos de grasa saturada, 61 miligramos de sodio, 212 miligramos de potasio, 2 gramos de fibra.

Omelet Denver

Rinde 1 omelet, 2 porciones aproximadamente

Tiempo de preparación: 10 minutos

Tiempo de cocción: 15 minutos

Tiempo pasivo: N/A

Esta receta es perfecta para usar el cerdo cocido que sobró, ya que sustituye al jamón añejo y salado que puede ser un precursor de migraña. Los omelets Denver tradicionales contienen pimiento morrón rojo y verde. En lo personal no me gusta el sabor del verde, que es un pimiento morrón no madurado. Si te sientes igual, usa amarillo y rojo, o sólo rojo. Una persona que probó la receta dijo que era barato, rápido y saludable, y todo un éxito con sus hijos.

2 cucharadas de mantequilla de libre pastoreo,
    sin sal, ghee o aceite de coco
½ manojo de cebollitas de cambray, las partes blanca y verde,
    rebanada finamente
½ pimiento morrón rojo, picado
½ pimiento morrón verde, picado
½ taza de lomo cerdo, chuletas de cerdo o tocino,
    cocido, picado
4 huevos
1 cucharada de leche entera, media crema o leche de coco
½ cucharadita de pimienta negra recién molida
Salsa picante (página 359) (opcional)

■ **Presupuesto:** muy

1. Derrite la mantequilla en una sartén grande sobre fuego medio.
2. Añade las cebollitas, los pimientos y el cerdo, y saltéalos hasta que las cebollitas empiecen a transparentarse.
3. En un tazón pequeño, bate los huevos ligeramente con la leche, la pimienta negra y la salsa picante si la usas.
4. Añade la mezcla de huevo a la sartén. Cocínala 5 minutos, hasta que se cuezan, ladeando la sartén si es necesario para mover el huevo crudo.

5. Con una espátula flexible desprende el omelet de la sartén y dóblalo a la mitad.
6. Cocina otros 5 minutos o hasta que esté completamente cocido. Sirve de inmediato.

Nota del chef: También puedes añadir un poco de chile, como jalapeño o chile de agua.

Por porción: 30 gramos de proteína, 7 gramos de carbohidratos, 27 gramos de grasa, 13 gramos de grasa saturada, 180 miligramos de sodio, 574 miligramos de potasio, 2 gramos de fibra.

Miniquichés de huevo

Rinde 8 miniquichés, 1 por porción
Tiempo de preparación: 10 minutos

Tiempo de cocción: 30 minutos
Tiempo pasivo: N/A

Yo adapté esta receta de la dieta de South Beach. Se congelan maravillosamente, así que puedes prepararlos el fin de semana y meterlos al microondas o al horno eléctrico para calentarlos en el desayuno, ya sea en casa o en el trabajo. Si no te gustan las espinacas, puedes usar acelgas o col rizada picadas.

285 gramos de espinacas, o brócoli, congeladas o frescas, picadas
4 huevos
¾ de taza (180 gramos) de queso ricotta de leche entera (opcional)
½ taza (60 gramos) de pimiento morrón rojo, amarillo o naranja picado
¼ de taza (20 gramos) de cebollitas de cambray picadas
3 gotas de salsa picante (página 359) (opcional)

■ **Presupuesto:** muy

1. Precalienta el horno a 180 °C. Coloca 8 capacillos en una charola para 12 panquecitos. Aceita los capacillos con spray. Si usas capacillos de silicón, no es necesario aceitarlos; sólo acomódalos en una charola para hornear. Reserva.
2. Si usas brócoli congelado, caliéntalo en el microondas 2 o 3 minutos hasta que se descongele. Cuélalo y exprímelo con tus manos o los quichés no se cocerán. Pásalo a un tazón grande.
3. Añade los demás ingredientes y mezcla bien. Divide la mezcla entre los capacillos, llenándolos hasta la mitad.
4. Hornéalos 30 minutos o hasta que los quichés estén firmes al tacto y se empiecen a dorar. Quizá todavía estén burbujeando, pero se asentarán cuando se enfríen.
5. Cómelos calientes. Si los vas a congelar para después, pásalos a una rejilla y déjalos enfriar. Envuelve los sobrantes en plástico una vez que se enfríen y guárdalos en el congelador.

Por porción (hecho con queso ricotta): 8 gramos de proteína, 3 gramos de carbohidratos, 6 gramos de grasa, 3 gramos de grasa saturada, 83 miligramos de sodio, 291 miligramos de potasio, 1 gramo de fibra.

Pan francés

Rinde 4 porciones

Tiempo de cocción: 20 minutos

Tiempo de preparación: 5 minutos

Tiempo pasivo: N/A

En nuestros primeros años de matrimonio, mi esposo estuvo a cargo del desayuno. Solía preparar pan francés. Mientras estás en el plan, de vez en cuando puedes disfrutar todavía de este platillo delicioso los fines de semana. Sólo reduce la cantidad de jarabe y cómelo con proteína. Éste es uno de esos platillos que se transforman cuando añades especias. Esparce mucha canela vietnamita seca y toda una nuez moscada molida y verás qué diferencia hace en una receta tan sencilla como ésta. Además de ser deliciosa, la canela es un antioxidante y un antiinflamatorio poderoso.

1 taza (125 mililitros) de leche entera o leche de coco
2 huevos
1 cucharadita de extracto de vainilla de la mejor calidad
1 cucharadita de canela molida
¼ de cucharadita de nuez moscada recién rallada o molida
8 rebanadas de pan grueso, sin gluten, bajo en sodio
Fruta fresca y mantequilla de libre pastoreo, sin sal,
   para servir

■ **Presupuesto:** muy

1. Bate juntos la leche, los huevos, la vainilla, la canela y la nuez moscada en un tazón poco profundo y déjalo reposar unos minutos para que espese.
2. Calienta una sartén antiadherente o una parrilla a fuego medio hasta que rocíes unas gotas de agua encima y burbujeen.
3. Aceita la sartén con spray (si es de hierro) o usa aceite de coco o mantequilla para cubrir la superficie. (No uses aceite en spray en sartenes antiadherentes; arruinarán la superficie.)
4. Mientras se calienta la sartén, sumerge una rebanada de pan en la mezcla de leche y deja que se remoje bien. Luego voltéala, permitiendo que el otro lado se remoje también.

5. Cuando esté caliente la sartén, añade la rebanada de pan y empieza a remojar otra. Depende del tamaño de tu sartén, pero podrías cocinar entre 2 y 4 rebanadas al mismo tiempo.

6. Cocina cada rebanada durante 4 minutos de un lado, hasta que esté dorada, voltéala y cocínala 3 o 4 minutos más.

7. Pasa la rebanada a un plato para horno convencional y mantén el pan tostado caliente a 95 °C mientras cocinas los demás.

8. Sirve de inmediato con la fruta y la mantequilla.

Nota del chef: Algunas personas que probaron la receta añadieron extracto de almendra y les encantó. Considera que el extracto de almendra puede ser un precursor de migraña.

Por porción: 12 gramos de proteína, 27 gramos de carbohidratos, 7 gramos de grasa, 2 gramos de grasa saturada, 278 miligramos de sodio, 245 miligramos de potasio, 4 gramos de fibra.

✴ LA ESTRELLA DE LAS ESPECIAS DE STEPHANIE: **NUEZ MOSCADA ENTERA**

Si no has probado la nuez moscada recién rallada, te va a encantar. Sólo compra una semilla de nuez moscada de la sección de especias a granel y rállala con un rallador fino o Microplane. Añade notas calientes, dulces y picantes a los alimentos horneados y los postres.

Frittata de verduras

Rinde 1 frittata, 2 porciones aproximadamente

Tiempo de preparación: 5 minutos

Tiempo de cocción: 10-15 minutos

Tiempo pasivo: N/A

Necesitarás una sartén para horno convencional para esta receta; una sartén de hierro es perfecta. Si no te sientes seguro preparando y volteando omelets, la frittata es mucho más fácil y es otra forma maravillosa de utilizar pequeñas sobras de verduras cocidas y carne. Una persona que probó la receta la preparó para un desayuno con amigos el fin de semana y comió las sobras en la cena, acompañándolas con una ensalada.

2 cucharadas de mantequilla sin sal, de libre pastoreo,
   ghee o aceite de coco
1 taza (250 gramos) de verduras cocidas que sobraron,
   picadas
4 huevos
1 cucharada de leche, media crema o leche de coco
½ cucharadita de pimienta negra recién molida

■ **Presupuesto:** muy

1. Precalienta la salamandra. Si ésta se encuentra en la parte de arriba de tu horno, mueve la rejilla hasta arriba.
2. En una sartén segura para horno convencional sobre fuego medio, derrite la mantequilla.
3. Añade las verduras y saltéalas hasta que estén doradas.
4. Mientras, en un tazón pequeño, bate los huevos ligeramente con la leche y la pimienta.
5. Vierte la mezcla de huevo en la sartén, sobre las verduras. Déjala en el fuego hasta que la frittata esté cocida de abajo y casi cocida de arriba.
6. Usa un guante o un trapo para mover la sartén del quemador al horno, sobre la rejilla. Déjalo asar alrededor de 3 minutos, o hasta que la parte de arriba se dore. Si tu salamandra es demasiado caliente, puedes hornear la frittata durante 12 minutos a 190 °C.

7. Corta en triángulos y sirve de inmediato. Las rebanadas de fritta-ta que sobren te servirán para la comida o en algún viaje.

Por porción (usando leche entera): 19 gramos de proteína, 13 gramos de carbohidratos, 24 gramos de grasa, 11 gramos de grasa saturada, 427 miligramos de sodio, 343 miligramos de potasio, 2 gramos de fibra.

Granola

Rinde 14 porciones

Tiempo de preparación: 8 minutos

Tiempo de cocción: 25-30 minutos

Tiempo pasivo: 30 minutos

Mi compañera de casa, Natalie, solía preparar granola; incluso tenía un Tupperware especial para guardarla. No me gustaba mucho en ese entonces, pero aprendí a apreciar una opción de cereal que puedo llevar conmigo en viajes. Preparo esta receta antes de salir de viaje y la guardo en porciones individuales. Siempre puedo encontrar un poco de leche, una taza y una cuchara y tener un desayuno para mi migraña en el camino. No he encontrado granola para la migraña en los supermercados; la mayoría contienen nueces y mucha azúcar, incluso si son libres de gluten. La avena es alta en magnesio y puede aumentar tu respuesta inmunológica.

¼ de taza (60 mililitros) de aceite de oliva extra virgen orgánico
1 cucharada de jarabe de maple puro
Stevia equivalente a 2 cucharadas de azúcar
½ cucharadita de canela molida
2 tazas (200 gramos) de hojuelas de avena sin gluten
1 taza (50 gramos) de coco rallado sin endulzar
1 taza (120 gramos) de semillas de calabaza crudas
1 taza (130 gramos) de semillas de girasol crudas
1 taza (15 gramos) de fruta seca, como moras azules o fresas
   liofilizadas (opcional)

■ **Presupuesto:** moderado

1. Precalienta el horno a 150 °C. Cubre una charola para hornear con papel pergamino y rocía ligeramente con aceite en spray. Reserva.
2. En un tazón grande, bate el aceite de oliva, el jarabe de maple, la stevia y la canela.
3. Añade los demás ingredientes, excepto la fruta seca y revuelve para cubrir.
4. Vierte uniformemente la mezcla en la charola para hornear.

5. Pásala al horno y hornéala 15 minutos. Revuelve, luego hornea otros 10 minutos o hasta que la granola esté dorada, pero no crujiente. Eso puede tomar hasta 30 minutos en el horno.

6. Pasa la charola a una rejilla para dejar que se enfríe completamente; 30 minutos aproximadamente.

7. Añade la fruta seca y revuelve bien. Guárdala en un contenedor hermético hasta por 3 semanas.

Nota del chef: Una persona que la probó pensó que se parecía más al muesli que a la granola. Por la falta de azúcar, no forma bolas como la granola. Si es posible, usa canela vietnamita (de Saigón) para mejor sabor.

Por porción: 7 gramos de proteína, 24 gramos de carbohidratos, 13 gramos de grasa, 3 gramos de grasa saturada, 19 miligramos de sodio, 241 miligramos de potasio, 4 gramos de fibra.

Migas

Rinde 4 porciones   Tiempo de cocción: 35-40 minutos

Tiempo de preparación: 20 minutos   Tiempo pasivo: N/A

Las migas son un platillo para desayunar que usa totopos viejos. Es un desayuno maravilloso y suculento que preparo los fines de semana, cuando tengo un poco más de tiempo para cocinar. Puedes preparar todas las verduras y los totopos una noche antes, y tener las migas en la mesa en 15 minutos. Una persona que probó la receta dijo que era tan buena como si te lo sirvieran en un restaurante y le encantó servir las sobras encima de una arrachera.

- 3-4 cucharadas (45-60 gramos) separadas de aceite de coco extra virgen, ghee o mantequilla de libre pastoreo, sin sal
- 1 manojo de cebollitas de cambray rebanadas
- 2 pimientos morrones rojos o amarillos, rebanados
- 2 dientes de ajo picados finamente
- 90-110 gramos de hongos cremini limpios y rebanados
- 4 tortillas de maíz (20 centímetros) rebanadas en tiras de 1 centímetro
- 1 taza (256 gramos) de salsa martajada sin sal añadida o baja en sodio, sin cebolla
- 3 huevos
- 1 cucharada de media crema o leche de coco
- ½ cucharadita de páprika ahumada
- ¼ de cucharadita de comino molido
- ½ manojo de cilantro fresco, picado finamente

■ **Presupuesto:** moderado

1. En una sartén antiadherente grande sobre fuego medio-alto, añade 1 cucharada de aceite de coco. Añade las cebollitas y muévelas constantemente.
2. Una vez que empiecen a transparentarse, añade los pimientos y el ajo, y sigue moviendo. Cocina hasta que los pimientos estén cafés y suaves.

3. Calienta una sartén de hierro sobre fuego medio-alto. Cuando esté caliente, añade la cucharada del aceite de coco restante y la mitad de los hongos. Revuelve o mueve la sartén hasta que los hongos se doren. No les quites los ojos de encima; se cuecen rápidamente.

4. Añade los hongos cocidos a la sartén antiadherente con las verduras, luego cuece los hongos restantes en más aceite en la sartén de hierro. Deja espacio en la sartén para permitir que el líquido de los hongos se evapore sin que se ablanden. Cuando estén cocidos, pásalos a la sartén antiadherente.

5. Añade más aceite a la sartén de hierro si es necesario y saltea las tiras de tortilla hasta que estén doradas. Apaga la flama, pero deja la sartén sobre la estufa para mantener las tortillas crujientes.

6. Añade la salsa a la sartén antiadherente con las verduras y revuelve. Baja la flama a fuego medio y déjalo cocinar hasta que la mezcla esté caliente.

7. Bate los huevos en un tazón con la media crema o la leche de coco, la páprika ahumada y el comino. Viértelo en la sartén con las verduras y déjalo cocinar, moviendo, hasta que los huevos estén cocidos.

8. Agrega las tiras doradas de tortilla y el cilantro en la sartén de las verduras. Sirve de inmediato.

Nota del chef: Una persona que probó la receta sustituyó los hongos por shiitake porque los prefiere por encima de los cremini, y pico de gallo en lugar de salsa martajada. Le encantó el resultado final también. Algunas personas pueden ser sensibles a la páprika ahumada. La salsa suele incluir cebolla, la cual puede ser un precursor de migraña. Si no puedes comer cebollas o no encuentras una salsa baja en sodio, puedes sustituirla por tomates picantes de lata. A veces incluyen chiles serranos con los jitomates, ideal para esta receta.

Por porción: 10 gramos de proteína, 20 gramos de carbohidratos, 17 gramos de grasa, 9 gramos de grasa saturada, 78 miligramos de sodio, 480 miligramos de potasio, 4 gramos de fibra.

Tortitas de cerdo

Rinde 12 tortitas

Tiempo de preparación: 10 minutos

Tiempo de cocción: 8 minutos

Tiempo pasivo: 15 minutos

¿Quién diría que fuera tan fácil preparar cerdo para desayunar? Sólo revuelvo algunas especias, las mezclo con la carne y las frío. O congelo tortitas extra para poder añadir un poco de proteína a nuestro desayuno en las mañanas atareadas. Si te encanta esta mezcla de especias, puedes prepararla en grandes cantidades y comer tortitas cuando quieras. Si no has probado el jabalí, búscalo en los supermercados naturistas. Una persona que probó la receta dijo que "son lo mejor que han probado mis hijos y mi esposo".

450 gramos de carne de cerdo molida, 85% magra, o jabalí molido, descongelada la noche anterior

1 cucharadita de tomillo seco

1 cucharadita de ajo en polvo

½-1 cucharadita de salvia seca

½-1 cucharadita de páprika ahumada

½ cucharadita de nuez moscada molida o recién rallada

¼ de cucharadita de pimienta blanca o negra recién molida

¼ de cucharadita de pimienta cayena

■ **Presupuesto:** muy a moderado
(dependiendo de la carne)

1. Coloca la carne molida en un tazón grande y deja que llegue a temperatura ambiente.
2. Revuelve las especias y las hierbas en un tazón pequeño hasta que tengan un solo color.
3. Esparce la mezcla de especias sobre el cerdo, un poco a la vez, usando un cuchillo de dientes largos para mezclar la carne. Usa tus manos si es necesario (yo uso guantes de plástico) para mezclar las especias y la carne sin deshacer de más la carne.
4. Calienta una parrilla larga o una sartén sobre fuego medio-alto.

5. Forma 12 tortitas iguales con la carne. Yo uso una cuchara para servir para hacerlas del mismo tamaño y luego las aplano en mi mano. Pásalas a un plato hasta que las vayas a servir.

6. Añade 6 tortitas a la sartén o la parrilla y fríelas al menos 4 minutos de cada lado, o hasta que ya no estén rosas en medio.

7. Pásalas a un plato y sírvelas de inmediato, o permite que se enfríen un poco mientras cocinas el resto, y luego enfríalas un poco más en el refrigerador.

8. Para congelar porciones extra, espera a que estén completamente frías en el refrigerador y luego guárdalas en contenedores.

Nota del chef: Me gusta más la pimienta blanca con la carne de cerdo, pues su sabor más suave y sutil intensifica el sabor de esta carne. Prepara una versión para niños usando cantidades más pequeñas de las especias u omitiendo la cayena por completo.

Por porción (1 tortita): 6 gramos de proteína, 0 gramos de carbohidratos, 8 gramos de grasa, 3 gramos de grasa saturada, 21 miligramos de sodio, 117 miligramos de potasio, 0 gramos de fibra.

Omelet de salmón, espárragos y tomillo

Rinde 2 porciones

Tiempo de preparación: 10 minutos

Tiempo de cocción: 12-15 minutos

Tiempo pasivo: N/A

Los omelets son una forma sencilla de tener listo el desayuno o la cena. Esta receta sencilla surgió cuando tenía una pequeña cantidad de salmón ahumando de sobra y no habíamos comido todos los espárragos la noche anterior. Tengo la suerte de tener tomillo fresco en mi jardín, lo que añade un maravilloso sabor, pero el tomillo seco también sirve perfectamente. Los espárragos son altos en inulina, una de las fibras prebióticas que alimentan a nuestra flora intestinal, y es otro elemento antiinflamatorio poderoso.

120 gramos de salmón cocido

3-4 espárragos frescos o congelados

12 ramas de tomillo o ¼ de cucharadita de tomillo seco (opcional)

2 huevos

1-2 cucharadas (15-30 mililitros) de crema espesa, media crema o leche de coco

1 cucharada de ghee, aceite de oliva extra virgen orgánico o aceite de coco extra virgen

■ **Presupuesto:** muy

1. Desmenuza el salmón en un tazón.
2. Corta los espárragos en trozos pequeños y, si usas tomillo fresco, retira las hojas y desecha los tallos.
3. Bate los huevos con la crema y añade las hojas de tomillo o el tomillo seco. Reserva.
4. Calienta una sartén antiadherente sobre fuego medio, añade el ghee y mueve la sartén para cubrir toda la superficie. Observa si el ghee ya empezó a evaporarse antes de añadir los espárragos.
5. Saltea los espárragos entre 5 y 7 minutos.
6. Agrega el salmón y saltéalo otros 2 o 3 minutos, hasta que empiecen a dorarse los trozos.

7. Agrega la mezcla de huevo a la sartén. Cocínalo alrededor de 5 minutos hasta que esté casi cocido, inclinando la sartén si es necesario para mover el huevo crudo hacia los costados.
8. Mete una espátula flexible bajo el omelet, aflójalo y dóblalo a la mitad.
9. Cocina otros 5 minutos o hasta que esté completamente cocido. Sirve de inmediato.

Nota del chef: Es la forma perfecta de usar sobras de salmón cocido, las cuales nunca saben bien si las calientas en microondas. El salmón enlatado, sin ahumar, sin sal añadida, es un buen sustituto. El salmón ahumado se incluye en la dieta para migraña porque los alimentos ahumados y las conservas contienen tiramina, un compuesto monoamino que provoca ataques de migraña en algunas personas. Si usas espárragos precocidos que sobraron, añádelos junto con el salmón, en el paso 6.

Por porción: 21 gramos de proteína, 2 gramos de carbohidratos, 21 gramos de grasa, 5 gramos de grasa saturada, 129 miligramos de sodio, 383 miligramos de potasio, 0 gramos de fibra.

Comida

La mayor parte de mi vida trabajé en una oficina y llevaba mi comida; raramente salía a comer. Aunque puedes comer fuera durante el plan, aprender a empacar tu propia comida será lo más útil para que puedas seguir un estilo de vida a favor de tu migraña. También te ahorrará mucho dinero. Incluí recetas frías y calientes aquí, desde sopas hasta ensaladas y sándwiches. Una vez que estés comiendo la cena en el plan, todas las sobras de la cena pueden volverse el desayuno o la comida del día siguiente.

- Ensalada de pollo o pavo, 275
- Sopa fría de jitomate y albahaca, 276
- Chili de pavo, 277
- Tacos de pescado picantes, 279
- Hamburguesas de picadillo, 282
- Ensalada provenzal de garbanzos, 284
- Sopa de calabaza mantequilla, 286
- Sopa picante de col rizada y chícharos, 288
- Ensalada de papa y tres leguminosas, 291
- Ensalada de atún o salmón, 293

Ensalada de pollo o pavo

Rinde 4 porciones

Tiempo de cocción: 5-8 minutos

Tiempo de preparación: 10 minutos

Tiempo pasivo: 10 minutos

Si tienes sobras de pollo o pavo, éste es el vehículo perfecto para convertirlas en tu comida de varios días. Puedes comerlo con pan sin gluten o encima de un tazón de hojas verdes. Yo le añado zanahoria por lo dulce y porque me encantan los platillos de un solo plato que proveen una nutrición equilibrada. Siempre estoy buscando nuevas maneras de introducir más porciones de verduras a mi vida.

½ taza (60 gramos) de semillas de calabaza crudas
220 gramos de pavo o pollo cocido, sin sal añadida
1 taza de uvas rojas, cortadas a la mitad
2 tallos de apio rebanados finamente
1 zanahoria pelada y rallada (opcional)
¼ de taza (55 gramos) de mayonesa orgánica sin soya, más la necesaria

■ **Presupuesto:** muy

1. Tuesta las semillas de calabaza en una sartén seca sobre fuego medio durante 5 u 8 minutos, o hasta que se doren. Quita del fuego y deja que se enfríen durante 10 minutos.
2. Corta la carne en cubos y pásala a un tazón mediano.
3. Añade las semillas de calabaza tostadas junto con el resto de los ingredientes y revuelve bien. Añade mayonesa adicional si es necesario hasta que alcance la consistencia que prefieras.
4. Sirve de inmediato o refrigera hasta por 3 días.

Nota del chef: La mayonesa ideal se prepara con aceite de oliva ligero y no contiene aceite de soya ni aditivos, como carragenina. Esta ensalada es magnífica sobre hojas verdes o sobre un pan tostado sin gluten.

Por porción (usando pollo y sin zanahoria): 16 gramos de proteína, 13 gramos de carbohidratos, 7 gramos de grasa, 1 gramo de grasa saturada, 180 miligramos de sodio, 381 miligramos de potasio, 1 gramo de fibra.

Sopa fría de jitomate y albahaca

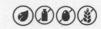

Rinde 6 porciones

Tiempo de cocción: 1 minuto

Tiempo de preparación: 10 minutos

Tiempo pasivo: N/A

Ésta es una de esas recetas que dependen de ingredientes frescos de gran calidad, más que de otra cosa. Si ignoras esta nota y usas jitomates del supermercado, pensarás que esta receta es terrible. Te lo advertí. En cambio, usa jitomates caseros u orgánicos. Lo mismo con el pimiento morrón. Si debes prepararla cuando no estén disponibles jitomates de verano, compra los jitomates cherry orgánicos más rojos y felices que puedas encontrar, pues tienen el mejor sabor todo el año.

1 pimiento morrón rojo, amarillo o naranja
3 jitomates maduros grandes, 450 gramos aproximadamente
3 cucharadas (45 mililitros) de aceite de oliva extra virgen
2 cucharadas de vinagre blanco
2-3 hojas de albahaca fresca, más otras para decorar
¼ de cucharadita de pimienta negra recién molida
Crema espesa o leche de coco, para servir (opcional)

■ **Presupuesto:** muy

5. Desvena el pimiento y quita las semillas a los jitomates.
6. Mete todo, excepto la crema espesa y la albahaca para decorar, en la licuadora y licua hasta que adquiera una consistencia suave.
7. Refrigera la licuadora (tapada) hasta que esté muy fría.
8. Sácala del refrigerador y sirve la sopa en tazones. Decora con las hojas de albahaca y sirve una cucharada de crema espesa si la vas a usar.
9. Guarda en refrigeración hasta por 3 días. No la congeles.

Nota del chef: Una vez que hayas probado el vinagre balsámico blanco y sepas que no es un precursor para ti, úsalo en lugar del vinagre blanco, ya que tiene más sabor.

Por porción: 1 gramo de proteína, 5 gramos de carbohidratos, 7 gramos de grasa, 1 gramo de grasa saturada, 6 miligramos de sodio, 260 miligramos de potasio, 1 gramo de fibra.

Chili de pavo

Rinde 6 porciones

Tiempo de preparación: 15 minutos

Tiempo de cocción: 45 minutos

Tiempo pasivo: N/A

He preparado este chili tantas veces con tantas variantes, que ya no necesito una receta. Lo he preparado vegano, vegetariano, con carne y con una variedad de leguminosas. Adapté la receta para el plan al omitir un manojo de cebollitas de cambray por una cebolla normal y quitando la sal. Las alubias son tradicionales en el chili, pero también puedes probar frijoles negros aprobados en el plan, los cuales le dan una textura más cremosa. Añadir un toque de dulzor hace magia por este chili, así que no te saltes ese paso. Esta receta está probada y aprobada para los esposos, perfecta para una cena el fin de semana o en el otoño, y puedes empacarla para comer también.

- 1 cucharada de aceite de oliva extra virgen orgánico
- 1 manojo de cebollitas de cambray picadas
- 2 zanahorias grandes picadas
- 2 dientes de ajo picados finamente
- 450 gramos de pavo molido
- 2 cucharadas de chile en polvo
- ½ cucharadita de chipotle en polvo
- 800 gramos de jitomates de lata machacados o picados, sin sal añadida
- 2 latas (de 425 gramos) de alubias sin sal añadida o frijoles negros, colados y enjuagados
- 1 pimiento morrón rojo, picado
- 1 cucharadita de jarabe de maple puro o la stevia equivalente a 1 cucharadita de azúcar

■ **Presupuesto:** muy

1. Calienta el aceite en una sartén grande profunda sobre fuego medio-alto. Agrega las cebollitas de cambray y las zanahorias, y saltéalas durante 5 minutos, ajustando la flama si es necesario para evitar que las verduras se quemen.

2. Agrega el ajo y cocínalo 1 minuto.
3. Agrega la carne molida y cocínala, separándola con una cuchara, alrededor de 10 minutos o hasta que se dore y ya no esté rosa.
4. Integra el chile en polvo y el chipotle en polvo, y cocina 1 minuto más.
5. Agrega los ingredientes restantes y mezcla bien. (No necesitas saltear el pimiento morrón).
6. Sube la flama a fuego alto y hierve el chili. Luego baja la flama a fuego lento y déjalo hervir, tapado, durante 30 minutos. Cocina hasta 1 hora para obtener un sabor más intenso.
7. Sirve de inmediato, guarda en refrigeración hasta por 5 días o congélalo en porciones para la comida.

Nota del chef: Puedes usar una lata de cada tipo de frijoles o dos latas de un solo tipo. Una persona que probó la receta sustituyó el pavo molido por pollo molido con excelentes resultados. Si eres vegano, sólo omite la carne; aun así, sabrá de maravilla. Me gusta servirlo con una ensalada verde aparte. Omite el chipotle en polvo si a tu familia o a ti no les gusta la comida picante.

Por porción: 28 gramos de proteína, 44 gramos de carbohidratos, 10 gramos de grasa, 2 gramos de grasa saturada, 132 miligramos de sodio, 1 229 miligramos de potasio, 3 gramos de fibra.

Tacos de pescado picantes

Rinde 2 porciones

Tiempo de preparación: 15 minutos

Tiempo de cocción: 8 minutos

Tiempo pasivo: N/A

Me mudé a San Diego de Chicago en 1997. Llevaba casi seis meses aquí cuando mi amigo Pete sugirió ir a Rubio's a comer. Yo dije: "¿Qué es Rubio's?" Pete dijo: "¡Espera un minuto! ¿No has comido tacos de pescado?" Tuve que admitir que nunca había escuchado hablar de tacos de pescado. Se tomó la decisión y nos dirigimos al restaurante que prácticamente puso de moda los tacos de pescado. Antes de eso, los conocían principalmente los surfistas que visitaban Baja California y los comían en la playa. Esta versión está "empanizada" sin gluten, no tiene una masa de cerveza y se fríen en sartén, no en fritura profunda. Así que todavía puedes probar el pescado crujiente con un poco de picante, el aderezo tradicional de col y una salsa picante de mayonesa. ¡Hora de surfear, hermano!

¼ de taza (30 gramos) de harina de arroz blanco dulce
   o harina de coco
2 cucharadas de leche de coco de lata light o entera
1 cucharadita de chile en polvo
¼ de cucharadita de chipotle o chile en polvo
¼ de cucharadita de comino molido
350 gramos de pescado blanco firme, como tilapia, halibut, bacalao
   o atún
2 cucharadas de aceite de coco extra virgen orgánico
¼ de taza (5 gramos) de mayonesa orgánica, baja en sodio, sin soya
1 cucharada de salsa picante (página 359)
½ cucharadita de ajo en polvo
1-2 cucharadas (15-30 mililitros) de leche entera, leche de cáñamo
   (página 341) o leche de coco
4 tortillas de maíz pequeñas
1 taza (55 gramos) de col china picada finamente

■ **Presupuesto:** moderado

1. Acomoda tres tazones poco profundos o platos. Llena el primer tazón con la mitad de la harina, el segundo tazón con la leche de coco y el tercer tazón con el resto de la harina más el chile en polvo, el chipotle en polvo y el comino. Mezcla la harina y las especias con un tenedor hasta que esté de un solo color.

2. Corta el pescado transversalmente en trozos de 2.5 centímetros. Seca el pescado con un trapo de cocina limpio o una toalla de papel.

3. Sumerge 1 pieza en la harina sin sazonar, cubriendo por todos lados para darle una capa ligera. Esto ayuda a que la leche se adhiera al pescado. Después sumerge el pescado enharinado en la leche de coco y deja que escurra un poco. La leche de coco ayuda a que el empanizado se adhiera. Por último, mete el pescado en la mezcla de harina sazonada y cubre por todas partes uniformemente. Deja el pescado cubierto en un plato. Repite este proceso hasta que todos los trozos de pescado estén cubiertos.

4. Añade el aceite de coco a una sartén grande antiadherente sobre fuego medio-alto. Mueve la sartén para cubrir toda la superficie y caliéntala hasta que el aceite empiece a brillar.

5. Añade los filetes de pescado y cocínalos 1½ o 2 minutos. Para los filetes muy gruesos, cocina los demás bordes alrededor de 1 minuto o hasta que estén dorados y crujientes. Mantenlos calientes.

6. Mientras se cocina el pescado, prepara la salsa: revuelve la mayonesa, la salsa picante y el ajo en polvo. Añade suficiente leche para preparar una salsa líquida. Reserva.

7. Mientras se cocina el pescado, calienta una parrilla o una sartén de hierro sobre fuego medio-alto. Agrega las tortillas, usando pinzas, hasta que estén ligeramente doradas por ambos lados. Otra opción es calentar las tortillas sobre la flama directa.

8. En platos para servir, carga cada tortilla con un cuarto de los pescados empanizados y la col. Decora cada taco con la salsa y sirve de inmediato.

Nota del chef: Mientras que los tacos de pescado tradicionales se sirven con col blanca o morada, yo prefiero el sabor más suave de la col china. Si buscas una opción sin granos y baja en carbohidratos, usa una hoja de col china completa en lugar de la tortilla (no es necesario tostarla). Una persona que probó la receta marinó la col picada en la salsa mientras cocinaba el pescado. Una vez que hayas probado el limón y estés seguro de que no es un precursor para ti, añade el jugo de un limón a la salsa.

Por porción (usando tilapia, harina de arroz blanco y leche de coco entera, excluyendo las tortillas): 38 gramos de proteína, 21 gramos de carbohidratos, 33 gramos de grasa, 19 gramos de grasa saturada, 347 miligramos de sodio, 725 miligramos de potasio, 2 gramos de fibra.

✶ LA ESTRELLA DE LAS ESPECIAS DE STEPHANIE: **CHILE EN POLVO**

El chile en polvo se hace a partir de chiles secos (por lo general no picantes), añadiendo ajo, orégano, comino, cilantro y clavo de olor. Dado que no es picante, usas usa cantidad grande en una receta (como 2 cucharadas en esta receta) para dar ricas capas de sabor ahumado. No confundas el chile en polvo con la pimienta cayena o el chipotle en polvo, ambos hechos de chiles secos picantes. Esas especias picantes se utilizan en cantidades mucho más pequeñas, como ¼ de cucharadita.

Hamburguesas de picadillo

Rinde 5 porciones

Tiempo de preparación: 15 minutos

Tiempo de cocción: 45 minutos

Tiempo pasivo: N/A

Mi familia siempre ha cenado los domingos después de la iglesia, una cena formal, sentados, con carne al horno, verduras, algún almidón y un postre. Los domingos en la noche eran la única noche a la semana donde nos sentíamos con un poco más de libertad, preparando comidas menos tradicionales y definitivamente menos balanceadas. Estoy hablando de salchichas rellenas de queso, envueltas en masa y cocidas en el horno eléctrico. Las hamburguesas de picadillo eran uno de los platillos favoritos para el domingo en la noche, las cuales aprendí a preparar en mi adolescencia, añadiendo cátsup a la carne molida. Esta versión añade hongos para acompañar la carne de alta calidad y casi no incluye azúcar. Las hamburguesas de picadillo tienen que ser un poco dulces o no son hamburguesas de picadillo. Disfrútalas en cualquier noche con muchas servilletas. Y una ensalada. Empaca un contenedor para el microondas para el trabajo; tuesta el pan justo antes de comer. Quienes probaron la receta dijeron que era "comida chatarra deliciosa y saludable", "mejor de lo que recuerdo como niño".

450 gramos de carne de res molida de libre pastoreo, 85% magra

25 gramos de hongos cremini, shiitake o champiñones

3 dientes de ajo

1 manojo (125 gramos) de cebollitas de cambray rebanadas finamente

115 gramos de pasta de tomate sin sal añadida

1 cucharada de melaza

2 cucharaditas de vinagre blanco

Stevia equivalente a 2 cucharadas de azúcar

1 cucharadita de orégano seco

1 cucharadita de páprika ahumada

½ cucharadita de pimienta negra recién molida, o al gusto

1 chorrito de salsa picante (página 359) o salsa comercial, o al gusto (opcional)

10 rebanadas de pan sin gluten o 5 hojas grandes de col rizada, para servir

■ **Presupuesto:** moderado

1. Calienta una sartén profunda antiadherente o de hierro sobre fuego medio.
2. Añade la carne de res y cocínala hasta que esté ligeramente dorada y ya no esté rosa, alrededor de 10 minutos.
3. Pasa la carne de res cocida a un plato cubierto con toallas de papel y reserva. Guarda la salsa de la sartén y caliéntala a fuego medio.
4. Limpia los hongos con toallas húmedas para eliminar cualquier residuo de tierra. Córtalos en cuartos y añádelos junto con el ajo a un procesador de alimentos con la cuchilla S. Pulsa unas cuantas veces, hasta que los hongos y el ajo estén troceados. Otra opción es picarlos a mano en trozos pequeños.
5. Añade los hongos y el ajo picados a la sartén con el líquido de la carne y saltéalos durante 10 minutos.
6. Añade las cebollas rebanadas a la sartén y cocínalas, moviendo frecuentemente durante 5 minutos. Cuando las verduras estén doradas, añade la carne cocida, la pasta de tomate, la melaza, el vinagre, la stevia, el orégano, la páprika, la pimienta y la salsa picante si la usas. Revuelve bien para mezclar. Si la mezcla se ve seca, llena toda la lata de pasta de tomate con agua filtrada y agrégala a la sartén, moviendo bien para mezclar.
7. Baja la flama a fuego lento, tapa parcialmente la sartén y déjala hervir entre 20 y 30 minutos. Prueba y añade más pimienta o salsa picante si es necesario. Quita del fuego.
8. Sirve entre 2 rebanadas de pan sin gluten o sobre hojas de col rizada.

Nota del chef: Una persona que probó la receta usó pollo molido en lugar de carne de res molida. Ésta es una de esas recetas que utiliza una pequeña cantidad de azúcar en la forma de melaza para lograr un sabor específico. Si deseas añadir sal de mar, prepara tu sándwich y luego esparce un poco encima de la mezcla de carne.

Por porción (sin pan ni salsa picante): 20 gramos de proteína, 15 gramos de carbohidratos, 14 gramos de grasa, 5 gramos de grasa saturada, 100 miligramos de sodio, 963 miligramos de potasio, 3 gramos de fibra.

Ensalada provenzal de garbanzos

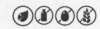

Rinde 8 porciones

Tiempo de preparación: 10 minutos

Tiempo de cocción: 40 minutos

Tiempo pasivo: 12 horas

Pasamos mi cumpleaños número 50 en Provenza, un sueño de toda la vida. Mi amiga Ángela nos mostró el mercado de granjeros de Tarascón y nos preparó un almuerzo increíble. Esta sencilla receta es uno de los múltiples platillos que se quedaron en mi recuerdo después de ese día soleado.

2 tazas (250 gramos) de garbanzos secos
4 tazas (1 litro) de agua filtrada
3 cebollitas de cambray (65 gramos)
1 manojo (50 gramos) de perejil fresco
1 diente de ajo
½ taza (125 mililitros) de aceite de oliva extra virgen orgánico
2 cucharadas de vinagre blanco (ve la nota del chef)
1 cucharadita de mostaza en polvo
Pimienta negra recién molida, al gusto

■ **Presupuesto:** muy

1. Remoja los garbanzos en suficiente agua filtrada para cubrirlos durante 12 horas (toda la noche). Cuélalos y enjuágalos.
2. Añade los garbanzos y 4 tazas de agua filtrada a una olla pesada. Caliéntala a fuego alto y deja que hierva. Baja la flama a fuego medio-bajo y déjala hervir, tapada, durante 30 minutos. Pruébalos; los garbanzos deben estar suaves, pero no blandos. Si todavía no están suaves, sigue cociéndolos y pruébalos otra vez después de 10 minutos.
3. Quita la olla del fuego, cuela los garbanzos y enjuágalos con agua fría. Asegúrate de que estén totalmente escurridos antes de pasarlos a un tazón para servir. Reserva.
4. Quita las raíces y las puntas de las cebollitas de cambray y pícalas finamente. Remoja las cebollitas en agua con hielo durante 10 minutos para reducir su sabor, luego cuélalas muy bien.

5. Quita los tallos y pica finamente el perejil. Reserva.
6. Machaca el ajo o pícalo finamente, y luego añádelo a un frasco con una tapa hermética. Agrega el aceite de oliva, el vinagre y la mostaza, y agítalo hasta que emulsione.
7. Agrega el perejil y la cebolla colada al tazón con los garbanzos. Vierte el aderezo encima y revuelve para combinar. Prueba y agrega pimienta negra al gusto.

Nota del chef: Una vez que hayas probado el vinagre de vino blanco y estés seguro de que no es un precursor de migraña para ti, úsalo en lugar del vinagre blanco para un sabor más suave. La mostaza preparada no está en el plan porque está fermentada y es alta en sodio, así que sustituimos con mostaza seca. Si nunca has cocido leguminosas secas antes, por favor inténtalo. Realmente mejora el sabor de esta ensalada cocinarlas desde cero. También puedes cocer los garbanzos en una olla exprés para tener mejores resultados. Si usas garbanzos de lata, usa dos latas (de 450 gramos), cuélalos y enjuágalos bien.

Por porción (asumiendo que se consume ⅛ del aderezo con cada porción): 4 gramos de proteína, 12 gramos de carbohidratos, 15 gramos de grasa, 2 gramos de grasa saturada, 4 miligramos de sodio, 150 miligramos de potasio, 3 gramos de fibra.

Sopa de calabaza mantequilla

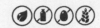

Rinde 4 porciones

Tiempo de preparación: 20 minutos

Tiempo de cocción: 50 minutos

Tiempo pasivo: N/A

La calabaza al horno es una base deliciosa para una sopa sustanciosa y cremosa. Hornéala completa en una charola para que sea más fácil.

1 calabaza mantequilla pequeña (450 gramos)
Aceite de oliva extra virgen orgánico para untar la calabaza
1 papa blanca mediana
2 tazas (500 mililitros) de caldo de pollo
     o de verduras bajo en sodio
1 cucharadita de páprika ahumada
¼ de cucharadita de comino molido
⅛ de cucharadita de chipotle en polvo
½ taza (60 gramos) de semillas de calabaza crudas
8 hojas de salvia fresca

■ **Presupuesto:** muy

1. Precalienta el horno a 180 °C.
2. Para hornear la calabaza mantequilla, corta cada extremo y luego corta la calabaza a lo largo. Usa una cuchara para sacer y desechar las semillas.
3. Rocía los cortes con aceite en spray o unta aceite. Acomoda la calabaza con los cortes hacia abajo sobre una charola para hornear con borde. Pica cada mitad con un tenedor dos o tres veces.
4. Hornéala durante 45 minutos o hasta que esté suave y tierna.
5. Sácala del horno. Saca la carne con una cuchara y pásala a un tazón grande. Reserva.
6. Corta la papa en cubos pequeños. Métela en un contenedor para microondas y cúbrela con agua. Cuécela en el microondas hasta que esté suave, revisando después de 7 minutos. Cuélala.
7. Pasa la calabaza, la papa, el caldo, la páprika, el comino y el chipotle en polvo a la licuadora y lícualos hasta que adquieran una consistencia suave. Si usas un bastón de inmersión, pasa todos

los ingredientes a un tazón profundo y lícualos. Pasa la sopa licuada a una olla grande sobre fuego lento para calentarla.

7. Mientras se calienta la sopa, añade las semillas de calabaza a una sartén seca sobre fuego medio y tuéstalas durante 10 minutos, o hasta que empiecen a dorarse. Reserva.

8. Rocía ligeramente con aceite o spray una sartén, luego sube la flama a fuego medio-alto, añade las hojas de salvia y fríelas ligeramente de cada lado hasta que estén crujientes. Quítalas del fuego.

9. Cuando esté caliente, sirve la sopa en cuatro tazones individuales. Decora con las hojas de salvia crujientes y las semillas de calabaza tostadas, y sirve de inmediato.

Nota del chef: Puedes sustituir la papa blanca con nabo, camote o manzana gala. Una persona que probó la receta usó curry en polvo en lugar de comino.

Por porción: 14 gramos de proteína, 28 gramos de carbohidratos, 13 gramos de grasa, 2 gramos de grasa saturada, 50 miligramos de sodio, 967 miligramos de potasio, 5 gramos de fibra.

Sopa picante de col rizada y chícharos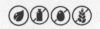

Rinde 8 porciones

Tiempo de preparación: 15 minutos

Tiempo de cocción: 2 horas

Tiempo pasivo: N/A

Por algún motivo siempre he odiado la sopa de chícharos deshidratados verdes y me encanta la sopa de chícharos deshidratados amarillos. No tengo idea por qué. El sabor es ligeramente distinto y el color de los chícharos amarillos sólo es un poco mejor. Pero si nunca has comido sopa de chícharos amarillos, prueba esta receta. Se prepara en muy poco tiempo y rinde lo suficiente para congelar. Aunque las lentejas no están en el plan, los chícharos sí, dándoles a los vegetarianos y veganos unas cuantas opciones más de proteína hasta que puedan probar más leguminosas. La col rizada contiene 45 flavonoides antiinflamatorios distintos, una grasa omega-3 y altos niveles de vitamina K. Esta sopa también se puede servir sobre arroz integral cocido, quinoa o mijo para una comida más suculenta.

450 gramos de chícharos deshidratados amarillos

1 cucharada de curry en polvo

1 cucharadita de semillas de comino

1 cucharadita de semillas alholva

1 cucharadita de semillas de cilantro

½ cucharadita de semillas de mostaza

½ cucharadita de semillas de hinojo

½ cucharadita de vainas enteras de cardamomo

1 cucharada de aceite de oliva extra virgen orgánico

1 manojo (125 gramos) de cebollitas de cambray
  rebanadas finamente

2 dientes de ajo picados finamente

6 tazas (1.5 litros) de caldo de pollo o de verduras
  bajo en sodio

425 gramos de jitomates asados enlatados, sin sal añadida

450 gramos de col rizada con tallos, picada en trozos
  de 3 centímetros

■ Presupuesto: muy

1. Limpia los chícharos para quitar cualquier piedra o alguno que esté magullado. Enjuágalos en un colador.
2. Añade las especias a una sartén pequeña, seca, sobre fuego medio y tuéstalas alrededor de 5 minutos, hasta que suelten su aroma. Reserva.
3. En una olla grande de sopa, calienta el aceite sobre fuego medio. Añade las cebollitas y el ajo, y saltéalos 5 minutos.
4. Agrega las especias tostadas, revuelve y déjalo 2 minutos más.
5. Si se pega alguna especia al fondo de la sartén, usa un poco del caldo para hervirlo y pasarlo a la olla. Agrega los jitomates, el caldo restante, los chícharos y la col rizada a la olla y revuelve para mezclar. Deja que hierva.
6. Revuelve otra vez, tapa la olla y baja la flama a fuego lento. Déjala hervir durante 2 horas o hasta que los chícharos estén suaves. Si usas chícharos prerremojados (ve la nota del chef), revisa el contenido de la olla después de 60 minutos. Quita del fuego.
7. Pasa la sopa a 8 tazones individuales y sirve de inmediato, o deja que se enfríe y guárdala en el refrigerador. Congela porciones individuales para usarlas en la comida o en la cena.

Nota del chef: Si no puedes encontrar jitomates asados de lata, puedes usar jitomates picados de lata (sin sal añadida). También puedes sustituir los chícharos deshidratados amarillos por chícharos chinos. Si no tienes todas las especias, busca tiendas que vendan las especias a granel y compra una pequeña cantidad de cada una. Si tienes las especias molidas, usa la mitad de cada una. Si te falta una o dos especias, está bien. Un análisis nutricional reciente descubrió que casi todo el potasio en la col rizada se encuentra en el tallo. Nuestra dieta tiende a ser muy baja en potasio, así que yo incluyo los tallos en todas mis recetas. Para bajar todavía más el sodio, usa caldo de pollo casero, sin sal. Para recortar el tiempo de cocción, remoja los chícharos la noche anterior en agua filtrada, cuélalos y enjuágalos.

Por porción: 19 gramos de proteína, 44 gramos de carbohidratos, 1 gramo de grasa, 0 gramos de grasa saturada, 455 miligramos de sodio, 1 122 miligramos de potasio, 17 gramos de fibra.

★ LA ESTRELLA DE LAS ESPECIAS DE STEPHANIE: **SEMILLAS DE CILANTRO**

En otros países llaman al cilantro coriandro fresco. Pasaron años antes de que supiera que las semillas de coriandro, utilizadas frecuentemente en los currys de la India, crecen para convertirse en la planta que llamamos cilantro. Las semillas de cilantro se han utilizado durante siglos; se descubrieron algunas en tumbas egipcias que datan del año 960 a.C. ¡Tengan cuidado los que odian el cilantro! Las semillas no saben como el cilantro, sino que le dan a la comida un sabor parecido al limón, la salvia y el comino.

Ensalada de papa y tres leguminosas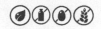

Rinde 12 porciones

Tiempo de cocción: 20 minutos

Tiempo de preparación: 10 minutos

Tiempo pasivo: 10 minutos

Servido sobre hojas verdes, este platillo representa una comida completa. Añade la stevia opcional para tener un sabor más parecido a la versión delicatessen.

- ½ taza (120 mililitros) de jugo de manzana o sidra sin azúcar añadida
- 1 lata (de 450 gramos) de alubias rojas sin sal añadida
- 1 lata (de 450 gramos) de habas amarillas sin sal añadida
- 1 lata (de 450 gramos) de garbanzos sin sal añadida
- 1 papa roja, más al gusto
- 1 cebollita de cambray picada finamente
- ¼ de taza (60 mililitros) de aceite de oliva extra virgen orgánico
- 2 cucharadas de vinagre blanco (ve la nota del chef)
- 1 cucharadita de pimienta negra
- Stevia equivalente a 1 cucharadita de azúcar (opcional)

■ **Presupuesto:** muy

1. Agrega la sidra a una olla pequeña sobre fuego medio. Hiérvela y baja la flama a fuego lento para dejarla hervir alrededor de 10 minutos, o hasta que el líquido se haya reducido a 2 cucharadas. Quita del fuego y espera a que se enfríe.
2. Cuela los ingredientes enlatados muy bien y déjalos en el colador para que escurran mientras preparas el resto del platillo.
3. Pica finamente la papa y enjuágala tres veces para eliminar el almidón. Pásala a un tazón para microondas con suficiente agua para cubrirla. Cocínala durante 10 minutos o hasta que esté suave. Puedes hervirla también.
4. Cuela la papa inmediatamente y enjuágala con agua fría para detener el proceso de cocción.
5. Añade la cebolla a 1 taza de agua con hielo durante 10 minutos para disminuir el sabor. Cuélala muy bien.

6. Para preparar el aderezo, añade la sidra reducida, el aceite, el vinagre, la pimienta blanca y la stevia si la usas a un frasco de vidrio limpio con tapa hermética, y agita para emulsionar.

7. Añade las leguminosas coladas, los garbanzos, la papa y la cebolla a un tazón grande y revuelve. Vierte alrededor de la mitad del aderezo encima. Revuelve bien para cubrir; los sabores se intensificarán mientras se marina.

8. Sirve a temperatura ambiente o frío. Refrigera hasta por 5 días.

Nota del chef: Si ya probaste el vinagre de manzana y no es un precursor para ti, siéntete libre de sustituir el vinagre blanco por este sabor más suave. También puedes usar 450 gramos de cada leguminosa cocida si no quieres usar enlatadas. Guarda el aderezo sobrante en el refrigerador; se conserva bien alrededor de 5 días y es delicioso para ensaladas.

Por porción: 7 gramos de proteína, 24 gramos de carbohidratos, 6 gramos de grasa, 0 gramos de grasa saturada, 5 miligramos de sodio, 385 miligramos de potasio, 6 gramos de fibra.

Ensalada de atún o salmón

Rinde 2 porciones

Tiempo de cocción: N/A

Tiempo de preparación: 2 minutos

Tiempo pasivo: N/A

Cuando me diagnosticaron había estado comiendo una dieta vegetal durante cuatro años. Fue una transición difícil volver a comer productos animales, algo que no tomé a la ligera. Empezamos con huevos locales, de la granja de un amigo, y atún salvaje enlatado. Hay cierta discusión sobre si el pescado enlatado es alto en tiramina o si es un precursor de migraña. Yo no he tenido problemas con el atún o el salmón de Alaska en agua, sin sal añadida. Esta ensalada es una comida rápida y sencilla servida sobre una ensalada grande.

- 1 lata (115 gramos) de atún o de salmón de Alaska, sin sal añadida, enjuagada y colada
- 3 cucharadas (45 gramos) de mayonesa sin soya, baja en sodio, orgánica
- 1 cucharadita de sazonador Old Bay, bajo en sodio, o sazonador para pescados

■ **Presupuesto:** muy

1. Mezcla todo en un tazón grande.
2. Sirve de inmediato o refrigera hasta por 2 días.

Nota del chef: Las personas que probaron la receta se pusieron creativas y añadieron apio y pimiento morrón rojo picados finamente. Me gusta comerlo sobre una cama de hojas verdes, un pastel de arroz o una rebanada de pan sin gluten, bajo en sodio.

Por porción (usando salmón): 13 gramos de proteína, 1 gramo de carbohidratos, 14 gramos de grasa, 2 gramos de grasa saturada, 121 miligramos de sodio, 218 miligramos de potasio, 0 gramos de fibra.

✴ LA ESTRELLA DE LAS ESPECIAS DE STEPHANIE: **OLD BAY O SAZONADOR PARA PESCADOS**

El sazonador Old Bay es de la zona de Chesapeake Bay, en Maryland. Es dinamita sobre los pescados y mariscos, y se utiliza tradicionalmente para hervir cangrejo. Busca versiones bajas en sodio de esta mezcla de especias para disfrutar su sabor único y mejorar tu ensalada, o esparcir sobre los paquetes de pescado al horno (página 300).

Cena

El cambio final en el plan es modificar las cenas en la semana 7. Cualquiera de estas recetas se puede comer en el desayuno o la comida también. Creé varios platillos de pollo sencillos, dos con pescado, dos con cerdo, pastel de carne y un par de opciones vegetarianas, así como algunos acompañamientos suculentos.

- Pollo glaseado con maple y ajonjolí, 296
- Cacciatore de pollo, 298
- Paquetes de pescado al horno, 300
- Pastel de carne, 302
- Pasta con salsa de vodka y garbanzos, 305
- Carnitas de cerdo con durazno, 307
- Guisado de verduras y quinoa, 309
- Pastelitos de salmón y papa, 311
- Crema de callos de hacha y elote, 313
- Chuletas de cerdo especiadas con camote al horno y salsa de arándano y pera, 316
- Papas cremosas con chiles asados, 319
- Salteado picante de col rizada y acelgas, 321
- Ensalada de bistec y verduras al horno, 323
- Arroz salvaje y zanahorias, 326

Pollo glaseado con maple y ajonjolí

Rinde 4 porciones

Tiempo de preparación: 25 minutos

Tiempo de cocción: 45-50 minutos

Tiempo pasivo: ½-8 horas

Este glaseado tipo oriental se acerca al teriyaki sin ser tan dulce y pegajoso. Este platillo aparece en la portada, junto con el arroz salvaje y zanahorias (página 326), y el salteado picante de col rizada y acelgas (página 321).

1 manojo de cebollitas de cambray

2 cucharadas de vinagre blanco (ve la nota del chef)

2 cucharadas de jarabe de maple puro

2 cucharadas de aceite de ajonjolí tostado

2 dientes de ajo

1 cucharadita de páprika ahumada

1 cucharadita de ajo en polvo

½ cucharadita de jengibre molido

0.8-1 kilogramo de muslos de pollo sin hueso,
    sin piel (5-6 muslos)

1 cucharada de aceite de coco

2 cucharadas de semillas de ajonjolí tostadas en seco

■ **Presupuesto:** muy

1. Quita las raíces y las puntas de las cebollitas de cambray. Corta las partes blancas en trozos y lícualas. Rebana finamente las partes verdes y reserva.
2. Para preparar la marinada, agrega el vinagre, el jarabe de maple, el aceite de ajonjolí tostado, el ajo, la páprika ahumada, el ajo en polvo y el jengibre a la licuadora y lícualos junto con la parte blanca de las cebollitas, hasta que adquiera una consistencia suave.
3. Pasa el pollo a un tazón grande. Vierte la marinada sobre el pollo. Tapa el tazón con plástico y déjalo marinar en el refrigerador al menos 30 minutos o toda la noche.

4. Calienta el aceite de coco en una sartén antiadherente con tapa sobre fuego medio, hasta que empiece a brillar. Agrega los muslos de pollo y cocínalos 5 minutos de cada lado, o hasta que se doren.

5. Rocía la marinada que queda en el tazón sobre el pollo y esparce las cebollitas rebanadas, moviendo para cubrir el pollo. Luego, tapa parcialmente la sartén y baja la flama a fuego medio-bajo. Déjalo 10 minutos, voltea el pollo y cocínalo 10 minutos más. Deja una pequeña abertura entre la tapa y la sartén para que salga un poco del vapor.

6. Quita la tapa para revisar que el pollo esté cocido. Déjalo sólo hasta que esté cocido, ya sea revisando con un termómetro de carne que esté a 74 °C o cortándolo. Esparce las semillas de ajonjolí encima. Quita del fuego.

7. Sirve de inmediato o guarda en el refrigerador hasta por 3 días.

Nota del chef: Usa pollo sin piel para esta receta, pues este método de cocción no te dará una piel crujiente. Si no estás seguro sobre el aceite de ajonjolí, empieza con 1 cucharada y pruébalo.

Por porción: 46 gramos de proteína, 11 gramos de carbohidratos, 18 gramos de grasa, 3 gramos de grasa saturada, 196 miligramos de sodio, 681 miligramos de potasio, 2 gramos de fibra.

Cacciatore de pollo

Rinde 8 porciones   Tiempo de cocción: 45-90 minutos

Tiempo de preparación: 15 minutos   Tiempo pasivo: N/A

Las personas que probaron la receta y yo trabajamos muy duro en esta ocasión para lograr el sabor correcto sin añadir sal. La preparé cinco o seis veces antes de enviársela a otros. También queríamos que el platillo fuera fácil de preparar, así que ve mis sugerencias en la nota del chef para acelerar el proceso. La pasta sin gluten se pega más que la pasta de trigo, así que añadí un poco de aceite de oliva al agua de cocción. Me di cuenta de que añadir el ajo y las hojuelas de chile de árbol le daban un maravilloso sabor a la pasta sin sal. Una persona que la probó la preparó en una olla de cocción lenta siguiendo los pasos 1 y 2, sólo dorando la carne en el paso 3 y luego cocinando la salsa durante 3 horas en alto. Otra persona dijo: "A mi marido italiano, que es muy exigente con la comida italiana, ¡le encantó!"

- 2 pimientos morrones rojos, asados y pelados, o 1 frasco (340 gramos) de pimiento rojo asado, colado y enjuagado (ve la nota del chef)
- 1 lata (800 gramos) de jitomates enlatados sin sal añadida
- 2 cucharadas de aceite de oliva extra virgen orgánico, y más para la pasta
- 225 gramos de hongos cremini o champiñones, limpios y rebanados finamente
- 4 dientes de ajo picados finamente
- 4 pechugas (de 141-161 gramos) de pollo sin hueso, sin piel, crudas, picadas en cubos
- 4 rebanadas (150 gramos) de tocino picado (opcional)
- ½ cucharadita de pimienta negra recién molida
- ½ cucharadita de romero seco
- ½ cucharadita de albahaca seca
- ½ cucharadita de orégano seco
- 3 hojas de laurel
- 2 dientes de ajo machacados
- ½ cucharadita de hojuelas de chile de árbol
- 225 gramos de pasta sin gluten
- Hojas de albahaca fresca troceadas o perejil finamente picado, para decorar (opcional)

■ **Presupuesto:** moderado

1. Trocea los pimientos asados y añádelos a la licuadora junto con los jitomates enlatados. Pulsa en bajo algunas veces hasta que la salsa sea uniforme, pero se vea de textura martajada. Reserva.
2. Calienta el aceite de oliva en una olla profunda o una sartén de hierro profunda sobre fuego medio. Agrega los hongos y el ajo picado finamente y saltéalos hasta que se doren, alrededor de 7 minutos.
3. Agrega el pollo, el tocino si lo usas, la pimienta negra, el romero, la albahaca, el orégano y las hojas de laurel. Saltéalo hasta que la carne se dore, alrededor de 8 minutos, moviendo ocasionalmente.
4. Vierte la salsa en la olla y déjala hervir. Baja la flama a fuego lento y déjala hervir, sin tapa, al menos 30 minutos (60 a 90 es mejor). La salsa debe estar burbujeando, pero no hirviendo. Quita las hojas de laurel y deséchalas. Deja la salsa en fuego lento mientras cueces la pasta.
5. Cuando la salsa esté lista, calienta una olla grande con agua sobre fuego alto. Rocía un poco de aceite de oliva, agrega el ajo machacado y el chile de árbol. Espera a que hierva. Agrega la pasta y cocínala hasta que esté al dente. Cuela la pasta y desecha los dientes de ajo.
6. Enjuaga la pasta con agua fría rápidamente, luego rocía un poco de aceite de oliva. Mezcla la pasta con el pollo y la salsa en la olla.
7. Sirve decorando con albahaca o perejil si lo usas.

Nota del chef: Revisa la lista de ingredientes de los pimientos rojos asados. Deberían ser bajos en sodio y no tener sulfitos. Usar pimientos de frasco acelera mucho esta receta. Para una opción sin granos, sirve el pollo y la salsa sobre listones de calabacita o tiras de calabaza espagueti cocida. Puedes sustituir la mezcla de romero, albahaca y orégano por 2 cucharaditas de sazonador de hierbas italianas sin sal. Usa hongos ya rebanados para que la preparación sea más rápida.

Por porción (excluyendo el tocino): 12 gramos de proteína, 20 gramos de carbohidratos, 22 gramos de grasa, 3 gramos de grasa saturada, 339 miligramos de sodio, 589 miligramos de potasio, 3 gramos de fibra.

Paquetes de pescado al horno

Rinde 4 porciones

Tiempo de preparación: 5 minutos

Tiempo de cocción: 15 minutos

Tiempo pasivo: N/A

Una de las cosas que preocupan a la gente cuando cocina pescado es si lo cuece de más o de menos. Yo quería una receta a prueba de tontos para este libro, para que fuera más fácil incluir pescado en tu menú al menos una vez a la semana, que es parte de las recomendaciones de la dieta MIND para proteger el cerebro también. Leí sobre cocinar pescado en paquetes de papel pergamino en una revista hace 20 años más o menos. Funcionó de maravilla. Mientras me sentía más cómoda horneando, asando y friendo pescado sin arruinarlo, me olvidé de este método. Lo retomé, recordando lo fácil que era. Le encantó a cada una de las personas que probó la receta, sobre todo por no tener que limpiar nada.

450-675 gramos de filetes de tilapia, bacalao, rodaballo o halibut
   (4 piezas iguales), frescas o congeladas y descongeladas una
   noche antes
4 puñados de hojas de espinaca
Sal de mar fina y pimienta negra recién molida, al gusto
4 cucharadas separadas de mantequilla de libre pastoreo sin sal,
   ghee o aceite de coco extra virgen orgánico
½ cucharadita de eneldo seco
1 zanahoria
1 calabacita
1 pimiento morrón rojo

■ **Presupuesto:** muy

1. Precalienta el horno a 230 °C.
2. Seca el pescado con toallas de papel o trapos de cocina limpios, y reserva.
3. Prepara los paquetes de pergamino cortando cuatro cuadrados de papel pergamino. Crea los cuadrados al doblar el papel en diagonal por lo ancho del rollo, formando un triángulo equilátero y cortando las puntas. Marca el corte diagonal bien antes de abrirlo.

4. Coloca 1 puñado de hojas de espinaca a la izquierda de la línea del doblez. Cubre cada cama de espinacas con 1 filete de pescado, colocándolo a lo largo del doblez. Esparce sal de mar y pimienta negra, luego esparce 1 cucharada de mantequilla en cada porción de pescado. Esparce eneldo encima de todo.

5. Pela la zanahoria, luego ralla tiras delgadas sobre el pescado.

6. Rebana finamente la calabacita, acomodando tiras sobre la zanahoria.

7. Desvena el pimiento morrón y rebánalo finamente, acomodando tiras delgadas sobre la calabacita.

8. Ya deberías tener una montaña de comida en el centro del pergamino, a la izquierda del doblez. Dobla el papel para cerrar. Empieza con la punta más cercana a ti, creando el paquete doblando la punta encima y creando un pliegue sobre otro. Sigue doblando y formando pliegues alrededor de la comida hasta que tengas un paquete en forma de media luna que sea razonablemente hermético.

9. Acomoda los paquetes en una charola para hornear.

10. Mete la charola al horno, sobre la parrilla de centro, y hornéala 15 minutos.

11. Pasa cada paquete a un plato y sirve de inmediato, cortando con cuidado los paquetes para dejar salir el vapor.

Nota del chef: Prepara los paquetes con antelación y refrigéralos hasta que empieces a precalentar el horno. Puedes sustituir las verduras, pero no incluyas papas en los paquetes porque necesitan más tiempo para cocerse. Los champiñones terminan con una textura plástica por el vapor dentro de los paquetes, así que no los recomiendo. Si lo deseas, también puedes cocinar los paquetes en el microondas durante 5 minutos en un horno de alta potencia, o durante 4 minutos en un horno de menor potencia. La textura no es tan agradable, pero funciona. Puedes omitir el eneldo y sustituir la mantequilla con una mezcla de mayonesa o una pequeña cantidad de mostaza seca, para tener un sabor diferente. Este método funciona mejor con pescados blancos, no con los grasosos, como el atún, el salmón o el pez espada.

Por porción (usando tilapia): 47 gramos de proteína, 6 gramos de carbohidratos, 15 gramos de grasa, 9 gramos de grasa saturada, 158 miligramos de sodio, 1091 miligramos de potasio, 2 gramos de fibra.

Pastel de carne

Rinde 8 porciones

Tiempo de preparación: 20 minutos

Tiempo de cocción: 45-60 minutos

Tiempo pasivo: N/A

No estoy segura de qué me encanta más: el pastel de carne, la salsa horneada encima o un sándwich frío de pastel de carne al día siguiente. Dado que la salsa comercial tiende a incluir precursores de migraña, como la cebolla, esta receta incluye una salsa casera. Una porción de la salsa se reserva a la mitad del proceso de cocción y se añade a la mezcla de carne, llenando de sabor al pastel de carne sin un trabajo extra. Las personas que la probaron dijeron que era "deliciosa y sustanciosa", y les encantó sumergir pan sin gluten en la salsa.

Salsa

- 1 cucharada de aceite de coco
- 1 manojo de cebollitas de cambray rebanadas finamente
- 4 chalotes picados finamente
- 2 dientes de ajo picados finamente
- 225 gramos de hongos cremini o champiñones, limpios y rebanados finamente
- 2 cucharadas de aceite de coco extra virgen
- 225 gramos de jitomates cherry troceados
- 1 taza (250 mililitros) de agua filtrada
- 1 lata (170 gramos) de pasta de tomate sin sal añadida
- 1 cucharadita de albahaca seca
- 1 cucharadita de orégano seco

Pastel de carne

- 450 gramos de carne de res de libre pastoreo, molida, o una mezcla de res y cerdo molidos, 85% magra
- 2 huevos
- 1 yema de huevo
- 2 cucharadas de semillas de linaza molidas

■ **Presupuesto:** moderado

Para la salsa

1. Derrite el aceite de coco en una olla profunda sobre fuego medio. Agrega las cebollas, los chalotes y el ajo y saltéalos 5 minutos, o hasta que las verduras empiecen a dorarse.
2. Agrega los hongos y sube la flama a fuego medio-alto. Saltéalos hasta que los hongos se doren, alrededor de 7 minutos.
3. Quita ½ taza de las verduras y reserva para añadirlas a la mezcla de carne.
4. Mezcla los jitomates cherry, el agua, la pasta de tomate y las especias. Añádelas a la olla. Baja la flama a fuego medio-bajo y deja hervir la salsa 15 minutos.
5. Sigue cociendo a fuego bajo mientras se cuece la carne. La salsa debería reducirse hasta que se espese, casi como una pasta.

Para el pastel de carne

1. Precalienta el horno a 180 °C. Cubre un molde para pan con papel pergamino y rocía el papel con aceite en spray. Reserva.
2. En un tazón grande, agrega la carne, los huevos, la yema, las semillas de linaza, las verduras que reservaste y ½ taza de la salsa hirviendo. Revuelve con tus manos o con una cuchara grande hasta que esté bien incorporado. (Revolver de más endurece la carne.)
3. Llena el molde y aplana la superficie con una espátula.
4. Hornéalo durante 45 minutos.
5. Extiende el resto de la salsa espesa encima del pastel de carne y hornéalos otros 15 minutos. El pastel debe verse dorado en los bordes y la salsa debe estar burbujeando.
6. Saca el pastel del horno y déjalo reposar 10 minutos para que se endurezca antes de rebanar. Sirve caliente. Refrigera el pastel de carne sobrante y cómelo caliente o frío en la comida o la cena. Puedes preparar magníficos sándwiches fríos.

Nota del chef: La base de la salsa tiene un doble propósito, también como parte de los ingredientes del pastel de carne. Puedes usar pollo, pavo o cualquier carne molida en esta receta. Si usas moldes pequeños, acomódalos sobre una charola para hornear y déjalos en el horno sólo 15 minutos en el paso 4. Sigue con el paso 5 y 6 como se indica.

Por porción: 15 gramos de proteína, 11 gramos de carbohidratos, 15 gramos de grasa, 7 gramos de grasa saturada, 82 miligramos de sodio, 649 miligramos de potasio, 3 gramos de fibra.

Pasta con salsa de vodka y garbanzos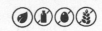

Rinde 8 porciones

Tiempo de preparación: 10-55 minutos

Tiempo de cocción: 25 minutos

Tiempo pasivo: N/A

La receta original, sin vodka, es de Colleen, mi compañera de casa hace muchos años, quien solía cocinar regularmente del libro de Jane Brody, *Good Food Book*. La adapté con los años, añadiendo vodka a esta versión y remplazando la cebolla normal con chalotes. Los garbanzos hacen una salsa cremosa para la pasta, incluso sin los lácteos, y el romero añade un tono herbal, de Toscana, a la salsa.

2 latas (de 425 gramos) separadas de garbanzos sin sal añadida, colados y enjuagados

2 chalotes grandes

2 cucharadas de aceite de oliva extra virgen orgánico o aceite de coco

4 dientes de ajo picados finamente

1 lata (450 gramos) de jitomates picados sin sal añadida

½ taza (125 mililitros) de vodka

½ taza (125 mililitros) de agua filtrada

1 cucharada de romero fresco picado finamente, o ½ cucharadita de romero seco

1 taza (250 mililitros) de crema, media crema o leche de coco

1 cucharadita de pimienta negra recién molida, o más al gusto

1 diente de ajo machacado

450 gramos de pasta sin gluten, de preferencia espagueti

Aceite de oliva extra virgen orgánico, para rociar

1 rama de romero fresco, para decorar (opcional)

■ **Presupuesto:** muy

1. En una licuadora o procesador de alimentos, muele 1 lata de garbanzos con suficiente agua filtrada para preparar un puré suave y un poco líquido. Corta los chalotes a la mitad y rebánalos finamente. Reserva el puré de garbanzo y los chalotes.

2. Calienta el aceite en una olla grande sobre fuego medio. Agrega los chalotes y saltéalos 5 minutos, luego añade el ajo picado finamente. Sigue salteando sólo hasta que el ajo empiece a dorarse.

3. Agrega los jitomates y su líquido, el vodka, el agua filtrada, el romero, el puré de garbanzo y el resto de la lata de garbanzos a la olla. Cuécelos, moviendo seguido, alrededor de 15 minutos o hasta que la mezcla se espese. Agrega la crema y la pimienta negra, y caliéntala bien. Deja la olla en fuego lento hasta que sea el momento de servir.

4. Mientras se cuece la salsa, calienta una olla grande con agua filtrada sobre fuego alto y agrega el ajo machacado. Cuando el agua esté hirviendo, agrega la pasta. (Yo añado un chorrito de aceite de oliva cuando cocino pasta sin gluten porque se pega menos.)

5. Antes de colar la pasta, reserva ½ taza del agua de cocción. Añade ¼ de taza del agua de la pasta a la salsa y revuelve. Agrega más si todavía está muy espesa como para verterla.

6. Cuela la pasta cuando esté al dente, enjuagándola brevemente con agua fría. Rocía un poco de aceite de oliva y revuelve. Esto mejora mucho la textura de la pasta sin gluten

7. Revuelve la pasta caliente con la salsa en la olla. Decora con la rama de romero fresco si la usas, un chorrito de aceite de oliva y más pimienta negra.

Nota del chef: Si quieres usar esta receta con garbanzos secos, empieza con 285 gramos de garbanzos secos y sigue las instrucciones de cocción en la página 284. El vodka es una de las dos bebidas alcohólicas (junto con el vino blanco) que están permitidas en pequeñas cantidades en el plan. La mayoría del alcohol se evaporará en esta preparación, dejando el sutil sabor del vodka. Para una opción sin granos, sirve la salsa sobre listones de calabacita o tiras de calabaza espagueti cocida.

Por porción: 20 gramos de proteína, 79 gramos de carbohidratos, 10 gramos de grasa, 3 gramos de grasa saturada, 33 miligramos de sodio, 651 miligramos de potasio, 9 gramos de fibra.

Carnitas de cerdo con durazno

Rinde 16 porciones

Tiempo de preparación: 5-15 minutos

Tiempo de cocción: 6 horas, 15 minutos

Tiempo pasivo: 15 minutos

Probé este platillo por primera vez en un día muy caluroso de verano. Hacía tanto calor que exilié la olla de cocción lenta a la lavandería, donde podía emitir su calor todo el día sin calentar más la casa. Me encantó lo rápido que se hacía la salsa, el poco tiempo que requería y lo increíblemente deliciosa que resultó. La adapté para el plan después de un par de intentos. Si añades tubérculos a la olla de cocción lenta, esta receta te dará comidas para una semana. Una persona que probó la receta hizo tacos "deliciosos" con las sobras.

285 gramos de duraznos congelados o frescos y maduros, rebanados
½ taza (125 mililitros) de caldo de pollo sin sal
¼ de taza (60 mililitros) de melaza
5 dientes de ajo
1 cucharada de vinagre blanco
1 cucharada de páprika ahumada
1 cucharadita de pimienta blanca molida
¼ de cucharadita de mostaza seca en polvo
¼ de cucharadita de hojuelas de chile de árbol
1.6-2 kilogramos de paleta de cerdo, sin exceso de grasa
2 manojos de cebollitas de cambray rebanadas finamente
3 horas de laurel
Trozos grandes de papa, camote, zanahoria, nabos y colinabos
   (opcional para llenar la olla de cocción lenta)
2 cucharadas de agua filtrada
1 cucharada de arrurruz en polvo, harina de tapioca o maicena

■ **Presupuesto:** moderado

1. Prepara una olla de cocción lenta de 5.5 litros en bajo.
2. Licua los primeros 9 ingredientes —de los duraznos hasta el chile de árbol— hasta que tengas una salsa completamente suave. Si usas duraznos congelados y no tienes una licuadora de alta potencia, descongélalos primero.

3. Vierte suficiente salsa en la olla de cocción lenta para cubrir el fondo. Añade el cerdo, volteándolo para cubrirlo.

4. Añade las cebollitas, las hojas de laurel y las verduras si las vas a usar. Vierte el resto de la salsa encima.

5. Tapa la olla y déjala cocer durante 6 horas, o hasta que el cerdo esté muy suave. Pasa el cerdo a una tabla para picar grande. Cuela el líquido de la cocción hacia una olla. Deja las verduras en la olla por ahora, descartando las hojas de laurel. Deja que el cerdo se enfríe entre 10 y 15 minutos.

6. Deja que el líquido de la cocción hierva 10 minutos o hasta que se reduzca a la mitad.

7. Desmenuza el cerdo con dos tenedores, quitando y descartando cualquier cúmulo de grasa.

8. Mezcla el agua filtrada y el arrurruz en polvo en un tazón pequeño, mezclando con un batidor de globo para crear una pasta; incorpórala a la salsa, batiendo constantemente hasta que la salsa se espese.

9. Sirve las perduras y las carnitas de cerdo en un platón, rociando con la salsa.

10. Refrigéralo hasta por 3 días; congela porciones individuales para la comida.

Nota del chef: Si tienes una olla de cocción lenta más pequeña, elige una pieza de cerdo más pequeña. Un lomo de 700 gramos rendirá 6 porciones. La cantidad de salsa es la misma. Hay varias formas de quitarle la grasa al líquido de la cocción antes de preparar la salsa: *1)* coloca una bolsa resellable grande dentro de una taza medidora de vidrio, de 4 tazas. Vierte el líquido reservado de la cocción hacia la bolsa, dejando que se enfríe 10 minutos, y luego déjalo reposar 10 minutos más para que la grasa se eleve a la superficie. Cierra la bolsa. Sostenla sobre la olla, corta una pequeña esquina de la bolsa. Cuela el líquido hacia la olla, deteniéndote justo antes de que la grasa empiece a caer. Desecha la bolsa. *2)* Usa un gotero para quitar la grasa de la superficie. *3)* Usa una taza medidora con separador de grasa.

Por porción (16 porciones de 2 kilogramos de cerdo, sin tubérculos): 23 gramos de proteína, 9 gramos de carbohidratos, 16 gramos de grasa, 6 gramos de grasa saturada, 83 miligramos de sodio, 597 miligramos de potasio, 1 gramo de fibra.

Guisado de verduras y quinoa

Rinde 8 porciones

Tiempo de preparación: 50 minutos

Tiempo de cocción: 60-75 minutos

Tiempo pasivo: 10 minutos

No es fácil seguir el plan si eres vegetariano o vegano, pues muchas de tus fuentes de proteína son precursores potenciales. La quinoa y los frijoles negros de este platillo son altos en proteína, creando una comida vegetariana suculenta.

1 taza (175 gramos) de quinoa, de cualquier color

1 taza (250 mililitros) de agua filtrada

680-900 gramos de calabaza mantequilla u otra calabaza de invierno

2 zanahorias grandes, peladas y cortadas en cubos medianos

3 tallos de apio cortados en cubos medianos

½ taza de col rizada picada, con tallos

½ taza de frijoles negros cocidos sin sal añadida o bajos en sodio, colados (opcional)

6 dientes de ajo picados finamente

¼ de taza (60 mililitros) de aceite de oliva extra virgen orgánico

2 cucharadas de curry en polvo sin sal añadida, medio picante

1½ tazas (375 mililitros) de caldo de verduras bajo en sodio

■ **Presupuesto:** muy

1. Remoja la quinoa en agua filtrada en un tazón de vidrio mientras preparas las verduras.
2. Pela la calabaza, córtala a la mitad, quita las semillas y las venas, y córtala en cubos medianos. Añádela a un tazón grande, junto con las zanahorias, el apio, la col rizada, los frijoles negros si los usas, y el ajo.
3. Rocía el aceite sobre las verduras y muévelas para cubrir. Esparce el curry en polvo y revuelve para cubrir todo. Reserva.
4. Precalienta el horno a 200 °C. Rocía aceite en spray o líquido sobre una olla grande con tapa. Si no tienes tapa, corta un trozo de papel aluminio para cubrirla. Reserva.
5. Cuela y enjuaga la quinoa.

6. Añade la quinoa colada y el caldo a la olla. Mueve gentilmente la olla para distribuir la quinoa uniformemente, mientras permanezca sumergida en el líquido.

7. Agrega con cuidado las verduras encima, repartiéndolas con una espátula y dejando lo más posible la quinoa en contacto con el líquido.

8. Hornéalo tapado o con papel aluminio durante 35 o 45 minutos, o sólo hasta que las verduras estén suaves.

9. Saca la olla del horno, destápala y déjala descansar unos cuantos minutos antes de servir.

Nota del chef: Debes usar una olla con tapa o cubrirla con papel aluminio, o la quinoa se secará y no se cocerá adecuadamente. Elige calabaza congelada o preparada con antelación para reducir el tiempo de preparación. Puedes preparar todas las verduras un día antes. Es importante cortarlas uniformemente; que sea en pequeños cubos permite que se cuezan bien.

Por porción (excluyendo los frijoles negros): 6 gramos de proteína, 36 gramos de carbohidratos, 9 gramos de grasa, 1 gramo de grasa saturada, 202 miligramos de sodio, 868 miligramos de potasio, 6 gramos de fibra.

Pastelitos de salmón y papa

Rinde 4 porciones

Tiempo de preparación: 20 minutos

Tiempo de cocción: 10-20 minutos

Tiempo pasivo: 20 minutos

Estos pastelitos suculentos tienen suficientes verduras para contar como una comida. Son perfectos para usar salmón asado o de lata. Ve la página 382 para más ideas.

170 gramos de salmón enlatado de Alaska, sin sal añadida
1 taza (90 gramos) de papas ralladas
1 zanahoria pequeña o ½ grande
¼ de pimiento morrón rojo
1 huevo
4 cucharadas (25 gramos) de semillas de linaza molidas
2 cucharadas de media crema o leche de coco
1 cucharadita de sazonador para pescados
    y mariscos bajo en sodio
1 cucharadita de ajo en polvo
½ cucharadita de eneldo seco
¼ de cucharadita de pimienta negra recién molida
1 preparación de salsa de mostaza ahumada (página 370)
    u otra salsa cremosa, para servir

■ **Presupuesto:** moderado

1. Cuela el salmón y desmenúzalo en un tazón grande. Agrega las papas.
2. Pasa la zanahoria a un procesador de alimentos y pulsa hasta que esté troceada. Agrega el pimiento morrón rojo y pulsa hasta que ambos estén picados finamente, pero no los muelas de más. Agrega la mezcla al tazón del salmón.
3. Añade los demás ingredientes, excepto la salsa de mostaza, al tazón y revuelve con una espátula hasta que todo esté distribuido uniformemente. Usa la espátula para aplastar todo y que los almidones de la papa y las semillas de linaza se vuelvan pegajosos. Reserva y deja reposar al menos 20 minutos.

4. Precalienta el horno eléctrico a medio-alto o calienta una sartén de parrilla antiadherente sobre fuego medio-alto. Unta la parrilla del horno o la sartén con aceite para altas temperaturas, como el de semilla de uva.

5. Usa una taza medidora o una cuchara para helado para verter porciones iguales, alrededor de ½ taza por tortita. (Puedes hacer 2 tortitas por persona o 1 grande.)

6. Cocina las tortitas en 2 tantas durante 5 u 8 minutos de cada lado, o hasta que se doren. Aplánalas con una espátula después de voltearlas. Pasa las tortitas cocidas a un platón o a platos individuales.

7. Sirve de inmediato con la salsa de mostaza ahumada. Guárdalas tapadas en el refrigerador hasta por 3 días o congélalas en porciones individuales para la comida.

Nota del chef: Puedes usar papas ralladas congeladas para esta receta, pero incluyen dextrosa y un conservador. Si no te gusta el pescado enlatado, puedes precocer salmón fresco o congelado para la cena una noche, reservando suficientes sobras para preparar este platillo la siguiente noche. Si no tienes una sartén o una parrilla grande, cocina las tortitas en varias tandas.

Por porción: 13 gramos de proteína, 12 gramos de carbohidratos, 11 gramos de grasa, 2 gramos de grasa saturada, 59 miligramos de sodio, 463 miligramos de potasio, 3 gramos de fibra.

Crema de callos de hacha y elote

Rinde 4 porciones

Tiempo de cocción: 50 minutos

Tiempo de preparación: 20 minutos

Tiempo pasivo: N/A

Si sólo pudiera comer una sola clase de marisco el resto de mi vida, los callos de hacha ganarían, por mucho. Los callos de habla perfectamente cocidos son un lujo para mí. También me ha encantado desde siempre la crema de almeja estilo Nueva Inglaterra. Esta receta mezcla mi amor por ambas en una versión para migraña que puede prepararse fácilmente sin lácteos. Yo hago que los callos de hacha den mucho más de sí mientras reduzco el sodio que contribuyen al cortarlos a la mitad, capturando todo el jugo que liberan para darle un rico sabor al caldo.

1 taza (120 gramos) dividida a la mitad de granos de elote frescos o congelados

½ taza (125 mililitros) de crema espesa o leche de coco

2 cucharadas de mantequilla de libre pastoreo, sin sal, o aceite de coco extra virgen

1 paquete (225 gramos) de callos de hacha congelados, descongelados y con el líquido aparte

½ cucharadita de páprika ahumada

½ cucharadita de pimienta negra recién molida

8 cebollitas de cambray rebanadas finamente

1 chalote grande picado

1 papa blanca o amarilla, limpia, picada en cubos y remojada en agua filtrada

1 zanahoria grande picada en cubos

2 tazas (500 mililitros) de caldo de pollo bajo en sodio

½ cucharadita de eneldo seco

½ cucharadita de humo líquido (opcional)

½ pimiento morrón rojo o naranja picado

¼ de taza de perejil fresco picado, para decorar

■ **Presupuesto:** moderado

1. Agrega la mitad del maíz y toda la crema espesa a una licuadora y lícualos hasta que estén suaves. No licues demasiado. Reserva.
2. En una sartén grande sobre fuego medio-alto, calienta la mantequilla hasta que se derrita y empiece a evaporar. Mueve la sartén para cubrir toda la superficie.
3. Mientras se derrite la mantequilla, seca los callos de hacha. Deben estar bien secos, de lo contrario su humedad puede hacer que la mantequilla brinque y te queme. Luego corta cada uno a la mitad, transversalmente. Si se partieron parcialmente a la mitad, córtalos en esa dirección. Esparce páprika y pimienta negra sobre cada callo de hacha.
4. Agrega todos los callos a la sartén y cocínalos entre 1 y 2 minutos por lado, o hasta que se doren, usando pinzas para voltearlos. Pásalos a un plato y reserva. Guarda el líquido en la sartén.
5. Agrega las cebollitas de cambray y los chalotes al líquido de la sartén y cocínalos sobre fuego medio durante 5 minutos, o hasta que se transparenten.
6. Cuela las papas y añádelas a la sartén con las zanahorias. Saltéalas 5 minutos.
7. Agrega el caldo, el líquido reservado de los callos de hacha, el eneldo y el humo líquido si lo usas. Hiérvelo a fuego alto. Cuando suelte el hervor, tápala parcialmente y baja la flama a fuego lento. Déjalo cocer 10 minutos.
8. Para este momento, el líquido de los callos de hacha ya se habrá escurrido al plato. Agrega este líquido, la otra ½ taza de elote y los pimientos rojos a la sartén. Cocínalo a fuego lento durante otros 10 o 15 minutos, o hasta que todas las verduras estén suaves.
9. Agrega los callos de hacha y la mezcla de crema y elote, y déjalo hervir levemente para que se caliente. Decora con el perejil.
10. Sirve de inmediato. Refrigera porciones extra hasta por 2 días.

Nota del chef: Dado que los callos de hacha son naturalmente altos en sodio, se usan poco. Yo rebano los callos de hacha grandes de mar a la mitad para aumentar el sabor de los callos y el placer de comerlos. Puedes usar callos de hacha de costa más baratos; esparce las especias y saltéalos rápidamente. Si usas callos de hacha frescos no tengas jugo en el paso 9. A una persona que la probó le encantó tanto, que la volvió a hacer con el doble de elote y crema. Prepara todas las verduras y déjalas en tazones aparte.

Esto hace que la preparación sea más rápida, y puedes hacerlo una noche antes. El humo líquido puede ser un precursor, así que pruébalo antes de usarlo. Elige una marca de humo líquido que incluya sólo humo y agua como ingredientes. Pica el perejil justo antes de servir para mantener su frescura y espárcelo encima de cada porción.

Por porción: 15 gramos de proteína, 29 gramos de carbohidratos, 13 gramos de grasa, 7 gramos de grasa saturada, 159 miligramos de sodio, 829 miligramos de potasio, 4 gramos de fibra.

Chuletas de cerdo especiadas con camote al horno y salsa de arándano y pera

Rinde 2 porciones

Tiempo de preparación: 10 minutos

Tiempo de cocción: 30-35 minutos

Tiempo pasivo: 5 minutos

Aunque de niña no me gustaba la carne roja, las chuletas de cerdo de Shake 'n Bake eran mi platillo favorito. Ésta es una versión única mejorada, volviéndola una cena elegante, aunque fácil de preparar. La mezcla de especias alcanza para seis chuletas de cerdo, más o menos; guarda el resto en un frasco de vidrio limpio. La salsa se cocina en la estufa, pero las chuletas y las papas van en el horno. A mí me gusta servir este platillo con una ensalada. A las personas que la probaron les encantaron los sabores otoñales en este platillo, llamándolo "realmente encantador", mientras que una de ellas planea usar las especias para hacer chuletas de cerdo a la parrilla en el verano.

2 cucharaditas de comino molido

2 cucharaditas de páprika ahumada

2 cucharaditas de pimienta negra recién molida

2 cucharaditas de ajo en polvo

2 cucharaditas de jitomate deshidratado (opcional)

½ cucharadita de chipotle en polvo

2 chuletas de cerdo grandes (3 centímetros de grosor)

3 cucharadas (45 mililitros) separadas de aceite de oliva extra virgen o aceite de coco

1 camote amarillo o yuca grande

½ cucharadita de pimienta negra recién molida

2 peras

1 taza de arándanos frescos o congelados

Stevia equivalente a 2 cucharaditas de azúcar

3 cucharadas de semillas de calabaza tostadas, sin sal

■ **Presupuesto:** moderado

1. Precalienta el horno a 180 °C.
2. Para preparar la mezcla de especias, mezcla en un tazón los primeros seis ingredientes, hasta el chipotle en polvo, hasta que tengan un solo color.
3. Usa una cuchara para esparcir la mezcla sobre las chuletas de cada lado, dejando una capa gruesa. Masajea las chuletas con tus dedos para impregnarlas y luego lávate las manos.
4. Calienta una sartén de hierro que puedas meter al horno sobre fuego medio-alto con 1 cucharada de aceite hasta que empiece a brillar. Agrega las chuletas y cocínalas 5 minutos de cada lado, volteándolas sólo una vez con pinzas, hasta que cada lado tenga una costra dorada.
5. Mientras se asan las chuletas, pela el camote, córtalo a la mitad longitudinalmente, y luego córtalo en rebanadas de 3 milímetros de grosor o tan delgadas como puedas. Esto acelerará el tiempo de cocción. Si tienes, usa una mandolina o el cortador más delgado que tengas. Revuélvelas con las 2 cucharadas de aceite de oliva restantes o el aceite de coco derretido para cubrirlas uniformemente, y esparce pimienta negra.
6. Cuando las chuletas estén selladas con una costra dorada de cada lado, extiende los camotes encima en una capa uniforme. Si usas un termómetro de carne tradicional, colócalo en la parte más gruesa de una chuleta ahora.
7. Acomoda la sartén en la rejilla central del horno durante 25 a 35 minutos, o hasta que el termómetro indique 60 °C.
8. Mientras se cuecen la carne y los camotes, pela y quita el corazón a las peras, y córtalas en trozos. Acomoda los trozos de pera, los arándanos y la stevia en un procesador de alimentos y pulsa hasta que la mezcla quede martajada y los arándanos estén deshechos. Vierte la salsa en una olla sobre fuego medio. Cuece la salsa hasta que suelte el hervor, luego baja la flama a fuego lento y déjala cocerse parcialmente tapada hasta que la carne y los camotes ya hayan reposado.
9. Saca la sartén del horno y déjala reposar 10 minutos. La temperatura del cerdo debe elevarse hasta 63 °C.
10. Agrega las semillas de calabaza tostadas a la salsa justo antes de servir.
11. Acomoda una chuleta en cada plato, con una porción generosa de camote. Vierte la salsa sobre cada chuleta y sirve.

Nota del chef: Si tus chuletas están más delgadas, este método no funcionará; tu carne se cocinará de más y tus camotes quedarán crudos. Para chuletas más delgadas, cuece antes los camotes en el microondas hasta que estén casi listos. Sella las chuletas sólo 3 minutos por lado en la estufa, esparce encima los camotes precocidos y usa el termómetro de carne para determinar cuándo estén listas en el horno. Tal vez sólo necesiten 10 minutos.

Por porción: 9 gramos de proteína, 60 gramos de carbohidratos, 34 gramos de grasa, 6 gramos de grasa saturada, 421 miligramos de sodio, 1 570 miligramos de potasio, 13 gramos de fibra.

✷ LA ESTRELLA DE LAS ESPECIAS DE STEPHANIE: **JITOMATE DESHIDRATADO**

No es una especia ampliamente disponible, pero si puedes encontrarla, añade un sabor increíble a la mezcla de especias y una costra salada a la carne.

Papas cremosas con chiles asados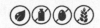

Rinde 10 porciones

Tiempo de cocción: 70-75 minutos

Tiempo de preparación: 30 minutos

Tiempo pasivo: 15 minutos

Prepáralas con leche de coco. ¡Nadie se dará cuenta de que no tiene lácteos! Es un platillo perfecto para un desayuno o un buffet.

1 cucharada de aceite de oliva extra virgen o aceite de coco
2 manojos de cebollitas de cambray rebanadas finamente
5 chiles de agua frescos, separados, o 2-3 pimientos morrones rojos
   o amarillos, asadas y rebanadas finamente
   (ve las instrucciones en la página 243)
3 tazas (750 mililitros) de leche de coco
1 cucharadita de pimienta negra recién molida
1 cucharadita de páprika ahumada
¼ de cucharadita de chipotle en polvo
6-8 papas blancas grandes (1.4 kilogramos)

■ **Presupuesto:** muy

1. En una sartén grande sobre fuego medio-alto, calienta el aceite hasta que brille. Baja la flama a fuego medio y añade las cebollitas. Fríelas, moviendo ocasionalmente, entre 10 y 15 minutos, o hasta que las cebollitas se doren. Agrega la mitad de los chiles rebanados, quita la sartén del fuego y reserva.
2. Precalienta el horno a 180 °C con una rejilla a la mitad. Aceita o rocía con spray un molde rectangular para horno, y reserva.
3. En una olla grande sobre fuego medio, calienta la leche, la pimienta negra, la páprika y el chipotle en polvo. Mientras tanto, usando una mandolina o un cuchillo filoso, corta las papas transversalmente en rebanadas de 2 milímetros de grosor. Mientras rebanas, añade cuantas papas quepan en la sartén. Espera a que hierva el líquido, moviendo después de algunos minutos para que la mezcla no se queme. Esto ayuda a liberar el almidón de las papas para espesar la leche. Quita la sartén del fuego después de que haya hervido.

4. Si no caben algunas rebanadas de papa, acomódalas en el molde para hornear preparado y agrega la mezcla de chile y cebolla. Vierte la mezcla de leche y papa encima de todo y revuelve para mezclar.

5. Esparce las rebanadas de chile reservadas encima. Tapa con papel aluminio.

6. Hornéalas durante 45 minutos o hasta que las papas estén suaves cuando las picas con un tenedor. Quita el papel aluminio y hornéalas otros 10 minutos, o hasta que la parte de arriba esté dorada. Sácalas del horno y déjalas reposar 15 minutos antes de servir.

Nota del chef: Puedes prepararlas con pimientos morrones dulces o chiles poblanos; funciona de igual manera. No uses crema de coco, pues puede incluir precursores de migraña. Asegúrate de usar papas blancas, su almidón es la clave de que la salsa se espese adecuadamente.

Por porción: 6 gramos de proteína, 34 gramos de carbohidratos, 4 gramos de grasa, 2 gramos de grasa saturada, 41 miligramos de sodio, 858 miligramos de potasio, 5 gramos de fibra.

Salteado picante de col rizada y acelgas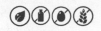

Rinde 4 porciones

Tiempo de preparación: 15 minutos

Tiempo de cocción: 20 minutos

Tiempo pasivo: N/A

Yo no crecí comiendo hojas verdes. Tuve que aprender a cocinarlas y en verdad tomó un tiempo que me gustaran de adulta. Son increíblemente nutritivas, así que ahora intento preparar un poco una vez al día y cambio los tipos que como para equilibrar los nutrientes que proveen. Esta receta es una introducción maravillosa a las hojas verdes, pues combina dos tipos de aceites con mucho sabor para complementar las hojas, mientras que las semillas dan una textura crujiente y más proteína. Las hojas verdes cocidas, mezcladas con una grasa saludable, hacen que los nutrientes estén más biodisponibles también. #ganar

- 1 cucharada de aceite de coco extra virgen o ghee
- 1 manojo de cebollitas de cambray rebanadas finamente
- 3 dientes de ajo picados finamente
- 1 jalapeño rebanado finamente (opcional)
- 1 manojo (500 gramos) de acelgas, reserva los tallos y rebánalos finamente, y corta finamente las hojas aparte
- 1 manojo (500 gramos) de col rizada rebanado finamente, tallos y hojas
- 1 cucharada de aceite de ajonjolí picante
- 1 cucharada de aceite de ajonjolí tostado
- 1 cucharada de semillas de girasol crudas
- 1 cucharada de semillas de calabaza crudas
- 1 cucharada de semillas de ajonjolí crudas

■ **Presupuesto:** muy

1. En una sartén grande sobre fuego medio-alto, derrite el aceite de coco. Agrega las cebollitas, el ajo y el jalapeño si lo vas a usar, y saltéalos 5 minutos o hasta que se doren.
2. Agrega los tallos de las acelgas y cocínalos otros 3 o 4 minutos. Agrega el resto de las acelgas y la col rizada. Tapa la sartén para ayudar a que las hojas se ablanden, alrededor de 5 minutos. Una

vez que se hayan empezado a ablandar, agrega los aceites de ajonjolí picante y tostado, moviendo para cubrir.

3. Agrega las semillas de girasol, de calabaza y el ajonjolí, y sigue
   salteando sin tapa durante 10 minutos o hasta que estén completamente cocidas.

Nota del chef: Después de lavar las hojas verdes, yo las enrollo en un
trapo limpio de cocina para absorber la humedad. Para las acelgas, acomoda las hojas en pilas para cortar los tallos usando un corte en V profundo.
Rebana finamente los tallos y déjalos aparte. Rebana finamente las hojas
verdes. Si no te gusta la comida picante, omite el jalapeño y el aceite de
ajonjolí picante. Usa guantes mientras manejas el jalapeño. Puedes preparar
esta receta sólo con acelgas o sólo con col rizada si lo prefieres. Los manojos
de hojas verdes tienden a pesar 450 gramos.

Por porción: 6 gramos de proteína, 13 gramos de carbohidratos, 15 gramos
de grasa, 4 gramos de grasa saturada, 108 miligramos de sodio, 607 miligramos de potasio, 4 gramos de fibra.

Ensalada de bistec y verduras al horno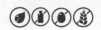

Rinde 2 porciones

Tiempo de preparación: 30 minutos

Tiempo de cocción: 35 minutos

Tiempo pasivo: 10 minutos

Hace un tiempo compré un número especial de la revista *Shape*, con un plan de alimentación de 21 días para año nuevo. Muchas de las recetas se volvieron parte de mi repertorio y las fui renovando con el tiempo, conforme cambiaba mi dieta. Retomé ésta para mi blog y este plan, pues es un éxito tanto para vegetarianos como carnívoros. Omite el bistec por completo para una comida o cena vegetariana. El aderezo de la ensalada fue un reto porque estaba lleno de precursores potenciales, pero pude mantener el espíritu y el perfil de sabores del original con algunos cambios para migraña. Yo lo preparo para cenar o para comer en los fines de semana, cuando tengo un poco más de tiempo. Nos encanta el contraste entre los ingredientes calientes y las hojas frías.

225 gramos de bisteces magros de sirloin de libre pastoreo
1 diente de ajo
1 cucharadita separada a la mitad de pimienta negra recién molida
1 cucharadita separada a la mitad de páprika ahumada
⅛ de cucharadita separada de sal de mar fina (opcional)
6 champiñones u hongos cremini grandes, limpios y cortados a la mitad
3 zanahorias pequeñas, cortadas en diagonal
1 calabacita cortada en trozos grandes
8 papitas de cambray
1 pimiento morrón rojo o amarillo, desvenado y cortado en trozos
2 cucharadas más ¼ de taza (60 mililitros) de aceite de oliva extra virgen orgánico
1 chalote pequeño picado finamente
300 gramos de jitomates cherry
1 cucharadita de vinagre blanco
2 cucharadas de agua filtrada
1 cucharadita de mostaza seca en polvo
1 rama de estragón fresco o ajedrea, o ¼ de cucharadita de estragón seco
150-170 gramos de hojas de espinacas baby, arúgula baby o mezcla de hojas verdes

■ **Presupuesto:** moderado

1. Precalienta el horno a 230 °C. Cubre un molde grande para hornear con papel pergamino y reserva.

2. Aplana los bisteces con un mazo o un rodillo para que todos tengan el mismo grosor. Corta el diente de ajo a la mitad y talla el corte sobre cada lado del bistec, luego sazona ambos lados con ½ cucharadita de pimienta negra, ½ cucharadita de páprika ahumada y $1/16$ de cucharadita de sal si la usas. Desecha el ajo. Tala la carne con tus manos para que penetren las especias y luego lava tus manos. Deja reposar la carne 30 minutos mientras preparas y horneas las verduras.

3. Revuelve los champiñones, las zanahorias, la calabacita, las papas, el pimiento morrón y 2 cucharadas de aceite de oliva en un tazón profundo. Sazona con ½ cucharadita de pimienta negra, ½ cucharadita de páprika ahumada y 1/16 de cucharadita de sal si la usas, para cubrirlas uniformemente. Eso crea la hermosa costra dorada. Pasa las verduras al molde preparado y hornéalas entre 30 y 35 minutos, o hasta que las verduras se doren y las papas estén suaves.

4. Mientras se hornean las verduras, prepara el aderezo. Primero, remoja el chalote picado en agua con hielo durante 10 minutos. Esto ayuda a reducir su sabor. Cuela. Pica 6 jitomates cherry y reserva. Empieza con 1 cucharadita de chalote y añádelo a un frasco grande junto con el vinagre, ¼ de taza de aceite de oliva, el agua filtrada, la mostaza seca, el estragón y los 6 jitomates cherry picados. Usa un bastón de inmersión para licuarlo hasta que tome una consistencia suave. Si tienes una licuadora como Magic Bullet, también sirve. El volumen pequeño de ingredientes dificulta licuarlos en una licuadora convencional. Permite que el aderezo repose un rato y prueba. Si necesita más chalote, añade más y licua para incorporar. Algunas personas sintieron que el sabor era muy fuerte si se añadía todo el chalote. Reserva el aderezo.

5. Cuando estén listas las verduras, sácalas del horno y enciende la salamandra. Asa los bisteces 10 centímetros abajo del calor durante 5 o 6 minutos por lado. Voltea los bisteces una vez con unas pinzas, no un tenedor. (Si usas un tenedor puedes liberar el

jugo de la carne, provocando que se seque.) Los bisteces deben llegar a una temperatura de 60 °C con un termómetro de lectura inmediata para término medio y 68 °C para bien cocido. Saca los bisteces del horno y déjalos reposar 5 o 10 minutos antes de cortarlos. Esto permite que la carne absorba los jugos. Quita el exceso de grasa y luego corta los bisteces transversalmente en tiras de 6 milímetros.

6. Divide las hojas verdes en dos platos. Rebana los demás jitomates cherry y divídelos entre los platos, junto con 1 o 2 cucharadas grandes de verduras al horno y la mitad de las rebanadas de sirloin. Adereza un poco y sirve.

Nota del chef: No uses hojas de lechuga delicadas porque no aguantarán el calor de los demás ingredientes. Si evitas las papas blancas, sustitúyelas con nabos, colinabos o camotes (o una mezcla de ellos). Asegúrate de que todas las verduras estén picadas en trozos del mismo tamaño, no más de 5 centímetros de grosor. Si voy a hornear verduras, me gusta hacerlo en una sartén grande. Se pueden recalentar fácilmente para la cena o mezclar con pollo o caldo de verduras y leche de coco para una sopa rápida. Puedes usar bisteces que te sobren para esta receta; sólo calienta las rebanadas bajo la salamandra antes de añadirlas al plato.

Por porción (ensalada sin aderezo, incluyendo 4 papas): 48 gramos de proteína, 145 gramos de carbohidratos, 22 gramos de grasa, 4 gramos de grasa saturada, 387 miligramos de sodio, 6001 miligramos de potasio, 23 gramos de fibra.

Por cucharada de aderezo: <1 gramo de proteína, <1 gramo de carbohidratos, 4 gramos de grasa, <1 gramo de grasa saturada, <1 miligramo de sodio, 19 miligramos de potasio, <1 gramo de fibra.

Arroz salvaje y zanahorias

Rinde 4 porciones

Tiempo de preparación: 15 minutos

Tiempo de cocción: 5 minutos

Tiempo pasivo: 10 minutos

Muchas personas no han probado el arroz salvaje, el cual es una pastura nutritiva que sólo crece en Norteamérica. Se cultiva a mano usando canoas y su compra muchas veces apoya a las cooperativas de los nativos americanos que lo producen. Tiene un sabor fuerte, a tierra. Si no estás seguro de que te guste, lleva una taza medidora a una tienda de alimentos orgánicos a granel y sólo compra una taza para preparar esta receta. Creo que te encantará. Una persona que probó la receta dijo que era "sustanciosa, única y fácil".

2 tazas (500 mililitros) de agua filtrada o caldo de pollo
   o de verduras sin sal
1 taza (150 gramos) de arroz salvaje enjuagado y colado
1 cucharada de aceite de oliva extra virgen orgánico o mantequilla
   de libre pastoreo, sin sal
2 zanahorias grandes, rebanadas finamente en diagonal
2 tallos de apio picados finamente
1 manojo de perejil fresco picado finamente
½ cucharadita de pimienta negra recién molida

■ **Presupuesto:** muy

1. En una olla mediana sobre fuego alto, mezcla el agua filtrada y el arroz. Tapa la olla y déjala hervir, luego baja la flama a fuego lento y cocina durante 45 minutos. Apaga la flama y déjala tapada al menos 10 minutos.
2. En una sartén grande sobre fuego medio, calienta el aceite de oliva. Agrega las zanahorias y el apio y cocínalos moviendo frecuentemente entre 6 y 8 minutos, o hasta que estén suaves. Agrega el arroz, el perejil y la pimienta negra. Cocina 1 minuto más hasta que todo esté caliente.
3. Sirve de inmediato o refrigera tapado hasta por 5 días.

Nota del chef: El arroz salvaje sólo crece en Norteamérica y quizá no esté disponible en otros continentes. Podrías sustituirlo por arroz integral. Yo lavo el perejil, luego lo enrollo en un trapo de cocina limpio para que absorba la humedad. Pícalo finamente justo antes de añadirlo a la receta.

Por porción: 6 gramos de proteína, 35 gramos de carbohidratos, 4 gramos de grasa, 0.5 gramos de grasa saturada, 54 miligramos de sodio, 381 miligramos de potasio, 4 gramos de fibra.

✴ LA ESTRELLA DE LAS ESPECIAS DE STEPHANIE: **PIMIENTA NEGRA RECIÉN MOLIDA**

Si estás acostumbrado a la pimienta negra molida que sale de un pimentero, probablemente estás acostumbrado a la pimienta negra ya pasada. Prueba comprar un molino de pimienta y una pequeña cantidad de pimienta negra entera. Te sorprenderá el golpe de sabor que les da a los platillos. Además, es más probable que las especias frescas incluyan fitonutrientes beneficiosos, los cuales vuelven todavía más nutritiva tu comida.

Postres, bebidas y golosinas

Los postres son muy importantes. Repito, son muy importantes. No quiero que te sientas privado en el plan, pues añade más estrés y molestias a tu vida. El truco con los postres aprobados para el plan es usar endulzantes naturales, como fruta, apoyándolos con pequeñas cantidades de stevia. Aquí encontrarás un pastel con costra, cuadritos de algarrobo estilo brownies, clafoutis de cereza, un triflé de moras magnífico para ocasiones especiales, tres opciones de bebidas, un budín, un pastel volteado y nieve de fruta congelada.

- Pastel de moras, 329
- Salsa de moras, 331
- Cuadritos de algarrobo, 333
- Clafoutis de cereza, 335
- Triflé de moras, 337
- Crema batida de coco, 339
- Leche de cáñamo, 341
- Duraznos asados con crema de cardamomo y maple, 343
- Agua de pepino y albahaca, 345
- Agua de fresa y menta, 346
- Volteado de pera, 347
- Arroz con leche, 350
- Crema de vainilla y ricotta, 352
- Nieve de sandía y menta, 354

Pastel de moras

Rinde 6 porciones

Tiempo de preparación: 10 minutos

Tiempo de cocción: 35-40 minutos

Tiempo pasivo: N/A

Es importante que sientas que todavía puedes disfrutar tus comidas y tus postres, o no seguirás el plan por mucho tiempo. Este pastel es una gran receta para empezar, ya que puede prepararse con moras frescas o congeladas, y la costra se prepara fácilmente en el procesador de alimentos. Es un postre hogareño y veraniego que se enfoca en la bondad natural de la fruta.

½ taza (70 gramos) de harina para hornear sin gluten
¼ de taza (35 gramos) de harina de sorgo dulce
2 cucharadas de mantequilla de libre pastoreo, sin sal, fría, o aceite
    de coco extra virgen orgánico (ve la nota del chef)
1 cucharadita de sustituto de bicarbonato sin sodio o ½ cucharadita
    de polvo para hornear normal
½ taza (125 mililitros) de crema espesa o leche de coco, o la
    necesaria
2 cucharadas de arrurruz en polvo
Stevia equivalente a 2 cucharaditas de azúcar
1 cucharadita de canela molida
½ cucharadita de vinagre blanco
4 tazas (1 kilogramo) de mezcla de moras frescas o congeladas
    (sin frambuesas)
Crema batida de coco (página 339) o crema de vainilla y ricotta
    (página 352), para servir

■ **Presupuesto:** moderado

1. Precalienta el horno a 170 °C. Engrasa un molde para hornear de 1.6 litros con aceite en spray, aceite de coco o mantequilla, y reserva.
2. Empieza la costra. En el tazón de un procesador de alimentos, añade la harina para hornear, la harina de sorgo, la mantequilla y

el bicarbonato. Pulsa unas cuantas veces en velocidad baja hasta que la mezcla parezca moronas.

2. Con la máquina encendida, añade la crema despacio, sólo hasta que se forme una bola con la mezcla. Probablemente no usarás toda la cantidad indicada.

3. Envuelve la masa en plástico y guárdala en el congelador mientras preparas el relleno.

4. Empieza con el relleno. En un tazón grande, mezcla el arrurruz en polvo, la stevia, la canela, el vinagre y las moras. Revuelve bien.

5. Vierte la fruta en el molde preparado.

6. Saca la masa del congelador y presiónala con las manos para formar un círculo o un cuadrado, usando el plástico para que no se pegue a la cocina, o aplánala entre dos hojas de papel encerado hasta que tenga el tamaño suficiente para cubrir el molde. Está bien si se rompe. Desenvuelve la masa y colócala encima del relleno.

7. Hornéalo 35 o 40 minutos, o hasta que el relleno burbujee y la corteza esté dorada.

8. Saca el molde del horno. Sirve el pastel caliente o frío. Para un gusto adicional, sírvelo con crema batida de coco o crema de vainilla y ricotta.

Nota del chef: Si estás cuidando tu consumo de sodio estrictamente, usa el sustituto EnerG de bicarbonato, el cual no tiene sodio. Puedes usar cualquier clase de moras, excepto frambuesas, ya que pueden ser un precursor de migraña. Los duraznos frescos o congelados también son excelentes para esta receta. Asegúrate de que tu harina sin gluten no contenga harina de haba o de garbanzo con haba (garfava). Si usas aceite de coco, debe estar sólido (no líquido). En el verano puede ponerse líquido a temperatura ambiente. Mide 2 cucharadas y refrigéralas hasta que se solidifiquen.

Por porción (usando mantequilla y crema espesa): 3 gramos de proteína, 29 gramos de carbohidratos, 8 gramos de grasa, 5 gramos de grasa saturada, 6 miligramos de sodio, 242 miligramos de potasio, 3 gramos de fibra.

Salsa de moras

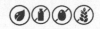

Rinde 2 tazas aproximadamente, 8 porciones

Tiempo de preparación: 5 minutos

Tiempo de cocción: 1 minuto

Tiempo pasivo: N/A

Esta receta es de mi hermana, Melinda, y todavía la tengo en mi recetario con su letra. Cambié una pequeña cantidad de stevia por el azúcar. Es una salsa magnífica para acompañar un pay de queso sin gluten, un helado de leche de coco, la crema de vainilla y ricotta (página 352) o el clafoutis de cereza (página 335), preparado sin fruta como un simple panqué de vainilla. También es un ingrediente en mi triflé de moras (página 337). Una persona que la probó quedó "impactada de que supiera tan bien, preparada con fruta congelada. La usé en mis brownies, licuados, con yogurt, y también directamente del frasco a las 3:00 a.m."

2 tazas (200 gramos) de moras azules, fresas o zarzamoras, o una mezcla, frescas o congeladas y descongeladas

Stevia equivalente a 4 cucharaditas de azúcar

3 cucharadas de agua filtrada

1 cucharada de arrurruz en polvo orgánico, o maicena

■ **Presupuesto: muy**

1. Si usas fresas, quita los rabos y deséchalos, luego rebánalas finamente.
2. En una sartén mediana sobre fuego medio, agrega las moras y la stevia.
3. Mezcla el agua filtrada y el arrurruz en polvo en un tazón pequeño, batiéndolo para crear una pasta; agrégala a la mezcla de moras.
4. Deja que hierva y cocínala luego 1 minuto, aplastando las moras con un tenedor mientras se cocinan. Quita del fuego.
5. Usa un bastón de inmersión, un procesador de alimentos o una licuadora para darle a la salsa una consistencia grumosa.
6. Pásala a una salsera y espera a que se enfríe. Úsala de inmediato o guárdala en un contenedor de vidrio en el refrigerador hasta por 5 días.

Nota del chef: Es una receta perfecta para fruta congelada, la cual está disponible casi todo el año y por lo general se recoge en su mejor momento, pero no necesita verse perfectamente. No uses frambuesas hasta que las hayas probado; pueden ser un precursor de migraña. Las cerezas dulces congeladas también son excelentes. Si usas zarzamoras, cuela la malla con un colador fino para eliminar las semillas.

Por porción de ¼ de taza (con moras azules): 0 gramos de proteína, 8 gramos de carbohidratos, 0 gramos de grasa, 0 gramos de grasa saturada, 0 miligramos de sodio, 28 miligramos de potasio, 0 gramos de fibra.

Cuadritos de algarrobo

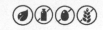

Rinde 8 porciones

Tiempo de preparación: 10 minutos

Tiempo de cocción: 30-45 minutos

Tiempo pasivo: N/A

Cuando vi que el chocolate podía ser un precursor de migraña, me puse muy triste. Ahí entró el algarrobo, el casi primo del chocolate. Es otra vaina seca, un poco más dulce que el chocolate, con menos notas amargas. Esta receta suena muy rara, pero si sigues las instrucciones al pie de la letra (no hay sustitutos en ésta), te verás recompensado con un molde de delicias parecidas a un panqué, que engañaron a muchas personas que las probaron, quienes no podían creer que no tuvieran chocolate. No los llamo brownies porque entonces los compararías con esos cuadritos azucarados de chocolate. Déjalos que vuelen solos.

1 lata (425 gramos) de frijoles negros sin sal añadida, colados
   y enjuagados
¾ de taza (175 gramos) de puré de camote cocido
2 huevos
Stevia equivalente a 8 cucharaditas de azúcar
2 cucharadas de aceite de oliva extra virgen
2 cucharaditas de sustituto de bicarbonato sin sodio
   (ve la nota del chef)
2 cucharaditas de extracto de vainilla de la mejor calidad
1 receta de crema batida de coco (página 339), para servir (opcional)

■ **Presupuesto:** muy

1. Precalienta el horno a 180 °C. Engrasa ligeramente con aceite o con spray un molde cuadrado de 20 centímetros u 8 moldes pequeños. Reserva.
2. Mezcla todos los ingredientes, excepto la crema batida, en un procesador de alimentos o licuadora, y pulsa en lapsos cortos, 10 o 15 veces, justo hasta que adquiera una consistencia suave, parando ocasionalmente para raspar los costados. Todavía verás pedazos de los frijoles, pero ningún trozo grande. No muelas de más o terminarás con una textura pegajosa por los frijoles.

3. Pasa la mezcla al molde y hornéalo 30 o 35 minutos (si usas moldes pequeños) o 30 a 40 minutos (si usas el molde grande), hasta que la parte de arriba esté seca y craquelada, y no se mueva el centro al menear el molde un poco. Los bordes deben empezar a despegarse de los costados.

4. Saca el molde del horno y pásalo a una rejilla para esperar a que se enfríe 10 minutos antes de servir si quieres que estén calientes. De lo contrario, espera a que se enfríen por completo.

5. Rebánalos en 8 cuadritos si usas el molde grande. Sirve con una cucharada de crema batida de coco si la usas. Guárdalos en un contenedor cerrado en tu alacena, o envuelve cada cuadrito en plástico y congélalos en una bolsa.

Nota del chef: Para reducir el sodio extra en mi dieta, yo uso el sustituto EnerG de bicarbonato, una mezcla de carbonato de calcio y carbonato de magnesio. No uses polvo para hornear normal en esta receta; confía en mí, una reacción química desafortunada hace que el resultado sea incomestible. Puedes sustituir el camote por puré de manzana sin endulzar, pero sale mejor con el primero.

Por porción: 5 gramos de proteína, 22 gramos de carbohidratos, 6 gramos de grasa, 1 gramo de grasa saturada, 27 miligramos de sodio, 387 miligramos de potasio, 6 gramos de fibra.

Clafoutis de cereza

Rinde 8 porciones

Tiempo de preparación: 10 minutos

Tiempo de cocción: 30-40 minutos

Tiempo pasivo: 10-15 minutos

Un verdadero *clafoutis* (pronunciado cla-fu-ti) está hecho con cerezas negras frescas y una costra rica, y espolvoreado con azúcar glass. Es originario de la región de Limousin, en Francia. Yo usé cerezas dulces congeladas, que ya vienen deshuesadas. Cuando se hace con otra fruta que no sea cerezas negras, este postre se llama entonces *flaugnarde* (flou-niard). Una persona que probó la receta dijo que era un maravilloso postre y desayuno.

1 taza (250 mililitros) de leche entera o leche de coco
4 huevos
2 cucharadas de mantequilla de libre pastoreo, sin sal,
    o aceite de coco extra virgen, derretida
1 cucharada de extracto puro de vainilla de la mejor calidad
Stevia equivalente a 2 cucharaditas de azúcar
½ taza (70 gramos) de harina para hornear sin gluten
2 tazas (370 gramos) de cerezas dulces frescas o congeladas
    y descongeladas, sin hueso
1 receta de crema batida de coco (página 339) o crema de vainilla
    y ricotta (página 352), para servir (opcional)

■ **Presupuesto:** moderado, depende del precio de la fruta

1. Precalienta el horno a 165 °C. Engrasa una sartén de hierro o un molde para pay con aceite o mantequilla y reserva.
2. En una licuadora, mezcla la leche, los huevos, la mantequilla, la vainilla y la stevia, y licua hasta que se vea espumoso. Agrega la harina y pulsa unas cuantas veces más, hasta que la masa esté suave.
3. Vierte la masa en la sartén preparada y esparce las cerezas sobre la masa.
4. Hornea durante 35 o 40 minutos, o hasta que esté inflado y dorado.

47 miligramos de sodio47 miligramos de sodio

5. Saca del horno y pasa el molde a una rejilla para que se enfríe 10 o 15 minutos antes de cortar en 8 rebanadas. Decora cada rebanada con la crema batida de coco o la crema de vainilla y ricota. Sirve caliente o a temperatura ambiente.

Nota del chef: Durante la temporada veraniega de las cerezas, usa un palillo chino para deshuesar las cerezas dulces. No uses cerezas de lata porque son demasiado amargas para el poder endulzante de la cantidad de stevia en esta receta. También puedes usar frutos de hueso de temporada, como duraznos, ciruelas negras (no rojas) o zarzamoras, moras azules o fresas. Si no tienes una licuadora, bate los ingredientes en el orden mencionado. Una persona recomendó aumentar la stevia al equivalente de 1 cucharada de azúcar. Asegúrate de que tu harina sin gluten no contenga harina de haba o de garbanzo con haba (garfava).

Por porción (usando leche entera y mantequilla): 5 gramos de proteína, 13 gramos de carbohidratos, 6 gramos de grasa, 3 gramos de grasa saturada, 48 miligramos de sodio, 137 miligramos de potasio, 0 gramos de fibra.

Triflé de moras

Rinde 10 porciones

Tiempo de preparación: 30 minutos

Tiempo de cocción: 35-40 minutos

Tiempo pasivo: 30 minutos

De acuerdo, ésta no es una receta de "postre rápido". Quería darte una receta magnífica que pudieras preparar en ocasiones especiales. Todos los componentes pueden prepararse con antelación: la crema batida de coco (página 339), la salsa de moras (página 331), las moras frescas y el panqué. Para un impacto visual óptimo, pide prestado un tazón transparente de triflé.

- 350 gramos de cada uno, moras azules, fresas y zarzamoras
- 3 cucharadas separadas de extracto puro de vainilla de la mejor calidad
- Stevia equivalente a 6 cucharaditas de azúcar, separada
- 2 tazas (500 mililitros) de leche entera o leche de coco
- 8 huevos
- 4 cucharadas (60 gramos) de mantequilla de libre pastoreo, sin sal, o aceite de coco extra virgen, derretida
- 1 taza (140 gramos) de harina para hornear sin gluten
- 1 receta de salsa de moras (página 331) (opcional)
- 2 recetas de crema batida de coco (página 339)

■ **Presupuesto:** moderado

1. Precalienta el horno a 165 °C. Engrasa 2 sartenes o moldes para pay más o menos del mismo tamaño con aceite o mantequilla.
2. Para preparar la capa de moras, quita los rabos y rebana finamente las fresas; corta las zarzamoras a la mitad. Añade las moras cortadas y las moras azules a un tazón mediano junto con 1 cucharada de vainilla y la stevia equivalente a 2 cucharaditas de azúcar. Mezcla bien y reserva.
3. Para preparar la masa, en una licuadora vierte la leche, los huevos, la mantequilla derretida, las otras 2 cucharadas de vainilla y lo que queda de stevia, equivalente a 4 cucharaditas de azúcar,

y licua hasta que esté espumoso. Añade la harina y pulsa algunas veces hasta obtener una masa suave.

4. Vierte la masa en las sartenes preparadas equitativamente.

5. Hornéalos entre 35 y 40 minutos, o hasta que se inflen y se doren.

6. Saca los moldes del horno y pásalos a rejillas para que se enfríen completamente, alrededor de 30 minutos.

7. Para ensamblar, usa un tazón de vidrio bonito, un tazón para triflé o copas individuales de vidrio. Trocea el panqué frío. Empieza con una capa de panqué, luego añade un poco de la mezcla de moras y el jugo que se acumuló en el fondo del tazón, salsa de moras si la usas y finalmente crema batida de coco. Repite, armando dos o tres capas, terminando con crema batida hasta arriba. Reserva una pequeña cantidad de salsa de moras para rociar encima antes de servir. Refrigéralo hasta que esté listo para servir.

Nota del chef: Yo corto las zarzamoras a la mitad por tres razones: son más fáciles de comer, se hacen más y también absorben más vainilla y stevia. Mancharán, así que ten cuidado con tu ropa y tu cocina. Asegúrate de que tu harina sin gluten no contenga harina de haba o de garbanzo con haba (garfava).

Por porción (sin la crema batida de coco ni la salsa de moras): 8 gramos de proteína, 18 gramos de carbohidratos, 10 gramos de grasa, 5 gramos de grasa saturada, 77 miligramos de sodio, 173 miligramos de potasio, 1 gramo de fibra.

Crema batida de coco

Rinde 2 tazas aproximadamente, 8 porciones

Tiempo de preparación: 5 minutos

Tiempo de cocción: N/A

Tiempo pasivo: 30 minutos

Cuando empecé con el plan la preparaba Todo el Tiempo. Parecía un gusto necesario en mi periodo de transición: ligeramente dulce, muy cremosa, rica, decadente. Ahora la preparo en ocasiones especiales y en las fiestas. Pero tú haz lo que debas hacer. Es fantástica con moras u otra fruta aprobada en el plan, es un ingrediente clave del triflé de moras, puedes usarla como un betún bonito, servirla encima de waffles de moras azules y avena (página 255), o llenar crepas (página 257)... Tú me entiendes.

1 lata (400 mililitros) de leche de coco Thai Kitchen entera (*no* light), refrigerada una noche
Stevia equivalente a 2-3 cucharaditas de azúcar
1 cucharadita de extracto puro de vainilla de la mejor calidad
¼ de cucharadita de crémor tártaro (opcional)

■ **Presupuesto:** muy

1. Refrigera las aspas de tu batidora y un tazón durante 30 minutos.
2. Abre la lata de leche de coco fría y usa una espátula para sacar toda la grasa en la superficie hacia el tazón. Cuela el líquido transparente a una jarra y resérvalo para usarlo después, por ejemplo, en licuados. Raspa el contenido de la lata hacia el tazón, junto con cualquier trozo que se haya quedado en el colador. Agrega el resto de los ingredientes.
3. Empieza batiendo la crema de coco a velocidad baja, luego sube lentamente, batiendo 2 o 4 minutos, o hasta que se formen picos suaves.
4. Pasa la crema batida a un contenedor con tapa y guárdala en el refrigerador hasta por 5 días. Se vuelve más firme conforme se enfría.

Nota del chef: Algunas leches de coco, aunque no digan "light" en la lata, no tienen suficiente grasa para convertirla en crema batida. La única marca con la que he visto resultados consistentes es Thai Kitchen. Si abres la lata y no hay una capa gruesa y pesada de crema encima, no se batirá. Yo guardo mis latas en el fondo del refrigerador para que siempre tenga una lista si quiero preparar la crema. Me parece que el crémor tártaro ayuda a mantener la crema de coco en estado emulsionado. Muchas veces se añade goma guar a la leche de coco como espesante y debería estar bien en la dieta para migraña. Algunas personas pueden ser sensibles al crémor tártaro o a la goma guar. No uses crema de coco de lata, la cual tiene azúcar y otros ingredientes que no están en el plan. Si eres sensible al coco o a la goma guar y no eres sensible a los lácteos, puedes preparar crema batida usando crema espesa orgánica para batir y la misma cantidad de stevia y extracto de vainilla. Omite el crémor tártaro. Si por alguna razón tu crema batida falla, no la tires. Guárdala en un contenedor de vidrio en el refrigerador y úsala en tus licuados.

Por porción: 1 gramo de proteína, 3 gramos de carbohidratos, 10 gramos de grasa, 9 gramos de grasa saturada, 6 miligramos de sodio, 105 miligramos de potasio, 0 gramos de fibra.

Leche de cáñamo

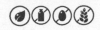

Rinde 5 porciones

Tiempo de preparación: 3 minutos

Tiempo de cocción: N/A

Tiempo pasivo: N/A

Las semillas de cáñamo son muy altas en proteína, y aunque es un sobrenombre para la marihuana, no son precisamente la misma planta. Aunque ambos son tipos de cannabis, el cáñamo crece alto en exteriores, no tiene bulbos (las plantas usualmente son masculinas) y es bajo en THC, el compuesto activo alucinante de la marihuana. El cáñamo se ha usado para crear tela, papel y sogas durante milenios. George Washington y Thomas Jefferson lo cultivaban. La planta dura más que el algodón y también se produce usando mucha menos agua por hectárea. Es una fuente más sustentable de papel y cartón, que los árboles. El aceite de cáñamo también se usa para una variedad de aplicaciones industriales, incluyendo la fabricación de diésel no tóxico.

La leche de cáñamo es una de las pocas leches sin lácteos que permite el plan (ya que la soya y las nueces son precursoras). Las leches comerciales de cáñamo contienen aditivos y aglutinantes que pueden ser precursores, así que prepararla en casa es una buena opción, sobre todo porque es muy fácil de hacer. Una persona que la probó dijo que era "cremosa y suave, con un sabor versátil".

3 tazas (750 mililitros) de agua filtrada o de manantial
1 taza (160 gramos) de semillas de cáñamo
1 cucharadita de extracto puro de vainilla de la mejor calidad
Stevia equivalente a 2 cucharaditas de azúcar

■ **Presupuesto:** moderado

1. Mezcla todos los ingredientes en una licuadora de alta potencia. Empieza en bajo, luego sube la velocidad y licua durante 1 minuto. Si estás usando una licuadora convencional, licua durante 2 minutos.
2. Guarda la leche en un contenedor con tapa en el refrigerador hasta por 5 días.

Nota del chef: Elige semillas de cáñamo orgánicas (también llamadas corazones de cáñamo) si puedes. Para un mejor sabor, usa agua filtrada o de manantial, no de la llave.

Por porción: 16 gramos de proteína, 5 gramos de carbohidratos, 21 gramos de grasa, 2 gramos de grasa saturada, 0 miligramos de sodio, 1 miligramo de potasio, 2 gramos de fibra.

Duraznos asados con crema de cardamomo y maple

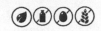

Rinde 4 porciones

Tiempo de preparación: 15 minutos

Tiempo de cocción: 5-10 minutos

Tiempo pasivo: 5 minutos

Si nunca has comido duraznos o mandarinas asados, de nada. Una vez que pruebes lo increíble que se vuelve esta fruta cuando la asas, estarás prendiendo tu asador a cada rato para obtener esta dulzura ahumada. Una persona que la probó quedó impactada: "Increíble, tan delicioso. Pensé que sería bueno, ¡pero nunca me imaginé que sería espectacular! La salsa de crema de coco fue la mejor parte. Lo vuelve magnífico".

2 cucharadas de mantequilla de libre pastoreo, sin sal, ghee
    o aceite de coco extra virgen
1 cucharada de jarabe de maple puro
¼ de cucharadita de cardamomo molido
4 duraznos medianos maduros
½ taza (85 gramos) de crema de coco (de la superficie de la lata
    de leche de coco entera), a temperatura ambiente
1 cucharadita de extracto puro de vainilla de la mejor calidad
1 taza (120 gramos) de fresas sin rabo, rebanadas
Hojas de menta frescas

■ **Presupuesto:** muy

1. En una olla mediana sobre fuego lento, mezcla la mantequilla, el jarabe de maple y el cardamomo, y caliéntala hasta que todo se derrita. Mezcla bien. Quita del fuego.
2. Con un cuchillo de cocina, corta los duraznos a la mitad, por el pliegue. Gira las mitades en dirección opuesta hasta que se abran los duraznos. Quita los huesos con tu cuchillo.
3. Agrega los duraznos a la sartén y muévelos para cubrir. Déjalos 5 minutos antes de asar. Cuando estés listo para asar, sostén cada sección de durazno sobre la sartén para permitir que caiga el exceso de salsa. Reserva la salsa en la sartén.

4. Calienta una parrilla sobre fuego medio, enciende una parrilla eléctrica a medio o prende tu asador. Cubre tu parrilla o rejilla con aceite en spray. Acomoda los duraznos sobre la parrilla y cocínalos 2 minutos de cada lado, o hasta que tenga las marcas de la parrilla y la carne esté suave y empiece a caramelizarse. Si usas un asador en exteriores, asa los duraznos sobre fuego medio (no directamente sobre las brasas) de la misma forma. Pasa los duraznos a platos para servir, con los cortes hacia arriba.

5. Agrega la crema de coco y la vainilla a la sartén con el resto de la salsa fría y bate para mezclar.

6. Acomoda fresas encima de los duraznos, rocía salsa de crema y decora con hojas de menta. Sirve de inmediato.

Nota del chef: Algunas leches de coco, aunque no estén etiquetadas como "light", no tienen suficiente grasa para que se separe una capa de crema de coco. Para esta receta, usa la leche de coco a temperatura ambiente para que puedas batirla con los demás ingredientes. La crema de cardamomo y maple es deliciosa sobre cualquier clase de fruta. También puedes asar mandarinas. Refrigera y luego bate la crema de coco sobrante para preparar más crema batida de coco (página 339), licuados o curry. Una persona que la probó sugirió esparcir semillas de girasol tostadas encima o granola (página 266), para una textura crujiente.

Por porción: 2 gramos de proteína, 22 gramos de carbohidratos, 12 gramos de grasa, 9 gramos de grasa saturada, 6 miligramos de sodio, 433 miligramos de potasio, 3 gramos de fibra.

★ LA ESTRELLA DE LAS ESPECIAS DE STEPHANIE: **CARDAMOMO**

El cardamomo se usa en la pastelería escandinava y en la gastronomía hindú. Nativa de la India, crece por todo el trópico. El cardamomo tiene un sabor cálido, dulce y picante que la gente tiende a amar u odiar. Compra sólo una pequeña cantidad de una tienda de especias a granel para que la pruebes. Queda muy bien con panadería y vuelve maravillosamente picante un masala. Para usarlo en ello, yo compro vainas verdes de cardamomo y las muelo justo antes de cocinar para conservar los aceites esenciales. Las vainas se suelen romper al cocinar y las semillas son lo suficientemente blandas para comer.

Agua de pepino y albahaca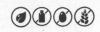

Rinde 4-5 porciones

Tiempo de preparación: 2 minutos

Tiempo de cocción: N/A

Tiempo pasivo: N/A

Si eras un fanático del refresco, encontrar otra bebida será importante para que estés feliz en el plan. Puedes preparar té helado, mientras todos los ingredientes estén aprobados para el plan. Otra opción es preparar infusiones de agua, las cuales saben increíblemente frescas. Es posible que hayas bebido esta clase de infusión en un spa o un restaurante, pero nunca consideraras prepararla en casa. Es de vital importancia usar ingredientes orgánicos en esta receta (así como en la receta de agua de fresa y menta, página 346), pues el agua sacará cualquier pesticida del producto. Una persona que la probó dijo que le encantaba lo refrescante que era y añadió que es una forma perfecta de usar pepinos sobrantes y hierbas frescas.

1 pepino grande orgánico o 3 pepinos persas orgánicos
1 puñado grande (3-6 ramas) de hojas de albahaca orgánicas
8 tazas (2 litros) de agua filtrada o de manantial, o la necesaria

■ **Presupuesto:** muy

1. Pela el pepino normal o lava los pepinos persas. Córtalos en rebanadas medianas y agrégalos a una jarra.
2. Lava la albahaca, aplasta un poco las hojas y agrégalas a la jarra. Añade el agua y déjala infusionar al menos 4 horas antes de beber.
3. Guarda el agua en el refrigerador hasta por 5 días. Puedes añadir más agua los primeros 2 días, pero retira los pepinos después de 2 días.

Agua de fresa y menta

Rinde 4-5 porciones

Tiempo de preparación: 2 minutos

Tiempo de cocción: N/A

Tiempo pasivo: N/A

Para obtener el mejor sabor, no uses agua de la llave. Si tienes una jarra de 2 litros, sólo llénala hasta el tope después de añadir los saborizantes. Esta receta se ve como esa bebida de fresa excesivamente dulce que beben los niños después de un día de infusión.

1 puñado grande (1 taza aproximadamente) de fresas orgánicas
   o fresas congeladas
1 puñado grande (3-6 ramas) de hojas de menta orgánicas
8 tazas (2 litros) de agua filtrada o de manantial, o la necesaria

■ **Presupuesto:** muy

1. Lava las fresas, quita y desecha los rabos, corta la fruta a la mitad y añádela a la jarra. No tienes que descongelar las fresas congeladas.
2. Lava la menta, aplasta un poco las hojas y añádelas a la jarra. Agrega el agua y déjala infusionar al menos 4 horas antes de beber.
3. Guarda el agua en el refrigerador hasta por 5 días. Puedes añadir más agua los primeros 2 días, pero retira las fresas después de 2 días.

Volteado de pera

Rinde 8 porciones

Tiempo de preparación: 30-35 minutos

Tiempo de cocción: 60 minutos

Tiempo pasivo: 15 minutos

Mi mamá solía preparar un volteado de piña para mi hermano mayor, Jim. Yo tengo una receta popular de volteado de naranja sanguina en mi blog, www.reciperenovator.com, que es hermoso y sorprendentemente fácil de preparar. Adapté esa receta para el plan, usando algunas de las peras para endulzar la masa. Puedes sustituir las peras con frutas de hueso de temporada. Esta receta fue la favorita de una de las personas que probaron el recetario.

1½ tazas (200 gramos) de semillas de girasol crudas

2 cucharadas de semillas de chía blancas o negras

4 cucharadas (60 mililitros) de agua filtrada

½ taza (65 gramos) de harina para hornear sin gluten

½ taza (65 gramos) de sémola blanca de maíz,
  maicena o polenta

2 cucharaditas de polvo para hornear sin sodio

1 cucharadita de pimienta gorda molida

2 cucharadas de jarabe de maple puro

1 cucharada de mantequilla de libre pastoreo sin sal, ghee
  o aceite de coco extra virgen

1 pera pelada, cocida al vapor, sin corazón y cortada
  en rebanadas de 6 milímetros de grosor

1 taza de peras peladas y picadas

1 taza (245 gramos) de puré de manzana sin endulzar

½ taza (125 mililitros) de aceite de oliva extra virgen

Stevia equivalente a 4 cucharaditas de azúcar, o menos

■ **Presupuesto:** moderado

1. Precalienta el horno a 160 °C con una rejilla a la mitad del horno. Cubre un molde redondo (22-24 centímetros) para pastel con papel pergamino, cortado para cubrir bien hasta el fondo. Engrasa el molde con aceite o spray, y reserva.

2. Mientras se precalienta el horno, acomoda las semillas de girasol en una charola para hornear y tuéstalas 10 minutos aproximadamente, o hasta que se doren. Sácalas del horno y déjalas enfriar. (Mantén prendido el horno.)

3. Pasa las semillas de chía a un tazón pequeño con el agua filtrada y déjalas reposar hasta que se vuelvan gel.

4. Mezcla la harina, la maicena, el polvo para hornear y la pimienta gorda en un tazón mediano hasta que la mezcla tenga un solo color. Reserva.

5. En una olla pequeña sobre fuego medio, añade el jarabe de maple, la mantequilla y deja que hierva. Mueve la olla un par de veces para mezclar. Vierte la salsa en el molde preparado, moviéndolo para cubrir el fondo uniformemente.

6. Acomoda las rebanadas de pera juntas en el molde, creando un patrón bonito.

7. Agrega las semillas de girasol tostadas a un procesador de alimentos y pulsa hasta que estén finamente picadas, pero no como polvo. Añade la taza de peras picadas, el puré de manzana, el aceite de oliva y la mezcla de semillas de chía. Pulsa hasta que todo esté incorporado. Prueba. Si la mezcla no está muy dulce (algunas peras son muy dulces y otras menos), añade la stevia en pequeñas cantidades, pulsando y probando hasta que alcance el nivel deseado de sabor.

8. Añade la mezcla de harina y pulsa algunas veces para mezclar.

9. Vierte la masa encima de las rebanadas de pera en el molde y aplana la superficie con una espátula. Hornea entre 55 y 60 minutos, o hasta que el pastel esté dorado, firme al presionarlo en el centro y que al insertar un palillo en el centro salga sólo con algunas moronas pegadas, no con masa.

10. Saca el molde del horno. Sostenlo con cuidado con guantes, voltea el molde y cuela el exceso de líquido en un frasco, luego déjalo enfriar sobre una rejilla entre 10 y 15 minutos. Colar el exceso de líquido evita que el pastel quede viscoso. Reserva el líquido para verterlo encima de las rebanadas de pastel si lo servirás al día siguiente.

11. Pasa un cuchillo o una espátula delgada por el borde del molde para despegarlo. Coloca un platón para servir boca abajo encima del molde, voltéalo todo y espera ese sonido maravillo cuando cae el pastel al plato. Quita el molde y despega el papel pergamino.

12. Corta rebanadas y sirve. Envuelve el pastel sobrante firmemente en plástico y guárdalo en tu alacena hasta por 1 día, vertiendo el líquido reservado antes de servir.

Nota del chef: Elige fruta dependiendo de la temporada; puedes sustituir las peras por ciruelas negras (no rojas), duraznos o mandarinas. Aunque puedes utilizar semillas de chía negras en esta receta, el pastel es más bonito usando semillas blancas o doradas. Cuando rebanes la fruta, lo más importante es cortar todas las rebanadas del mismo grosor. Asegúrate de que tu harina para hornear no contenga harina de haba o de garbanzo con haba (garfava).

Por porción (usando mantequilla y maicena): 8 gramos de proteína, 40 gramos de carbohidratos, 29 gramos de grasa, 4 gramos de grasa saturada, 5 miligramos de sodio, 493 miligramos de potasio, 8 gramos de fibra.

Arroz con leche

Rinde 6 porciones

Tiempo de cocción: 30-40 minutos

Tiempo de preparación: 5 minutos

Tiempo pasivo: 10 minutos

El arroz con leche es uno de mis postres caseros favoritos. Yo uso arroz arborio en esta receta, el mismo tipo de arroz almidonado que se usa para preparar risotto. Puedes usar arroz blanco o integral común, aunque el arroz glutinoso de grano corto te dará la mejor consistencia.

1 taza (190 gramos) de arroz arborio
4 tazas (1 litro) separadas de leche entera, leche de coco
   o leche de cáñamo (página 341)
¼ de cucharadita de nuez moscada rallada finamente
Stevia equivalente a 4 cucharaditas de azúcar, o al gusto
½ de cucharadita de canela molida
Leche de coco y cardamomo molido, para servir

■ **Presupuesto:** muy

1. Enjuaga el arroz hasta que el agua salga clara. Cuélalo bien.
2. En una olla mediana sobre fuego medio, mezcla el arroz y 2 tazas (500 mililitros) de leche, y hiérvelo. Agrega la nuez moscada rallada.
3. Baja la flama a fuego lento, tapa la olla y déjala hervir, moviendo frecuentemente, durante 15 o 20 minutos.
4. Calienta 1 taza (250 mililitros) de la leche restante en una olla aparte o en el microondas, y agrégala a la mezcla de arroz. Cocina 10 minutos.
5. Agrega 1 taza más de leche caliente y revuelve. (Sigue cocinando y revolviendo hasta que esté cremoso y el arroz esté completamente cocido.)
6. Agrega la stevia y la canela. Quita la olla del fuego. Deja que repose 10 minutos y prueba. Puedes añadir un poco más de leche si quieres una consistencia más cremosa y una textura más ligera.

7. Divide el arroz con leche en seis tazones. Decora cada uno con una pequeña cantidad de leche de coco y una pizca de cardamomo. Sirve de inmediato o guárdalo en el refrigerador hasta por 5 días.

Nota del chef: Si quieres añadir fruta en el paso 5, prueba con fresas rebanadas, moras azules, zarzamoras o manzanas o peras picadas. También puedes usar arroz cocido sin nada que te haya sobrado para preparar el arroz con leche. Simplemente pasa el arroz cocido a una olla y agrega suficiente leche sólo para cubrirlo, incorporando la nuez moscada, la stevia y la canela. Caliéntalo hasta que alcance una consistencia espesa, añadiendo más leche si es necesario.

Por porción: 7 gramos de proteína, 38 gramos de carbohidratos, 5 gramos de grasa, 3 gramos de grasa saturada, 65 miligramos de sodio, 259 miligramos de potasio, 1 gramo de fibra.

Crema de vainilla y ricotta

Rinde 4 porciones

Tiempo de cocción: N/A

Tiempo de preparación: 5 minutos

Tiempo pasivo: N/A

Cuando tuve mi cirugía de la espalda en 2003, le pregunté a mi cirujano qué podía hacer para prepararme para el mejor resultado posible. Sugirió que, si estaba cargando peso extra, eso pondría presión adicional en mi columna y podría entorpecer mi recuperación. Mi esposo y yo empezamos la dieta de South Beach para que pudiera bajar de peso. Comí mucha de la crema de vainilla y ricotta del libro, endulzada con aspartame. Cuando estaba creando el plan, retomé la dieta buscando inspiración y adapté esta receta para migraña. Resulta que ahora soy sensible a los lácteos, así que ya no la como, pero mientras tú toleres los lácteos, éste es un gusto delicioso, sobre todo con ricotta entero orgánico.

1 tarro (425 gramos) de ricotta entero orgánico
1 cucharada de extracto puro de vainilla de la mejor calidad
Stevia equivalente a 2 cucharaditas de azúcar
½ cucharadita de canela molida
⅛-¼ de cucharadita de nuez moscada recién rallada

■ **Presupuesto:** moderado

1. Usa una espátula para mezclar todos los ingredientes juntos en un tazón de vidrio, luego devuélvelo al tarro de ricotta.
2. Guárdalo tapado en el refrigerador hasta por 4 días.

Nota del chef: Usar canela vietnamita (de Saigón) le da otro nivel de sabor a este sencillo postre. Es un gran relleno para crepas (página 257). Es decadente. Es maravilloso sobre fruta.

Por porción: 12 gramos de proteína, 6 gramos de carbohidratos, 14 gramos de grasa, 9 gramos de grasa saturada, 89 miligramos de sodio, 117 miligramos de potasio, 0 gramos de fibra.

★ LA ESTRELLA DE LAS ESPECIAS DE STEPHANIE: **CANELA VIETNAMITA**

Puede que no te sorprenda nada sobre la canela, después de comerla toda tu vida, pero si nunca has probado la canela realmente fresca, de alta calidad, ¡te aseguro que es sorprendente! Puede sustituir el endulzante en el té y la leche caliente, dándome esa sensación hogareña de postre. Si tienes una tienda de especias cerca de ti o una tienda de alimentos naturales que venda especias a granel, ve si puedes obtener un poco de canela vietnamita (de Saigón). Su sabor es rico y complejo, y mejorará mucho tu comida. La canela se utiliza en la medicina tradicional y puede tener propiedades antivirales y antioxidantes, así como ayudar posiblemente con condiciones dérmicas y Alzheimer.

Nieve de sandía y menta

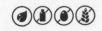

Rinde 12 porciones

Tiempo de preparación: 10 minutos

Tiempo de cocción: N/A

Tiempo pasivo: 4 horas

Leí sobre hacer nieve en una revista que mostraba la técnica y una variedad de recetas. Nunca había escuchado de algo así y realmente parecía mágico. Todo lo que necesitaba era un molde plano, un tenedor y un congelador, ¿y podía preparar un postre helado? Es verdadera alquimia. Sólo necesitas estar al pendiente para moverlo cada 30 minutos ya que empiece a congelarse. Es algo divertido de preparar con niños. Una persona que la probó dijo que planeaba "comer una tonelada sentada en la entrada de su casa en una noche de verano".

5 tazas (1 250 mililitros) de jugo de sandía,
    hecho en la licuadora con trozos de sandía sin semillas
1 puñado de hojas de menta frescas
Stevia equivalente a 4 cucharaditas de azúcar

■ **Presupuesto:** muy

1. Pica finamente las hojas de menta y revuélvelas en el jugo de sandía junto con la stevia.
2. Deja espacio en tu congelador para un molde de 23 × 33 centímetros. Vierte la mezcla en el molde y acomódalo plano en el congelador. Congélalo 1 hora.
3. Pasado ese tiempo, rompe el hielo que se haya formado con un tenedor.
4. Congélalo 4 horas más, rompiendo con el tenedor cada 30 minutos hasta que tengas nieve suave.
5. Pasa la nieve a un contender hermético y guárdalo en el congelador hasta por 1 semana. Para servir, raspa un poco hacia un tazón.

Nota del chef: Si tu sandía no está muy dulce, añade más stevia al gusto. Si no es temporada de sandía, prueba con melón cantalupo o verde. Otras sugerencias: sustituye la menta con ½ cucharadita de canela molida, jengibre o cardamomo. Una persona prefirió aplastar un poco las hojas de menta e infusionar el jugo de sandía, luego quitar las hojas antes de congelar. Usa cualquier jugo de fruta aprobado en el plan para preparar nieve con este método. Puedes añadir 1 o 2 cucharadas de vodka para hacer una preparación para adultos.

Por porción: 0 gramos de proteína, 6 gramos de carbohidratos, 0 gramos de grasa, 0 gramos de grasa saturada, 1 miligramo de sodio, 80 miligramos de potasio, 0 gramos de fibra.

Condimentos, salsas y aderezos para ensalada

Uno de los retos de vivir en el plan es que la mayoría de los condimentos comerciales quedan fuera. Sin embargo, los condimentos, salsas cremosas y aderezos para ensalada son importantes para dar sabor y para disfrutar. Un aspecto particularmente difícil al desarrollar recetas es que normalmente se basan en vinagres o cítricos para un tono de acidez. Yo me ayudé con frutas y verduras naturalmente ácidas aprobadas en el plan para conseguir ese sabor.

- Aderezo de tocino, 357
- Salsa picante, 359
- Mayonesa de cilantro, 361
- Aderezo italiano, 363
- Marinada de granada para carne o pollo, 365
- Salsa para pasta estilo Alfredo, 367
- Aderezo ranchero, 368
- Salsa de mostaza ahumada, 370
- Salsa verde, 372
- Condimento para pollo y pescado, 374
- Marinada de cereza agria para carne y cerdo, 375
- Aderezo para ensalada de jitomate y especias, 377

Aderezo de tocino

Rinde ½ taza (125 mililitros), 8 porciones (de 1 cucharada) aproximadamente

Tiempo de preparación: 5 minutos

Tiempo de cocción: N/A

Tiempo pasivo: N/A

Inspirado en la ensalada Cobb, una pequeña cantidad de tocino crujiente le da textura a este aderezo de mostaza. Me encantaron los comentarios de quienes lo probaron, pues a todos les gustó. "Para citar a mi esposo: 'Es mejor que la mayoría de los aderezos que he probado en mi vida'. Me molestó un poco porque he preparado unos muy buenos, pero lo superé ¡porque estoy de acuerdo!"

¼ de taza (60 mililitros) de media crema o leche de coco
2 cucharadas de mayonesa baja en sodio, sin soya, orgánica
1 cucharadita de páprika ahumada
½ cucharadita de mostaza seca en polvo
¼ de cucharadita de ajo en polvo
1 rebanada de tocino preparado por ti crujiente (página 253), bien seco y picado finamente

■ **Presupuesto:** muy

1. Agrega todos los ingredientes a un tazón de vidrio y revuélvelos hasta obtener una consistencia suave.
2. Úsalo de inmediato o guárdalo en el refrigerador en un frasco de vidrio limpio o en una botella suave hasta por 2 días.

Nota del chef: El tocino comercial es un precursor potencial al ser curado y salado. Después de probarlo durante una semana, puedo utilizar pequeñas cantidades de tocino sin curar, bajo en sodio, libre de nitritos y nitratos, bajo en azúcar, de carne criada en granjas humanitarias. Algunas personas son sensibles a la páprika ahumada. Si no estás seguro de que te guste la mostaza, empieza con ¼ de cucharadita, mezcla bien y déjalo reposar 30 minutos antes de probar. La mostaza seca tiene un sabor muy fuerte.

Por porción de 1 cucharada: 1 gramo de proteína, 2 gramos de carbohidratos, 1 gramo de grasa, 1 gramo de grasa saturada, 17 miligramos de sodio, 24 miligramos de potasio, 0 gramos de fibra.

★ LA ESTRELLA DE LAS ESPECIAS DE STEPHANIE: **MOSTAZA SECA**

Tal vez nunca has usado o visto la mostaza seca, y siempre has comprado el condimento preparado. Las semillas de mostaza se muelen para crear este polvo fuerte. No uses mucha. Cuando la añades a una receta, se vuelve más fuerte con el tiempo también. Si te faltan condimentos, fácilmente puedes agregar un poco de mostaza seca a una mayonesa aprobada en el plan y tener algo a la mano.

Salsa picante

Rinde 1 taza (250 mililitros), 16 porciones (de 1 cucharada) aproximadamente

Tiempo de preparación: 5 minutos

Tiempo de cocción: 20 minutos

Tiempo pasivo: N/A

Cuando me diagnosticaron pasé más o menos un mes leyendo las etiquetas en el supermercado. Una de las primeras cosas que encontré fue una salsa dulce picante. Quería recrearla para el libro, pues las versiones comerciales contienen azúcar y no todos tienen acceso a la que yo compré. Evita las salsas picantes fermentadas, como Sriracha, pues pueden ser precursores por el alto contenido de tiramina. Nosotros tenemos un vecino a quien le encantó tanto esta salsa, que nos cambia atún recién pescado por ella.

225 gramos de pimiento morrón rojo o jalapeño verde u otro chile
	picante, hervido, desvenado y picado (ve la nota del chef)
½ taza (120 mililitros) de agua filtrada
¼ de taza (60 mililitros) de vinagre blanco
Stevia equivalente a 2 cucharaditas de azúcar (opcional)

■ **Presupuesto:** muy

1. En una olla pequeña sobre fuego medio, mezcla los pimientos, el agua y el vinagre. Hiérvelo, baja la flama a fuego lento y déjalo cocerse 15 minutos. Quita la olla del fuego y espera a que se enfríe.
2. Con un bastón de inmersión, lícualo hasta que esté muy suave y añade la stevia si la usas. También puedes usar una licuadora. Pasa la salsa a frascos de vidrio limpios y guárdala en el refrigerador hasta por 3 meses.

Nota del chef: Si no tienes una báscula de cocina, pesa los pimientos en el supermercado antes de comprarlos. El peso total debe ser 225 gramos. Esto es aproximadamente ½ taza de pimientos picados. Para una salsa más picante, prueba con dos o más chiles habaneros, más los pimientos morrones, juntando 225 gramos entre los dos. Usa guantes cuando manipules los habaneros o los jalapeños. Algunas personas son sensibles a la capsaicina de los chiles, mientras que a otras les quita el dolor. Si eres sensible a la stevia, sustitúyela por 2 cucharaditas de azúcar de coco.

Por porción de 1 cucharada: 0 gramos de proteína, 1 gramo de carbohidratos, 0 gramos de grasa, 0 gramos de grasa saturada, 0 miligramos de sodio, 20 miligramos de potasio, 0 gramos de fibra.

Mayonesa de cilantro

Rinde 1 taza (250 mililitros), 16 porciones (de 1 cucharada) aproximadamente

Tiempo de preparación: 5 minutos

Tiempo de cocción: N/A

Tiempo pasivo: N/A

El cilantro es una hierba que amas u odias. Esto es porque muchas personas tienen un gen que hace que el cilantro sepa a jabón. Tiene un gran efecto depurador, así que, si te gusta, intenta comerlo con regularidad. Adapté esta receta de la dieta South Beach, pues es excelente para pescado, tortitas, pollo y verduras. Es muy fácil de preparar y me encanta que usa casi todo el manojo de cilantro. Si tienes otra receta que sólo utiliza un poco de cilantro, prepara la mitad de esta receta de mayonesa y usa el resto del manojo.

¾ de taza (175 gramos) de mayonesa baja en sodio, sin soya, orgánica
1 manojo de cilantro
1 diente de ajo pequeño
1 cucharadita de comino molido
½ cucharadita de pimienta blanca molida
½ cucharadita de vinagre blanco destilado

■ **Presupuesto:** muy

1. Agrega todos los ingredientes a una licuadora y lícualos hasta obtener una consistencia suave.
2. Pasa la mayonesa a un frasco de vidrio limpio y guárdala en el refrigerador hasta por 1 semana.

Nota del chef: Puedes sustituir la pimienta blanca por pimienta negra recién molida, pero me gusta más el sabor ligero de la pimienta blanca en esta receta. Si odias el cilantro, sustitúyelo por perejil o albahaca.

Por porción de 1 cucharada (usando mayonesa baja en sodio): <1 gramo de proteína, <1 gramo de carbohidratos, 3 gramos de grasa, <1 gramo de grasa saturada, 19 miligramos de sodio, 37 miligramos de potasio, <1 gramo de fibra.

★ LA ESTRELLA DE LAS ESPECIAS DE STEPHANIE: **COMINO**

El comino es una especia clave en los platillos salados, añadiendo un sabor cálido y parecido a la nuez que es sinónimo del chili y la gastronomía mexicana.

Aderezo italiano

Rinde 1 taza (250 mililitros), 16 porciones (de 1 cucharada) aproximadamente

Tiempo de preparación: 5 minutos

Tiempo de cocción: N/A

Tiempo pasivo: 10 minutos

Algo muy molesto de seguir un plan de alimentación especial son todos los alimentos que dabas por sentado, como los aderezos para ensalada y los condimentos, los cuales quizá no entran en tu plan. Aunque implica un poco más de trabajo, preparar versiones frescas de estos alimentos puede ser una revelación sensorial. Un reto para mí cuando desarrollo recetas para mi plan es la cantidad tan limitada de ingredientes ácidos (nada de cítricos ni vinagres, excepto vinagre blanco), los cuales son clave para el equilibrio de un aderezo para ensalada. Me di cuenta de que el sabor agrio natural del crémor tártaro puede ayudar, además de que conserva la emulsión cremosa. Una persona que lo probó dijo: "Lo usé en pollo, ensalada de pasta y como dip para todo, y combinado con mayonesa para untar en un sándwich. ¡Son muchas opciones!"

4 dientes de ajo picados
1 chalote picado
½ taza (125 mililitros) de aceite de oliva extra virgen orgánico
¼ de taza (60 mililitros) de agua filtrada
2 cucharaditas de orégano seco
¼ de cucharadita de crémor tártaro (opcional)
⅛ de cucharadita de sal de mar fina (opcional)
⅛ de cucharadita de pimienta negra recién molida

■ **Presupuesto:** muy

1. Remoja el ajo y el chalote picados en agua con hielo durante 10 minutos, luego cuélalos bien.
2. Pasa el ajo y el chalote remojados, junto con los demás ingredientes a la licuadora. Lícualos hasta obtener una consistencia suave.
3. Pasa el aderezo a un frasco de vidrio limpio y guárdalo en el refrigerador hasta por 2 semanas.

Nota del chef: Remojar el ajo y el chalote ayuda a eliminar parte del sabor, ya que pueden opacar los demás. Aunque el crémor tártaro añade un sabor agrio y ayuda a mantener la emulsión, algunas personas pueden ser sensibles a él. Si notas cualquier molestia gastrointestinal, omítelo la siguiente ocasión. Usa este aderezo ocasionalmente, pues incluso el vinagre blanco puede ser un precursor. Una vez que hayas probado el vinagre, un vinagre balsámico blanco o de manzana le dará un sabor más suave.

Por porción de 1 cucharada: <1 gramo de proteína, <1 gramo de carbohidratos, 7 gramos de grasa, 1 gramo de grasa saturada, <1 miligramo de sodio, 11 miligramos de potasio, 0 gramos de fibra.

Marinada de granada para carne o pollo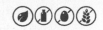

Rinde lo suficiente para marinar 1.4-2.25 kilogramos de carne

Tiempo de preparación: 5 minutos

Tiempo de cocción: 5 minutos

Tiempo pasivo: N/A

¿Otra categoría para la que es difícil crear sin alimentos ácidos? Marinadas. Usualmente son de vino y aceite, vinagre y aceite, o cítricos y aceite. Después de recibir peticiones para marinadas de quienes probaron el plan, encontré algunos jugos de frutas agrias para proveer ese equilibrio. Éste fue muy popular entre ellos también, los cuales dijeron que era "¡fantástico!", y uno de ellos dijo: "Mi hijo de cuatro años dijo: 'Lo comería todos los días'. ¡Toda mi familia se comió tres porciones!"

2 cucharadas de semillas de comino enteras
2 cucharadas de semillas de cilantro enteras
¼ de cucharadita de hojuelas de chile de árbol
2 tazas (500 mililitros) de jugo de granada sin endulzar
½ taza (125 mililitros) de aceite de oliva extra virgen orgánico
½ cucharadita de pimienta gorda molida

■ **Presupuesto:** muy

1. Agrega las especias a una sartén pequeña, seca, sobre fuego medio y tuéstalas durante 5 minutos o hasta que suelten su aroma. Quítalas del fuego y espera a que se enfríen. Luego muele las especias tostadas y las hojuelas de chile de árbol en un mortero o un molino de especias.
2. Agrega las especias molidas y los demás ingredientes a un tazón y revuelve bien. Usa la marinada de inmediato. Asegúrate de marinar la carne al menos 30 minutos, o toda la noche.
3. Cocina la carne como prefieras, asándola o rostizándola.

Nota del chef: Sabe bien con pollo, pero sí mancha la carne. Las hojuelas de chile de árbol pueden ser un precursor de migraña para algunas personas. Puedes usar especias premolidas si no tienes enteras, sólo usa 1 cucharada de comino y cilantro. Si no tienes tiempo para tostarlas en el paso 1, puedes saltártelo, pero tostarlas extrae el sabor de las especias. Si quieres prepararla como salsa, vierte la marinada cuando empieces a cocinar la carne y hiérvela en una sartén durante 5 minutos mínimo. Déjala hervir a fuego lento hasta que se reduzca a la mitad. Especia la salsa todavía más mezclando 2 cucharadas de agua filtrada y 1 cucharada de arrurruz en polvo en un tazón pequeño, batiendo para que se espese; agrégalo a la salsa, revolviendo constantemente hasta que la salsa se espese.

Por toda la receta (sin incluir la carne): 4 gramos de proteína, 77 gramos de carbohidratos, 114 gramos de grasa, 16 gramos de grasa saturada, 78 miligramos de sodio, 1 433 miligramos de potasio, 6 gramos de fibra.

Salsa para pasta estilo Alfredo

Rinde 4 porciones

Tiempo de cocción: N/A

Tiempo de preparación: 5 minutos

Tiempo pasivo: N/A

Cuando enseñaba sobre alimentación baja en grasa en el programa de un hospital, descubrimos que el queso cottage y una licuadora hacen una salsa cremosa increíble. Yo recomiendo usar queso cottage entero para esta receta. Si estás midiendo tu consumo de sodio estrictamente, usa queso cottage sin sal, que por lo general es bajo en grasa. Una persona lo probó y le encantó lo fácil que es, "una alternativa maravillosa para no cocinar con salsa de tomate o sólo usar aceite de oliva".

450 gramos de queso cottage orgánico
   (es mejor de 4 por ciento de grasa)
1-2 dientes de ajo picados
¼-½ cucharadita de pimienta blanca

■ **Presupuesto:** muy

1. Agrega todos los ingredientes a una licuadora. Licua hasta obtener una consistencia suave, deteniéndote si es necesario para raspar los costados.
2. Úsala de inmediato.

Nota del chef: El queso cottage es bastante salado, así que evítalo si tienes Ménière o usa un queso cottage bajo en sodio. Puedes sustituir la pimienta blanca por pimienta negra. Varias personas que la probaron saltearon un poco el ajo en aceite de oliva antes de licuarlo para reducir su sabor. Si la estás preparando mientras cocinas pasta, añade 2 a 4 cucharadas (30-60 mililitros) del agua de cocción de la pasta en el paso 1. Si estás siguiendo una dieta sin granos, pruébala sobre listones de calabacita o tiras de calabaza espagueti cocida, decorada con perejil finamente picado.

Por porción de ¼ de taza (con queso cottage con 4 por ciento de grasa, sin pasta): 52 gramos de proteína, 20 gramos de carbohidratos, 20 gramos de grasa, 8 gramos de grasa saturada, 1 660 miligramos de sodio, 640 miligramos de potasio, 0 gramos de fibra.

Aderezo ranchero

Rinde 1 taza (250 mililitros), 16 porciones (de 1 cucharada) aproximadamente

Tiempo de preparación: 5 minutos

Tiempo de cocción: N/A

Tiempo pasivo: 5-10 minutos

Este aderezo es el favorito de muchas personas, pero la mayoría probablemente nunca lo ha preparado fresco. El verdadero aderezo ranchero se prepara con suero de mantequilla, el cual le da su sabor agrio. Yo remplacé el suero de mantequilla con leche de coco cuajada con vinagre. A las personas que lo probaron les encantó, encontrando una gran variedad de usos para él: sobre una ensalada de espinacas y champiñones, como dip para masa para pizza y revuelto con ensalada de pollo (página 275).

½ taza (125 mililitros) de leche de coco

2 cucharaditas de vinagre blanco

½ taza (125 mililitros) de aceite de oliva ligero,
   o aceite de semilla de uva

1 cucharadita de ajo en polvo

1 cucharadita de crémor tártaro

1 cucharadita de perejil seco, o 1 cucharada de perejil fresco,
   picado finamente

1 cucharadita de eneldo seco, o 1 cucharada de eneldo fresco,
   picado finamente

½ cucharadita de cebollín seco, o 1 cucharadita de cebollín fresco,
   picado finamente

■ **Presupuesto:** muy

1. Agrega la leche de coco y el vinagre a una licuadora y déjalos reposar 5 o 10 minutos hasta que se cuaje.
2. Agrega el aceite, el ajo en polvo y el crémor tártaro, y licua hasta obtener una consistencia suave y cremosa.
3. Vierte el aderezo en un frasco de vidrio limpio y agrega las hierbas. Agita para mezclar. (Si añades las hierbas a la licuadora, vas a tener un aderezo verde.) Guarda el aderezo en el refrigerador hasta por 1 semana.

Nota del chef: No uses aceite de oliva extra virgen en esta receta; el sabor grasoso sobrepasará el de las hierbas. Una vez que hayas probado el vinagre de manzana, úsalo en esta receta. Considera que incluso pequeñas cantidades de cualquier vinagre pueden ser un precursor. Puedes evitar la licuadora por completo si estas dispuesto a agitar el frasco realmente fuerte. Si tu leche de coco tiene pedazos de grasa de coco, necesitarás usar la licuadora.

Por porción de 1 cucharada: <1 gramo de proteína, <1 gramo de carbohidratos, 8 gramos de grasa, 2 gramos de grasa saturada, 1 miligramo de sodio, 51 miligramos de potasio, 0 gramos de fibra.

Salsa de mostaza ahumada

**Rinde ¹/₃ de taza (90 mililitros)
aproximadamente, 5 porciones
(de 1 cucharada) aproximadamente**

Tiempo de preparación: 5 minutos

Tiempo de cocción: N/A

Tiempo pasivo: N/A

Probé la salsa de mostaza Trader's Joe cuando estábamos siguiendo la dieta de South Beach. La receta original es del chef André Bienvenue, del restaurante Joe's Stone Crab, en South Beach. Tomé el espíritu de la receta —su cremosidad y el sabor de la mostaza— y la adapté para el plan porque es una salsa increíblemente versátil y rápida que puede suplir muchos condimentos. Una persona que la probó dijo que era "deliciosa en tortitas de cangrejo y buena para pescados en general. Tal vez sepa rico en papas o para preparar ensalada de papa".

4 cucharadas (60 mililitros) de media crema o leche de coco
(ve la nota del chef)
2 cucharadas de mayonesa baja en sodio, sin soya, orgánica
1 cucharadita de páprika ahumada
½ cucharadita de mostaza seca en polvo

■ **Presupuesto:** muy

1. Agrega todos los ingredientes a un tazón pequeño y bate hasta obtener una consistencia suave.
2. Pasa la salsa a un frasco de vidrio limpio o una botella suave, y guárdala en el refrigerador hasta por 2 semanas.

Nota del chef: Si usas leche de coco en lugar de media crema, empieza con 1 cucharada, batiendo y añadiendo un poco a la vez para desear la consistencia líquida que desees. Algunas personas pueden ser sensibles a la páprika ahumada, así que pruébala. Esta receta es perfecta para las tortitas (página 382) o los pastelitos de salmón y papa (página 311).

Por porción de 1 cucharada: <1 gramo de proteína, <1 gramo de carbohidratos, 8 gramos de grasa, 1 gramo de grasa saturada, 21 miligramos de sodio, 17 miligramos de potasio, 0 gramos de fibra.

✸ LA ESTRELLA DE LAS ESPECIAS: **PÁPRIKA AHUMADA**

Si has probado la páprika normal (a veces llamada páprika húngara) y pensado "cuál es el punto", no eres el único. Yo nunca lo entendí tampoco, pero la páprika ahumada es otra cosa totalmente. También llamada pimentón, está hecha de un tipo especial de pimiento rojo nativo de España, ahumado lentamente y secado sobre una hoguera de roble. Añade una profundidad increíble de sabor y humo, con notas de carne, y es útil sobre todo si estás comiendo una dieta vegetal.

Salsa verde

Rinde 1 taza (250 mililitros), 16 porciones (de 1 cucharada)

Tiempo de preparación: 15 minutos

Tiempo de cocción: 15 minutos

Tiempo pasivo: 15 minutos

La mayoría de las salsas comerciales contiene cebolla, un precursor de migraña para muchos. Yo quería ofrecer una receta de salsa en caso de que te encantara la gastronomía mexicana tanto como a mí. Asar las verduras añade las notas profundas y ahumadas a la salsa. Úsala con la receta de migas (página 268), encima de un omelet, con totopos sin sal y para preparar carnitas de cerdo o tinga de pollo en tu olla de cocción lenta.

285 gramos de tomates verdes sin hojas y bien lavados
4 jalapeños verdes
1 manojo de cebollitas de cambray
3 dientes de ajo sin pelar
1 cucharadita de comino molido, o el necesario (opcional)
¼ de cucharadita de humo líquido (opcional)
1 manojo de cilantro

■ **Presupuesto:** muy

1. Enciende la salamandra de tu horno y mueve la rejilla hasta la posición más elevada del horno. Engrasa ligeramente una charola para hornear con aceite con spray.
2. Agrega los tomates, los jalapeños, las cebollas y los dientes de ajo a la charola preparada. Ásalos durante 4 minutos, luego voltéalos usando pinas y quita cualquier cebolla o ajo que se vea café. Devuelve la charola al horno y ásalos otros 5 minutos.
3. Revisa las verduras otra vez. Ten cuidado al abrir la puerta del horno porque los vapores del chile pueden ser fuertes. Después de 10 minutos en total, los tomates deben empezar a dorarse y los chiles deben estar negros de encima. Voltea todo otra vez y devuélvelos al horno otros 5 minutos.
4. Saca la charola del horno y deja que se enfríen aparte los tomates, las cebollas y los ajos.

5. Pasa los jalapeños a una bolsa de papel y dobla la parte de arriba. El vapor hará que la piel se pueda desprender más fácilmente. (Puedes dejar las pieles, pero tendrás pedacitos duros en la salsa, lo que no es ideal.)

6. Pasa todo a la licuadora mientras se enfría; pela los ajos antes de añadirlos. Agrega los tomates verdes y las cebollitas.

7. Cuando los jalapeños se hayan enfriado lo suficiente para manejarlos, alrededor de 15 minutos, quítales la piel y desvénalos. Agrega los jalapeños a la licuadora. Usa guantes cuando estés manipulando los chiles.

8. Agrega a la licuadora el comino y el humo líquido si lo usas. Empieza con ¼ de cucharadita de comino y agrega más al gusto.

9. Trocea la mayor parte del cilantro, reservando ¼ de taza (un puñado grande). Pica finamente el cilantro reservado.

10. Agrega el cilantro troceado a la licuadora. Licua la salsa hasta que tenga una consistencia suave, luego integra el cilantro picado finamente antes de pasar la salsa a frascos de vidrio limpios. Úsala antes de 5 días o congela porciones por hasta 6 meses.

Nota del chef: Si odias el cilantro, no se lo pongas. Sigue siendo una buena salsa sin cilantro. El humo líquido puede ser un precursor, así que pruébalo antes de usarlo. A mí me encanta el sabor a humo que le da a la salsa, supliendo la falta de sal. Elige una marca de humo líquido que sólo tenga humo y agua como ingredientes.

Por porción de 1 cucharada: <1 gramo de proteína, 2 gramos de carbohidratos, <1 gramo de grasa, 0 gramos de grasa saturada, 3 miligramos de sodio, 112 miligramos de potasio, 1 gramo de fibra.

Condimento para pollo y pescado

Rinde ⅓ de taza
Tiempo de preparación: 5 minutos

Tiempo de cocción: N/A
Tiempo pasivo: 10 minutos

Si no tienes un molino de café eléctrico, es una herramienta que yo hubiera deseado tener hace años. No bebo café y tontamente pensé que lo usaría muy poco para moler especias. En cambio, lo uso al menos una vez a la semana para moler mezclas de especias frescas y condimentos secos. Esta mezcla complementa perfectamente el pollo y el pescado. La adapté de una receta del chef Christian Plotczyk, en *The South Beach Diet*. Una ración alcanza para darle sabor a tres pollos enteros.

1 cucharada de semillas de comino enteras
1 cucharada de pimientas negras enteras
1 cucharada de semillas de hinojo enteras
1 cucharada de semillas de cilantro enteras
1 cucharada de semillas de alholva enteras
2 cucharaditas de pimienta blanca molida

■ **Presupuesto:** muy

1. Mezcla todas las especias, excepto la pimienta blanca, en una sartén pequeña, seca, sobre fuego medio y tuéstalas durante 5 minutos o hasta que suelten su aroma. Quítalas del fuego y espera a que se enfríen por completo, alrededor de 10 minutos.
2. Pasa las semillas frías y la pimienta blanca a un molino de especias y muélelas hasta obtener un polvo fino. Si no, usa un mortero.
3. Guarda la mezcla de especias en un frasco de vidrio limpio hasta por 6 meses.

Nota del chef: Este condimento es fantástico para pechugas de pollo a la parrilla, pollos enteros o pescados grasosos, como filetes de atún. Si no puedes encontrar semillas enteras, puedes sustituirlas por ¾ de cucharada de cada semilla molida.

Por toda la receta: 6 gramos de proteína, 22 gramos de carbohidratos, 4 gramos de grasa, 0 gramos de grasa saturada, 27 miligramos de sodio, 435 miligramos de potasio, 11 gramos de fibra.

Marinada de cereza agria para carne y cerdo

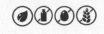

Rinde suficiente para 1 asado grande o para 8 chuletas de cerdo

Tiempo de preparación: 5 minutos

Tiempo de cocción: N/A

Tiempo pasivo: N/A

El jugo de cereza agria tiene muchos beneficios para la salud, incluyendo reducir el daño muscular, una recuperación más rápida del ejercicio y compuestos de antocianinas contra el cáncer, así como añadir acidez a esta marinada.[1] Disfrútala y cocina tu carne roja a fuego bajo y lento (como a las brasas) para reducir los potenciales problemas que causan en la carne roja. A quienes la probaron les encantó lo fácil que se prepara la receta y dijeron que era muy buena para los niños.

2 tazas (500 mililitros) de jugo de cereza agria sin endulzar
½ taza (250 mililitros) de aceite de oliva extra virgen orgánico
1 cucharadita de pimienta gorda molida
1 cucharadita de pimienta negra recién molida
½ cucharadita de clavo de olor molido

■ **Presupuesto:** muy

1. Añade todos los ingredientes a un tazón y mezcla.
2. Úsala de inmediato, asegurándote de marinar la carne al menos 30 minutos o toda la noche.

Nota del chef: La acidez del jugo de cereza suple al vinagre en esta marinada. Cocina la carne siguiendo tu receta. Si quieres preparar una salsa, cuela la marinada cuando empieces a cocinar la carne y hiérvela en una olla durante 5 minutos. Cocínala a fuego lento hasta que se reduzca a la mitad. Espesa la salsa todavía más mezclando 2 cucharadas de agua filtrada y 1 cucharada de arrurruz en polvo en un tazón aparte, moviendo hasta que se espese; agrega la mezcla a la salsa, batiendo constantemente hasta que la salsa se espese.

Por toda la receta: 4 gramos de proteína, 65 gramos de carbohidratos, 109 gramos de grasa, 15 gramos de grasa saturada, 20 miligramos de sodio, 642 miligramos de potasio, 8 gramos de fibra.

★ LA ESTRELLA DE LAS ESPECIAS DE STEPHANIE: **PIMIENTA GORDA**

Esta mora seca es nativa de Sudamérica y las Indias Occidentales. Su sabor es una combinación de canela, nuez moscada y clavo de olor. Frecuentemente se incluye en panadería de otoño y mezclas de especias para pastel de calabaza. Añade unas maravillosas notas dulces a una marinada de carne, sobre todo aquí, mezclada con el jugo de cereza.

Aderezo para ensalada de jitomate y especias

Rinde ¹/₃ de taza (90 mililitros) aproximadamente, 5 porciones (de 1 cucharada) aproximadamente

Tiempo de preparación: 5 minutos
Tiempo de cocción: N/A
Tiempo pasivo: N/A

Yo usé la acidez natural de los jitomates para incrementar la acidez en este aderezo para ensalada, el cual se revuelve en sólo un minuto o dos, y sabe increíblemente fresco.

3 jitomates cherry grandes o 6 pequeños, cortados en trozos
2 cucharadas de aceite de oliva extra virgen orgánico
2 cucharadas de agua filtrada, o la necesaria
1 cucharada de mayonesa baja en sodio, sin soya, orgánica
½ cucharada de hojas de estragón, tomillo o ajedrea, frescas,
    o ¼-½ cucharadita de estragón seco
½ cucharadita de vinagre blanco
½ cucharadita de mostaza seca en polvo

■ **Presupuesto:** muy

1. Agrega todos los ingredientes a la licuadora, empezando sólo con 1 cucharada de agua. Licua, deteniéndote para raspar los constados si es necesario, hasta que obtengas una consistencia suave. Agrega más agua si es necesario para que el aderezo se aligere.
2. Pasa el aderezo a un frasco de vidrio limpio y guárdalo en el refrigerador hasta por 3 días.

Nota del chef: Una vez que hayas probado el vinagre de manzana, el vinagre balsámico blanco y el vinagre de vino blanco, usa cualquiera de ellos en esta receta para que tenga un sabor más suave.

Por porción de 1 cucharada: <1 gramo de proteína, <1 gramo de carbohidratos, 6 gramos de grasa, 1 gramo de grasa saturada, 24 miligramos de sodio, 30 miligramos de potasio, 0 gramos de fibra.

Recetas que usan sobras

Yo soy la reina de las sobras. Todo viene de mi extremadamente ahorradora madre alemana-americana, quien vivió la depresión y la Alemania de la posguerra con mi padre militar. Ella nunca tiró nada. Sin embargo, no era muy buena para usar las cosas. Después de aprender más sobre desperdicios de comida (ve la página 112), juré nunca volver a tirar comida otra vez. Quería darte algunas recetas para empezar a ayudarte a usar todos esos maravillosos ingredientes sobrantes que compras. Conforme te sientas más cómodo cocinando, espero que tengas el valor de experimentar también.

- Frittata, 379
- Guisado para desayunar, 380
- Pasta con verduras, 381
- Tortitas, 382
- Pizza, 384
- Quiché, 386
- Tazón de arroz, 388
- Ensalada picada, 389
- Sopa cremosa, 390

Frittata

Rinde 2-4 porciones aproximadamente

Las frittatas son el vehículo perfecto para las sobras, ya que puedes transformar casi cualquier cosa en una comida. Incluso sobrantes de carne, un tallo de hierba, algunas verduras cocidas que de otro modo tirarías a la basura... ¡Prepara una frittata! Puedes comerla fría o caliente, prepararla para desayunar, llevártela para comer o preparar una cena caliente rápidamente.

1-2 cucharadas de aceite de oliva extra virgen o aceite de coco
¼-½ tazas de verduras cocidas que sobraron, picadas, o <1 porción
    completa de comida para llevar (como italiana, mexicana o thai)
3-4 huevos
1 cucharada de la leche de tu elección
Hierbas frescas para dar sabor (página 119), picadas finamente

1. Calienta la salamandra. Si tu salamandra está hasta arriba de tu horno, mueve la rejilla a la posición más elevada.
2. En una sartén grande o una sartén para omelet, calienta a fuego medio el aceite.
3. Agrega las verduras o las sobras, y saltéalas hasta que se doren.
4. Mientras se cocinan las verduras, en un tazón pequeño bate los huevos ligeramente con la leche. Esparce las hierbas frescas encima.
5. Vierte la mezcla de huevo en la sartén sobre las verduras. Cocina hasta que esté listo de abajo y casi cocido de encima.
6. Usa un guante o un trapo para mover la sartén del quemador a la salamandra. Déjalo asar alrededor de 3 minutos o hasta que se vea dorado. Si tu salamandra es muy caliente, puedes hornear la frittata durante 12 minutos a 190 °C.
7. Corta rebanadas y sírvelas de inmediato. Las rebanadas sobrantes de frittata son una buena comida para llevar.

Nota del chef: Usa los perfiles de sabores (página 122) para explorar una variedad de combinaciones de hierbas y especias. Si no tienes hierbas frescas, usa ½ cucharadita de hierbas secas para empezar.

Guisado para desayunar

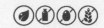

Rinde 1-2 porciones

Éste es mi desayuno favorito para casi todos los días, una maravillosa forma de empezar el día con verduras. Si no estás acostumbrado a comer verduras en el desayuno, pruébalo. Yo preparo suficiente para cuatro días, luego guardo los sobrantes y así el desayuno es rápido y fácil. Agrega un huevo con una yema medio cocida para una salsa instantánea o usa gravy que te haya sobrado si tienes.

½-1 taza de papa cocida, camote, papas fritas u otros tubérculos cocidos, picada en cubos pequeños

Carne cocida picada en cubos (cualquier cantidad)

2 tiras de tocino que puedes preparar tú mismo crudo (página 253) (opcional)

Sobras de hierbas frescas, como romero, tomillo, alholva o estragón, picadas finamente

1. Calienta una sartén antiadherente o de hierro sobre fuego medio-alto.
2. Cocina el tocino si lo usas, hasta que suelte su grasa. Saca toda la grasa, menos 1 cucharada, y resérvala en un frasco de vidrio para otro uso.
3. Si no usas tocino, añade 1-2 cucharadas de aceite de oliva extra virgen o aceite de coco a la sartén, moviendo para cubrir la superficie.
4. Saltea los demás ingredientes en la grasa restante del tocino, o el aceite, hasta que estén calientes y crujientes.
5. Sirve de inmediato. Si preparas más para desayunos adicionales, refrigéralos en contenedores de vidrio tapados hasta por 4 días.

Nota del chef: Para una versión vegana o vegetariana que sea un desayuno completo, agrega al guisado hasta 1 taza de leguminosas cocidas, aprobadas en el plan, por persona. Si lo sirves con huevos, empuja el guisado cocido hacia las orillas de la sartén con una pequeña cantidad de grasa adicional si es necesario y cocina dos huevos por persona fácilmente. Sirve los huevos encima del guisado, luego rompe las yemas para una salsa decadente. Si usas romero fresco, que sean sólo unas cuantas hojas, finamente picadas, para que su fuerte sabor no opaque el platillo.

Pasta con verduras

Rinde 1 porción

A veces uno sólo necesita una cena rápida. Si vas a cocinar para más personas, sólo multiplica las cantidades por el número de porciones. Esta receta no deja sobras. La regla general es usar 60 gramos de pasta por porción. Si no tienes una báscula de cocina, puedes adivinar el estimado usando la bolsa o caja. Una bolsa de 240 gramos te daría 4 porciones, así que usarías un cuarto de la bolsa para una persona. En lugar de sólo comer pasta sencilla, yo agrego verduras al agua de cocción para tener una olla de cena que está energizada con la nutrición de las verduras en menos de 15 minutos.

1 diente de ajo machacado
2 pizcas de hojuelas de chile de árbol
60 gramos de pasta seca sin gluten
½ cucharada de aceite de oliva extra virgen
1 zanahoria rallada en tiras delgadas
1 tallo de brócoli picado
1 puñado de espinacas baby u hojas verdes rebanadas finamente
Sal de mar fina, al gusto
Pimienta negra recién molida, al gusto

1. Agrega el ajo y las hojuelas de chile a una olla grande con agua filtrada. Hiérvela. Agrega la pasta y un chorrito de aceite de oliva. Espera a que vuelva a hervir, moviendo regularmente.
2. Cuando falten 5 minutos para que esté lista la pasta (la pasta sin gluten tarda entre 9 y 15 minutos), agrega las verduras al agua hirviendo.
3. Sigue moviendo hasta que la pasta esté cocida.
4. Cuela la pasta, rocía aceite de oliva extra virgen y revuelve para cubrir. Agrega sal de mar y pimienta negra recién molida.
5. Sirve de inmediato.

Nota del chef: Si tienes queso que puedas comer con migraña, pesto de hierbas o queso con hierbas (página 242) sobrante, agrégalo al final. ¡Qué rico!

Tortitas

Rinde 1 o más porciones

Cuando era niña, teníamos nuestra gran cena los domingos después de la iglesia. Los domingos en la noche podíamos comer cenas no tradicionales, como pizza, cosas en el horno eléctrico y a veces mi mamá preparaba tortitas con atún enlatado. Yo adapté ese concepto aquí. Si te gustan los pastelitos de salmón y papa (página 311), entonces expande tus horizontes de tortitas. Las tortitas son el vehículo perfecto para usar sobras de granos cocidos, como arroz integral, teff, mijo, quinoa o amaranto; el pescado cocido que es menos de una porción, y verduras cocidas. Rinde una o más porciones, dependiendo de la cantidad de sobras que uses. Usa la receta como punto de partida y sé creativo. La meta principal es asegurarte de que las tortitas mantengan su forma.

1 taza (150 gramos aproximadamente) de granos cocidos
1 taza (150 gramos aproximadamente) de verduras
    cocidas picadas
60-90 gramos de pescado cocido, deshecho
1-2 huevos
1 cucharada de sazonador de hierbas italianas
Hasta 2 cucharadas de semillas de linaza molida, o la necesaria

1. Mezcla muy bien todos los ingredientes, excepto las semillas de linaza, en un tazón grande. Aplasta la mezcla con una cuchara para que se adhiera. Si necesitas que esté más pegajoso para formar las tortitas, añade las semillas de linaza, una cucharada a la vez, mezclando bien. Detente cuando se forme una pasta y la tortita conserve su forma.
2. Precalienta una parrilla eléctrica, una sartén de parrilla o una sartén antiadherente a fuego alto. Engrasa la sartén con aceite o spray con un aceite para temperaturas altas, como el de semilla de uva. (No uses spray en una sartén antiadherente o arruinarás el acabado.)
3. Usa una taza medidora o una cuchara para helado para sacar porciones iguales de la masa, alrededor de ½ taza por tortita. (Puedes preparar 2 tortitas por persona o 1 grande.)

4. Cocina cada una 5 u 8 minutos por lado, hasta que estén doradas. Aplánalas con una espátula después de voltearlas.
5. Sírvelas con salsa de mostaza ahumada (página 370) u otra salsa cremosa.

Nota del chef: Experimenta con los perfiles de sabores (página 122), sustituyendo la mezcla italiana por otras especias, como curry en polvo, garam masala, hierbas de Provence o alguna de las mezclas de especias de este libro.

Pizza

Rinde 2 porciones

Puedes comprar masa para pizza sin gluten congelada en muchos su-permercados o comprarlas en internet; la mayoría incluye huevos, pero hay versiones veganas. Con algunos cambios para personas con migra-ña, todavía puedes disfrutar de una pizza y seguir en el plan. Estas ma-sas tienden a ser más pequeñas, pero rinden perfectamente para dos personas.

1 masa para pizza congelada sin gluten, descongelada
1 lata (180 gramos) de salsa de tomate sin sal añadida, orgánica
1-2 cucharaditas de sazonador de hierbas italianas sin sal añadida
1-2 tazas (150-300 gramos aproximadamente) de verduras
     precocidas, como calabacita, pimiento morrón o champiñones
30-120 gramos de queso de cabra desmoronado o queso ricotta
     (opcional)
1-2 huevos (opcional)

1. Precalienta el horno a 220 °C. Cubre una charola para hornear con papel pergamino y reserva.
2. Si tu masa necesita que la hornees antes, sigue las instrucciones del paquete.
3. Para ensamblar la pista, coloca la masa en la charola para hornear. Agrega la salsa de tomate y extiende una capa delgada. Esparce las hierbas italianas encima de la salsa de tomate. Esparce las ver-duras uniformemente encima y luego añade el queso de cabra si lo usas. Rompe los huevos, si los usas, encima de la pizza.
4. Mete la charola al horno y hornéala durante 10 minutos o hasta que la masa se dore, el queso se derrita y los huevos estén coci-dos. (Si el paquete indica que la pizza necesita más de 10 minutos para cocerse, añade los huevos encima cuando falten 10 minu-tos en el tiempo de cocción.)
5. Saca la pizza del horno, rebánala y sírvela.

Nota del chef: Si tienes una piedra para pizza, corta un trozo de papel pergamino del tamaño de la piedra, luego reserva el papel y precalienta la piedra en el centro del horno. Acomoda el papel pergamino en una tabla para picar (usarás la tabla para pasar la pizza a la piedra). Ensambla la pizza como en el paso 3. Saca la piedra del horno y déjala sobre una superficie para cosas calientes. Desliza la pizza y el papel pergamino directamente hacia la piedra. Hornea la pizza como se indica en el paso 4. También podrías usar las sobras del queso con hierbas (página 242) en lugar del queso de cabra.

Quiché

Rinde 6-8 porciones

Tengo un recuerdo favorito de preparar quiché con un amigo de la universidad llamado George. Lo estaba visitando en Washington, D.C. Pasamos el día paseando, caminando y caminando, y luego llegamos a casa muertos de hambre. Preparamos un quiché juntos sin receta, ¡que no es la forma más rápida de preparar la cena! Sabía tan rico que escribí la receta y me la llevé a casa. Todavía tengo la tarjeta escrita en mi recetario. El quiché es mucho más sencillo de lo que parece, ya que sólo son ingredientes horneados en una costra: leche batida con huevos. Volver tus sobras un quiché siempre provee un mejor resultado que la suma de sus partes. Es la alquimia del horno, puro y simple. Puedes comprar costras para pay sin gluten en la sección de congelados de muchos supermercados. O encuentra mi receta en www.reciperenovator.com.

1 costra comercial para pay sin gluten

1 taza (150 gramos aproximadamente) de carne molida o picada,
    o menos si es lo que tienes disponible

1 taza (150 gramos aproximadamente) de verduras cocidas picadas,
    o menos si es lo que tienes disponible

1 manojo de cebollitas de cambray o menos si es lo que tienes
    disponible, rebanadas finamente y salteadas hasta
    que se doren

1-2 dientes de ajo o chalotes, picados finamente y salteados
    hasta que se doren

115-175 gramos de queso de cabra o ricotta (opcional)

6 huevos

½ taza (125 mililitros) de la leche de tu elección

¾ de cucharadita de pimienta negra recién molida

¼ de cucharadita de sal de mar fina

1. Precalienta el horno a 180 °C con una charola para hornear en la rejilla de en medio del horno. Hornear el quiché sobre una charola caliente ayuda a que se dore la costra del fondo.
2. Acomoda la costra para pay en un molde para pay o descongélala si está congelada.

3. Esparce la carne, las verduras y las cebollas y los ajos salteados encima de la costra. Desmorona el queso encima, si lo usas, tan uniformemente como sea posible.

4. En un tazón pequeño, bate los huevos con la leche, la pimienta negra y la sal de mar.

5. Vierte la mezcla de huevo sobre el relleno del pay.

6. Hornéalo 50 o 60 minutos, o hasta que la superficie esté dorada y completamente cocida. No debería temblar cuando mueves el molde.

7. Saca el molde del horno y pásalo a una rejilla para que se enfríe al menos 10 minutos. Rebana y sirve. Refrigera el quiché sobrante hasta por 3 días. Puedes empacarlo para llevar como una excelente comida.

Nota del chef: El quiché es otra página en blanco en lo que respecta a las hierbas. Si tienes algunas ramas frescas de tomillo, corta las hojas y añádelas al tazón en el paso 4. Pica cebollín, perejil, albahaca y orégano fresco para preparar un maravilloso quiché. Yo no sugeriría cilantro ni romero en un quiché, pues pueden opacar los sabores más delicados.

Tazón de arroz

Rinde 1 porción

Un tazón de arroz es una de esas comidas rápidas tan fáciles de preparar, que tiendo a olvidarlas. Fue básico durante mis años como vegetariana. Aunque parece simple, es reconfortante, suculento y otra forma de usar pequeñas cantidades de sobras de comida precocida. ¿Qué sucede si miras en el refrigerador y sólo tienes una pequeña cantidad de salsa, pollo o frijoles cocidos, y un poco de arroz, quinoa o mijo cocido? ¡Tazón de arroz!

½ taza (75 gramos aproximadamente) de arroz cocido
  (u otro grano), o más si lo deseas
½ taza (75 gramos aproximadamente) de verduras salteadas o al
  vapor, o más si lo deseas
½ taza (75 gramos aproximadamente) de frijoles cocidos
½ taza (75 gramos aproximadamente) de pollo cocido picado
  (opcional)
1 cucharada de salsa de mostaza ahumada (página 370)

1. Pasa todos los ingredientes, excepto la salsa de mostaza, a un tazón con el arroz en el fondo. Caliéntalo en el microondas. Si no quieres usar el horno de microondas, calienta todos los ingredientes en la estufa primero.
2. Rocía el tazón con la salsa de mostaza ahumada y sírvelo de inmediato.

Nota del chef: El tazón de arroz es magnífico con la salsa de mostaza ahumada, pero si quieres usar otras preparaciones, prueba con estos condimentos: aceite de ajonjolí tostado oscuro y salsa picante (página 359), aderezo italiano (página 363) o salsa verde (página 372). Si vas a preparar más de una porción, sólo divide tus sobras equitativamente entre los tazones y rocía la salsa o el aderezo al final.

Ensalada picada

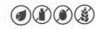

Rinde 1 porción

Obviamente sabes cómo preparar una ensalada. Claro. Pero quizá pienses que una ensalada tiene que llevar lechuga. Y no. Una ensalada picada es simplemente un montón de verduras crudas o precocidas picadas uniformemente, quizá un poco de semillas tostadas y carne picada o frijoles para incluir proteína. Y es una mezcla perfecta en pequeñas cantidades de ensaladas que te sobraron, como ensalada de col o ensalada de pollo, ya que dan muy buen sabor. Yo he preparado ensalada picada con hojas de apio, calabacita, pepino, rábanos y ensalada de pollo sobrante. Usa esta receta como punto de partida la primera vez y siéntete libre de experimentar.

1 taza de lechuga picada

½ taza (75 gramos aproximadamente) de verduras frescas, las que tengas a la mano

½ taza (75 gramos aproximadamente) de carne picada, como pollo, pavo o bistec (opcional)

½ taza (75 gramos aproximadamente) de frijoles cocidos o de lata

¼ de taza (35 gramos aproximadamente) de alguna ensalada preparada, como ensalada de pollo, ensalada de papa o ensalada de col

1-2 cucharadas del aderezo de tu elección (ve la nota del chef)

1. Pica todas las verduras en trozos de tamaño uniforme.
2. Revuelve todo en un tazón grande con el aderezo de tu elección. Sirve en un tazón individual de inmediato.

Nota del chef: Usa cualquiera de mis aderezos para esto, como el aderezo ranchero (página 368), el aderezo italiano (página 363) o la mayonesa de cilantro (página 361). Si preparas más de una porción, mezcla todos los ingredientes en una ensaladera con el aderezo de tu elección, empezando con 1 cucharada por persona. Considera que la lechuga mezclada con el aderezo empezará a ablandarse, así que sólo prepara lo suficiente para una comida.

Sopa cremosa

Rinde 2-4 porciones

Tengo una versión de esta sopa en mi refrigerador casi todos los días. ¿Cociste de más algunas verduras en tu olla exprés? Prepara sopa. ¿Tienes verduras horneadas que te sobraron? Prepara sopa. ¿No sabes cómo usar lo que queda de esas verduras que compraste con buenas intenciones? Hornéalas, cuécelas al vapor o destrúyelas y prepara sopa. Congela sopa en porciones de 1 taza para llevártela al trabajo o como colación de la tarde.

1 taza (150 gramos aproximadamente) de verduras cocidas, como tubérculos cocidos, brócoli al vapor, coliflor al horno o espárragos asados o al vapor
1½ tazas (375 mililitros) de caldo de pollo o de verduras bajo en sodio
1 cucharadita de la mezcla de especias de tu elección

1. Agrega todos los ingredientes a la licuadora y licua hasta que tenga una consistencia suave y cremosa.
2. Vierte la sopa en una olla mediana sobre fuego medio. Cuécela, moviendo ocasionalmente, hasta que esté caliente. Si no, usa el microondas.
3. Vierte la sopa en tazones y sirve de inmediato.

Nota del chef: Esta sopa sabe mejor con un sabor central de las verduras. Si las verduras ya tienen especias italianas, añade ¼ de cucharadita de mezcla de hierbas italianas para empezar y prueba. Ve los perfiles de sabores (página 122) para más ideas. Para una sopa más cremosa, una 1 taza de caldo y 1 taza de leche de coco entera. Si no estás seguro de qué mezcla de especias utilizar, prueba con 1 cucharada de curry en polvo, el cual se mezcla con casi todos los sabores que puedan tener las verduras. Si estás usando betabeles como base, agrega ½ cucharadita de eneldo seco y usa en su mayoría leche de coco. Prueba servirla fría, agregando un poco de pepino picado finamente.

Conclusión

Casi un año después de mi primera visita con el Dr. Y yo estaba de vuelta en su oficina, esperando hacerme un análisis llamado electronistagmografía. Lo había aplazado durante meses. No quería recibir más malas noticias hasta que me sintiera emocionalmente lista. Y quería más información antes de hacerme el análisis.

Nunca le había preguntado a un médico antes cómo afectarían mi tratamiento los resultados. Quería comprender si los resultados del análisis cambiarían mi medicamento o los procedimientos potenciales, o si sólo serían más información para el futuro.

El asistente me dijo por teléfono que sospechaban que tenía enfermedad de Ménière, pero no podían asegurarlo sin los análisis. Éstos determinarían cómo funcionaban mis oídos internos, darían una base para determinar qué tan dañados estaban y les darían más información sobre mi diagnóstico. Dado que el análisis no era urgente, opté por posponerlo hasta que me sintiera mejor emocionalmente, en caso de que fueran más malas noticias. Pero estaba esperando que el análisis mostrara que mis oídos estaban básicamente bien. Tampoco quería darme cuenta después de que pudieron haber hecho algo por salvar mi oído si tan sólo los hubiera hecho antes.

Busqué en internet, investigué un poco y pregunté en un foro si había gente con efectos negativos a largo plazo por el análisis mismo. Parte de la prueba, llamada prueba calórica, involucraba verter agua "caliente o fría" en el oído. No sonaba divertido, pero nadie tuvo problemas a largo plazo después.

Entonces, así terminé sentada en una mesa de exploración usando unos lentes negros muy raros, esperando que entrara el técnico de la electronistagmografía. Había meditado unos cuantos días antes, pensando que iría bien, y me sentía tranquila. Parecía que mi práctica de meditación serviría de algo, ya que cada sección del análisis implicaba que mantuviera los ojos abiertos —sin parpadear— durante periodos de tiempo interminables. El movimiento ocular está conectado con nuestro sistema de equilibrio y registrar este movimiento le diría al Dr. Y qué estaba pasando adentro de mi cabeza. Antes de empezar, el técnico me dijo que si parpadeaba mucho fallaría esa parte de la prueba y tendría que volver a hacerla. Si hacía un buen trabajo, terminaríamos en una hora. Estaba determinada a no fallar.

Parte uno: veía fijamente un punto rojo lo que pareció para siempre sin parpadear. Entre los lentes y la falta de parpadeo, era en parte una escena de tortura de ciencia ficción y en parte claustrofobia.

Parte dos: Seguí puntos rojos mientras se movían más y más rápido por una pantalla sin mover mi cabeza o parpadear.

Parte tres: Sostuve mi cabeza sin moverla en un ángulo en específico mientras el técnico vertía agua en mi oreja. Si me movía o parpadeaba, fallaría la prueba. Me dijo que era normal que el análisis hiciera sentir a la gente mareada. Me dijo a qué temperatura estaba el agua. Sonaba inocuo: 30 grados para el agua fría y 43 para la caliente. Dijo que una vez que me sentara de nuevo me haría algunas preguntas para ayudar a mi cerebro a reprogramarse para la parte final del análisis. Me dio una toalla para meterla bajo mi oreja izquierda.

Primero vino el agua fría en mi oreja izquierda y se sintió helada. Se escapó de la toalla y empezó a correr por mi espalda, un pequeño río de agua helada sobre mi omóplato, bajo mi brasier. Estaba realmente fría. Hice un gran esfuerzo para pensar en cualquier otra cosa que no fuera la gota helada: mi maestro de yoga, la voz tranquila de Deepak Chopra, la llama de una vela; cualquier cosa que pudiera distraerme del agua. Respiré tan profundamente como pude sin moverme. Apreté la mano de mi esposo, fuerte. Una vez que completamos la parte de agua fría en esa oreja, me enderezó. Me mareé muchísimo. Me pidió que nombrara todos los estados que pudiera hasta que me dijera que parara. Mi cabeza daba vueltas y no podía pensar. Se me trababan las palabras.

"Ohio. Mich-i-gan. Illi-nois." Espera, ¿estados? ¿Por qué no podía pensar en estados? "Nebraska. Nevada." Podía ver un mapa en mi cabeza, pero mi cerebro no podía ver la forma de ninguna palabra. El cuarto daba vueltas. ¿Dónde vivo ahora? "California. Arizona." Mi hermana vive en Arizona, ¿no? ¿Qué sigue de Arizona? "Nuevo México. Ah…

Iowa. Illinois. Indiana." Sabía que las estaba repitiendo, pero no podía pensar en más.

Finalmente pasé esa sección. Luego la oreja derecha. Más agua fría, sostener más la cabeza sin moverla. Más mareo. Más preguntas.

"Nombra cuantas ciudades se te ocurran."

¿Ciudades? Ciudades. Las ciudades son lugares donde vive la gente. Yo vivo en una ciudad. "San Diego. Las Vegas. Nueva York." ¿Qué hay cerca de Nueva York? "Boston." Mi hermana solía vivir en Boston. "Nueva York." Sabía que la había repetido, pero mi cerebro simplemente no estaba trabajando. Intenté no reírme, sabiendo que debía verme y sonar ridícula: una mujer que no podía articular palabra usando unos lentes de Stanley Kubrick. Mi cerebro llegó a la zona industrializada. "Chicago. Detroit. Kalamazoo." Pasé de nuevo.

Luego quedaba una parte más. El agua "caliente". Coloqué la toalla firmemente bajo mi oreja izquierda para absorber cualquier goteo. Respiré hondo. Empezó a verter el agua y estaba hirviendo. Dolía. Mucho. Apreté la mano de mi esposo tanto como pude, encajándole las uñas en la palma de su mano. Estaba determinada a hacerlo sólo una vez.

"Nombra todos los animales que se te ocurran."

"Golden retriever. Labrador retriever. Labrador chocolate. Labrador amarillo. Shitsu." Estaba mirando un parque en mi mente mientras el cuarto giraba. "Border. Collie. Labrador. Australiano." ¿Cómo se llama ese perro enorme que me encanta? "Perro bernés de la montaña." No podía pensar en otro perro, así que empecé con los animales del zoológico que podía recordar. "Koala. Panda. Kudú. Pantera. Tigre."

Finalmente, era la última prueba en el oído que quedaba. Respiración profunda. Agua hirviendo. Intentar no moverme ni gritar. El cuarto que daba vueltas.

"Nombra todas las bebidas que se te ocurran."

"Té helado. Agua. Filtrada. Agua. Menta. Agua. Fresa. Agua. Pepino. Agua. Burbujas. Agua." Sabía que mi esposo y el técnico intentaban no reír. Yo también intentaba no reír. Todo lo que podía pensar eran iteraciones del agua. Sabía que había más. "Caliente. Agua. Té Earl Grey. Té English Breakfast."

"Muy bien, puedes parar. ¡Ya terminamos!"

Después de reprogramar mi cerebro una vez más, hice otra prueba de oído antes de irme. Uno de los tapones se zafó a la mitad y no podía escuchar mucho. Sentí que había fallado por completo. Con el paso de los años he llegado a odiar ese programa de computadora y su voz masculina plana, robótica, repitiendo palabras sencillas, palabras que debería poder escuchar fácilmente, cuyos resultados son tan críticos en mi vida. Dado que no había opción de rehacer sólo una parte del programa y estaba cansada, intenté olvidarlo.

Hice una cita para la semana siguiente para recoger mis resultados.

El martes siguiente estaba de vuelta en el consultorio del Dr. Y, esperando en la mesa de exploración. Deliberadamente evité pensar sobre este momento. De camino ahí le dije a mi esposo: "Esta prueba no me define. Estos resultados, buenos o malos, no me definen. Todavía soy una persona sana, una persona fuerte, una persona que va a estar bien. Estos resultados son sólo otra pieza de información. Yo no soy mis resultados".

Cuando el Dr. Y entró, parecía feliz de verme. Miró mis resultados.

—Lo que sea que estés haciendo, sigue haciéndolo. Tus resultados son geniales. Realmente geniales. Tu oído está muy bien. Las estructuras de equilibrio de tu oído interno están muy bien. Tu resonancia magnética de seguimiento me hace pensar que no tienes Ménière, sino un tumor benigno llamado schwannoma. Y parece que es más pequeño que el año pasado. Esa cosa antiinflamatoria que estás haciendo probablemente está ayudando mucho. Seguiremos observándolo.

"No eres una paciente común."

—¿Qué quiere decir?

—Basado en cómo te vi el año pasado, de entonces a ahora, en mi experiencia sólo he visto a 3 o 5% de los pacientes con esta clase de resultados. Vas de maravilla.

Me preguntó sobre mi medicamento, si necesitaba más. Confirmó que mi nivel de potasio ya había subido a un rango normal, algo muy bueno. Cuando tomas un diurético, saca el sodio y el potasio de tu sistema. Los bajos niveles de potasio pueden provocar fallo cardiaco. Así que esa pastilla de color durazno que tomaba cada mañana era más poderosa de lo que sugería su tamaño. Pero mis niveles estaban bien, todos esos alimentos llenos de potasio que había estado comiendo parecían ayudar.

—Vuelve en cuatro meses a menos de que cambie algo. Sigue portándote bien.

> Yo no soy mis resultados ni mi condición.

De camino a casa intentaba mantener la visita en perspectiva. Eran grandes noticias, pero fácilmente podían ser más sombrías.

Mi esperanza para ti es que, con el tiempo, escuches la misma retroalimentación positiva de tu médico al seguir el plan y que seas capaz de recordar que, sin importar cuáles sean las noticias, no eres tus resultados. Si tienes otros retos de salud, como diabetes u obesidad, espero que empieces a ver mejoría en ellos también.

Sabrás mucho antes que tu médico que estás mejor porque vives en tu cuerpo cada día.

Un año antes de esta visita recibí un diagnóstico que me asustó. Desde entonces he tenido algunos días malos, algunos días frustrantes. Necesité que me llevaran a todas partes durante los primeros meses.

Me perdí algunos compromisos sociales. Había pasado más de un año desde que volviera a Los Ángeles, y el primer viaje de regreso me dio migraña. La segunda vez, tres días después, tomé mis medicamentos antes y me fue mucho mejor.

Todavía tengo ataques de migraña durante nuestros días brillantes de Santa Ana por las condiciones climáticas, cuando la humedad baja y la presión barométrica cambia, sin importar qué tan bien lleve el plan. Esos ataques solían tirarme durante días. Ahora, por lo general puedo manejarlos mucho mejor y seguir funcionando. Tengo migraña casi siempre que vuelo. Pero mi equilibrio está mucho mejor. No he tenido un ataque de vértigo en más de dos años. He podido volver a comer muchos de mis alimentos favoritos. Di un discurso en Australia. Escribí un libro. Mi esposo y yo fuimos a Italia. Soy increíblemente afortunada.

¿Qué me ha enseñado esta experiencia? Primero, que puedo impactar enormemente mi salud con las decisiones que tomo diario. Segundo, que mi especialista tan conocedor, amable y bienintencionado no necesariamente sabe todo, y que educarme a mí misma y defenderme a mí misma era y es empoderador. Este diagnóstico me dio un nuevo propósito en la vida: usar mis habilidades específicas para crear este plan y ayudar a otros a sanar.

Y finalmente, me recordó que la vida es un juego de azar. Hacemos lo mejor que podemos; todavía pueden ocurrir cosas malas. Yo comía lo que consideraba la dieta más sana posible. Hacía ejercicio. Me cuidaba. Y esto me pasó de todas maneras.

Una de mis amigas autoras —quien me dio una retroalimentación maravillosa sobre este libro en nuestro taller de redacción— tuvo cáncer y murió a los seis meses. La perdimos antes de terminar este libro y antes de que terminara sus maravillosas memorias sobre su niñez en Francia.

No sé qué me ocurrirá mañana, el mes que entra, el siguiente año. Nadie lo sabe. Pero sí sé, ahora más que nunca, que debo aprovechar cada día. Estar en el presente. Servir a otros. Tomar las mejores decisiones que puedo hoy.

Y saborear lentamente cada bocado delicioso que la vida me puede ofrecer. Te recomiendo hacer lo mismo.

Agradecimientos

Gracias a...

Bob, quien me ha acompañado en cada momento del camino, que ha probado las recetas y me ha seguido la corriente voluntariamente con cada cambio de alimentación que he tenido que hacer, sin quejarse nunca. Te amo.

Mis betaprobadoras, pioneras de este plan junto conmigo:

Christie, Jenna, Jo, Lexie, Noelle, Sandy y Sarah. Ustedes me inspiran cada día y su éxito me ayuda a seguir adelante.

Mis contribuyentes de contenido:

Licenciada Sarah Achleithner, por su análisis de las recetas; doctora Ulka Agarwal; doctor Jonathan Borkum; doctor K. C. Brennan; doctor David Buchholz; doctora Kelly Clancy; doctor Robert Cowan; doctor Mustafa Ertas; doctor Peter Goadsby; doctora Trupti Gokani; doctora Ricki Heller; nutrióloga, maestra Kathrynne Holden; doctora Joanna Kempner; Cynthia Lair; doctora Susan Mathison; neurópata Jean McFadden Layton; doctor Alec Mien; Sabrina Modelle; doctora Martha C. Morris; doctor David Perlmutter; Laura Plumb; Nathan Phillips y Tommy Gomes de Catalina Offshore Products; doctor Ian Purcell; doctora Elizabeth Seng; Clea Shannon; doctor Kenneth Shulman; doctor Justin Sonnenburg; chef Joanne Stabile; nutrióloga E. A. Stewart;

doctor Stewart Tepper; doctora Jennifer Weinberg, maestra en salud pública, maestra en educación física; maestra Ayla Withee, nutrióloga, técnica de laboratorio; doctora Caroline Wolfe.

Mis intrépidos probadores gastronómicos, quienes me dieron una retroalimentación increíble en el camino:

Brie Alissa, Beth Anderson, Sara Biffer, Jacki Bigas, Diane Bucka, Christie Bunch, Carolina Contreras, Faith Currant, Drew Ann Daniels, Nikke DeYear, Tiana Dodson Renard, Helene Dujardin, Lisa Falk, Julie Flahive, Eugenia Hall, Amanda Horton, Jessica A. Jiménez, Kyla Lupo, Noelle McClure, Bill Melli, Laura Plumb, Carolyn Sanders-Kull, Marc Simpson, Nancy Sobel Butcher, E. A. Stewart, Christine Szweda, Jennifer Weinberg y Caroline Wolfe.

Y a las queridas personas a continuación, quienes leyeron el manuscrito, me apoyaron y ayudaron de alguna manera a que este proyecto viera la luz:

Vicki Abelson y su taller "Mujeres que escriben"; Laura Bashar, por la hermosa fotografía; Casey Benedict y Robyn Webb, en Eat Write Retreat; doctora Joan Borysenko; Dreena Burton; Carl Cincinnato de la Cumbre Mundial sobre Migraña; Carol Elliott; Ellen Dolgen; quiropráctico Patrick Dorman; Alisa Fleming; Kathleen Flinn; Jessica Goldman Foung; Donald Gazzaniga; Dallas Hartwig; Holly Herrick; doctor Mark Hyman; Denise Lee Yohn; Kim Lutz; Tess Masters; Anne McLaughlin; Carole Murko; nutrióloga, maestra Sharon Palmer; chef Mary Papoulias-Platis; Kaya Purohit; Wendy Polisi; Teri Robert; Kristina Sloggett, y Lisa Wells. A mi agente, Sally Ekus, y a Jaimee Constantine, Sara Pokorny, Christine Bennet y Lisa Ekus de The Lisa Ekus Group, su apoyo significó el mundo para mí. Y finalmente, a Doug Seibold; mi editora estrella, Jessica Easto; mi diseñadora, Morgan Krehbiel, y a todo el equipo de Agate Publishing, me siento realmente bendecida por haber colaborado con todos ustedes para dar vida a este libro de una forma tan hermosa.

Glosario

Ingredientes poco familiares

Elige versiones orgánicas siempre que puedas.

Visita www.migrainereliefplan.com para listas de marcas, recursos y videos instruccionales.

Aceite de ajonjolí tostado: También etiquetado como "aceite de ajonjolí tostado oscuro". Agrega un sabor oriental a las marinadas y los sofritos, sobre todo en ausencia de la soya.

Aceite de coco: Rico en triglicéridos saludables de cadena media, así como propiedades antiinflamatorias, antibacterianas y antifúngicas. El aceite de coco extra virgen orgánico es mejor; puedes usar *aceite de coco refinado* para freír a altas temperaturas si no quieres añadir el sabor del coco.

Aceite de oliva extra virgen: De la primera prensa de las aceitunas, usualmente de color verde oscuro o amarillento y verdoso. Compra pequeñas cantidades, en una tienda de aceites de oliva si es posible, y guárdalo en el refrigerador. Úsalo crudo para mantener los mayores beneficios de los compuestos de polifenoles. El *aceite de oliva ligero* es aceite de oliva refinado y tiene un color amarillo claro. Yo lo uso sobre todo para preparar mayonesa; también es bueno para cocinar si no te gusta el sabor del aceite de coco o la grasa animal.

Agua filtrada: Yo sólo utilizo agua filtrada para cocinar. El agua de manantial también funciona. Esto ofrece tres beneficios: *1)* remueve cualquier mineral o químico dañinos que pueda haber en tu agua de llave,

2) hace que el resultado final sepa mejor, y 3) elimina el sodio del agua. Dependiendo de tu presupuesto, puedes usar una jarra con filtro, un filtro de llave o un sistema más caro.

Algarrobo en polvo: Las vainas molidas de un árbol perenne. Naturalmente dulce, bajo en grasa, alto en calcio, sin cafeína. Usado como sustituto de chocolate, pues no se conoce como precursor de la migraña. Es mejor si no esperas que sepa exactamente como chocolate, sino parecido.

Almidón de tapioca: También etiquetado como "harina de tapioca". Consigue el polvo más fino que puedas; quieres una harina en polvo, no granos.

Arrurruz en polvo: Un polvo blanco finamente molido, hecho del tubérculo de la planta de arrurruz (*arrowroot*). Se usa como almidón o agente espesante en la cocina y la panadería sin gluten y paleo. Puede sustituir en cantidades iguales a la maicena si estás evitando el maíz. Si vas a espesar una salsa o preparar un relleno para hornear —como un pay—, usa harina o almidón de tapioca mejor.

Chile chipotle en polvo: Jalapeños secos, molidos, ahumados. Puede ser un precursor de migraña, así que úsalo poco. No necesitas mucho para añadir un sabor picante y ahumado a alimentos como el chili. Empieza con $1/8$ de cucharadita.

Ghee: La mantequilla clarificada (lo que significa que se ha eliminado la proteína de la leche) usada en la cocina hindú no necesita refrigeración. Es buena para cocinar a altas temperaturas y para las personas con alergias o sensibilidades a la proteína de leche. Elige ghee orgánico de libre pastoreo si es posible. Puedes encontrarlo en algunas tiendas especializadas o de productos naturales.

Harina para hornear sin gluten: Nuestra mezcla para hornear suele estar hecha de harina de arroz y almidón de tapioca. Para obtener mejores resultados al hornear, elige una mezcla con al menos cuatro harinas, como harina de arroz integral, arroz blanco, leguminosas o sorgo, y almidón de tapioca. Si la mezcla ya incluye goma xantana, omite el psyllium en polvo en la receta. Algunas personas son sensibles a la goma xantana.

Leche de coco: La leche de coco ligera enlatada sirve para mis recetas a menos de que se indique específicamente, pero siéntete libre de usar una versión entera si bajaste tu consumo de carbohidratos. Los ingredientes en la lista deben ser coco y agua; muchas usan gomas y otros agentes espesantes que pueden ser precursores. La goma guar debería estar bien para personas con migraña.

Mijo: Grano alto en proteína y sin gluten, ligeramente amarillo. Cocínalo con agua o caldo en porciones 1:1. Es un buen sustituto del cuscús. Enjuágalo y cuélalo antes de usar.

Mostaza seca en polvo: Polvo amarillo hecho de las semillas amarillas de la mostaza molida. La mostaza en un frasco de cualquier clase está fermentada, es alta en sodio y puede contener otros precursores. La mostaza amarilla seca, en polvo, suple este gran condimento en mis recetas.

Páprika ahumada: También llamada *pimentón*, es un tipo de chile rojo dulce que está ahumado y seco, dando un delicioso sabor a humo. Considera que los chiles y los alimentos ahumados pueden ser precursores para algunos. Yo lo uso en cantidades pequeñas, pues da un magnífico sabor.

Psyllium en polvo: Una semilla alta en fibra que absorbe el agua casi como magia, ayudando a que la masa sin gluten no se desmorone. Yo lo uso, con grandes resultados, sustituyéndolo en cantidades iguales en las recetas que llevan goma xantana. Si no puedes encontrarlo en el supermercado, puedes comprar Metamucil simple o su contraparte genérica.

Quinoa: Grano alto en proteína y sin gluten, negro, café o rojo. Cuando se cuecen, los granos tienen una pequeña cola curva. Cocínala con agua o caldo en porciones 1:1. Otro buen sustituto para el cuscús y el trigo bulgur. Enjuágala y cuélala antes de usar. *Sal de mar*: La sal producida al evaporar agua de mar viene en granos finos y gruesos. La sal de mar natural contiene hasta 80 oligoelementos. Busca sal de mar natural en cualquier color (rosa, gris, azul) y usa poca en la mesa. La sal de mesa comercial contiene yoduro de potasio, dextrosa y bicarbonato de sodio; se utiliza cloro durante el proceso de refinamiento y también puede contener azúcar. La sal comercial puede estar implicada en condiciones autoinmunes.

Stevia: Un endulzante natural de las hojas de la planta de stevia, mucho más dulce que el azúcar. Para un mejor sabor, elige una marca orgánica sin elementos añadidos, como eritritol o xilitol. Yo uso NatVia, de Australia, la cual no tiene un regusto para mí. La mayoría de los sobres de stevia son el equivalente a dos cucharaditas de azúcar, pero varía dependiendo de la marca y de si tiene otros rellenos. Cinco gotas de stevia líquida suelen ser el equivalente de una cucharadita de azúcar. Si no puedes usar stevia, sustitúyela por azúcar de coco, la cual está ligeramente procesada y tiene un bajo índice glicémico. Tal vez te des cuenta de que cultivar la planta misma mejora tu experiencia con la stevia. Usa hojas frescas para endulzar el té helado y hojas secas en polvo en recetas, en cantidades muy pequeñas.

Sustituto de bicarbonato de sodio, sin sodio: Una mezcla de carbonato de calcio y carbonato de magnesio. Usa el doble de la cantidad indicada para polvo para hornear normal o bicarbonato de sodio cuando sustituyas este ingrediente en tus recetas.

Tahini: Las semillas de ajonjolí molidas en una pasta cremosa. Se usa en hummus, pero también es maravilloso en marinadas o aderezos para ensalada, para amplificar el sabor del ajonjolí. Por lo general no tiene ingredientes adicionales. Guárdalo en el refrigerador.

Información adicional del libro clásico de Cynthia Lair, *Feeding the Whole Family: Down-To-Earth Cookbook and Whole Foods Guide*.

Apéndice A

Listas

Alimento

- ☐ Reduce tus carbohidratos a 150 gramos al día
- ☐ Cambia a aceite de oliva extra virgen, aceite de coco o grasa animal de libre pastoreo
- ☐ Agrega caldo de pollo casero o grenetina de libre pastoreo a tu dieta cada día
- ☐ Añade 1 cucharada de aceite de coco extra virgen orgánico diario (una vez que hayas descartado los carbohidratos azucarados y almidonados)
- ☐ Añade vísceras una vez a la semana
- ☐ Come verduras en porciones iguales cada día: de colores brillantes, con sulfuro, verdes

Cuidado medico

- ☐ Discute con tu médico el dejar prescripciones que puedan estar provocando cefalea por exceso de medicamentos; descarga la lista de medicamento del doctor Buchholz de www.migrainereliefplan.com para compartirla con tu médico en caso de que necesites cuidados agudos durante este periodo de eliminación
- ☐ Visita a un quiropráctico si crees que tu espina y tu cuello podrían estar desalineados
- ☐ Consigue la referencia de sesiones de biorretroalimentación
- ☐ Visita a un acupunturista para manejo de dolor
- ☐ Procura tener masajes profundos con regularidad

Cuestiones autoinmunes

- ☐ Analiza si tienes alergias retardadas a alimentos
- ☐ Sigue el protocolo de la dieta autoinmune durante un mes o dos
- ☐ Prueba el plan *Living Candida-Free* si tienes problemas con infecciones por levaduras

Estilo de vida

- ☐ Prueba cepillarte en seco y el enjuague bucal con aceite
- ☐ Escucha una meditación una vez al día
- ☐ Prueba el programa de meditación de ocho semanas detallado en *Tú no eres tu dolor*
- ☐ Escribe qué va bien cada semana

Apéndice B

Suplementos recomendados

Suplementos clave para la migraña

Yo tomo una fórmula de prevención de migraña, la cual provee el balance perfecto de estos suplementos buenos para la migraña.

Suplemento	Dosis diaria recomendada
Riboflavina (vitamina B$_2$)	400 miligramos (200 miligramos en la mañana y 200 miligramos en la noche)
Magnesio	360 miligramos (180 miligramos en la mañana y 180 miligramos en la noche)
*Tanacetum parthenium**	100 miligramos (50 miligramos en la mañana y 50 miligramos en la noche)
*Petasites hybridus***	150 miligramos (75 miligramos en la mañana y 75 miligramos en la noche)

* Estandarizado a 0.5% de *parthenolide* (500 microgramos).
** Estandarizado a 15% de petasin (22.5 miligramos) y sin PA. Muchos médicos ya no recomiendan el *Petasites hybridus* por problemas de estandarización.

Suplementos clave para la salud cerebral

Suplemento	Dosis diaria recomendada
Aceite de coco	1 cucharada
Ácido alfalipóico	600 miligramos
Ácido docosahexaenoico (DHA)	1 000 miligramos*

Suplemento	Dosis diaria recomendada
Probióticos**	10 000 millones de cultivos activos de al menos 10 cepas diferentes (hasta tres veces al día con el estómago vacío)
Resveratrol	200 miligramos (100 miligramos en la mañana y 100 miligramos en la noche)
Cúrcuma	700 miligramos (350 miligramos en la mañana y 350 miligramos en la noche)
Vitamina D$_3$	5 000 UI

* Está bien comprar un suplemento de aceite de pescado que incluya DHA.
** Deben estar refrigerados; es muy importante equilibrar tu microbioma intestinal; los alimentos fermentados pueden ser poderosos precursores de migraña. Si puedes comer porciones diarias de alimentos fermentados, tal vez no necesites el suplemento.

Otros suplementos

Suplemento	Dosis diaria recomendada
SAMe*	200 miligramos dos veces al día para empezar, luego aumentar 200 miligramos cada tercer día hasta que llegues a 1 000 o 1 200 miligramos al día
Melatonina**	3 miligramos dos horas antes de acostarte

* Recomendada para artritis, fibromialgia y dolor crónico. Puede ayudar con la depresión. Nota: si tienes algún síntoma de depresión, por favor ve a un médico de inmediato.
** Un estudio mostró que después de tres meses de uso, la melatonina reduce la cantidad de ataques de migraña casi dos tercios, y su severidad a la mitad.

Apéndice C

Sinopsis del plan

Mes 1: Empieza a registrar; disminuye la sal y la cafeína; aumenta lentamente el movimiento						
Semana	Tareas	Pasos diarios	Minutos activos diarios	Sodio diario (miligramos)	Cafeína diaria (tazas)	Azúcar diaria
Semana 1	• Establece tu sistema de registro	Rutina normal	Rutina normal	Rutina normal	Rutina normal	Rutina normal
Semana 2	• Limpieza del congelador	4 000	5	3 000	2	
Semana 2	• Limpieza de la alacena	5 000	1'0 (2-3 días a la semana)	2 500	1½	
Semana 4	• Limpieza del refrigerador • Cambio de colaciones en el plan	6 000	15 (2-3 días a la semana)	2 000	1	

Mes 2: Cambia las comidas del plan una a la semana; reduce y luego elimina el azúcar						
Semana	Tareas	Pasos diarios	Minutos activos diarios	Sodio diario (miligramos)	Cafeína diaria (tazas)	Azúcar diaria
Semana 5	• Cambia los desayunos al plan	7 000	20 (2-3 días a la semana)	1 500	½	1 colación al día
Semana 6	• Cambia las comidas al plan	8 000	25 (2-3 días a la semana)	1 200-1 500		1 colación a la semana
Semana 7	• Cambia las cenas al plan	9 000	30 (2-3 días a la semana)	1 000-1 500	0	0
Semana 8	• Orden especial en un restaurante	10 000				

Mes 3: Añade cuidado personal y actividades mente/cuerpo

Semana	Tareas	Pasos diarios	Minutos activos diarios	Sodio diario (miligramos)	Cafeína diaria (tazas)	Azúcar diaria
Semana 9 Semana 10 Semana 11 Semana 12	• Haz una cita para hacer ejercicio • Compra o graba una meditación guiada y escúchala al menos una vez a la semana • Prueba un ejercicio de palabras • Toma 15 minutos para escribir sobre cómo te sientes sobre tener que dejar tus alimentos favoritos; sufre y sigue adelante • Habla con un amigo y pídele 1 o 2 cosas que pueda hacer para ayudarte	10 000	30 (2-3 días a la semana)	1 000-1 500	0	0

Mes 4: Desintoxica tu cuerpo y tu ambiente

Semana	Tareas	Pasos diarios	Minutos activos diarios	Sodio diario (miligramos)	Cafeína diaria (tazas)	Azúcar diaria
Semana 13 Semana 14 Semana 15 Semana 16	• Prueba cepillar tu piel en seco • Anda descalzo en el pasto o en la playa • Limpia 1 habitación de tu casa para que sea más sana para ti • Haz que 1 aspecto de tu oficina sea más sano para ti	10 000	30 (2-3 días a la semana)	1 000-1 500	0	0

Mes 5: Planea fallar

Semana	Tareas	Pasos diarios	Minutos activos diarios	Sodio diario (miligramos)	Cafeína diaria (tazas)	Azúcar diaria
Semana 17 Semana 18 Semana 19 Semana 20	• Investiga restaurantes • Planea 1 cosa que te pueda ayudar durante la siguiente reunión familiar • Planea tus próximas vacaciones	10 000	30 (2-3 días a la semana)	1 000-1 500	0	0

Semana	Tareas	Pasos diarios	Minutos activos diarios	Sodio diario (miligramos)	Cafeína diaria (tazas)	Azúcar diaria
	• Piensa en qué formas puedes apoyarte a ti mismo si "fallas" en el plan					

Mes 6: Sueño y movimiento

Semana	Tareas	Pasos diarios	Minutos activos diarios	Sodio diario (miligramos)	Cafeína diaria (tazas)	Azúcar diaria
Semana 21 Semana 22 Semana 23 Semana 24	• Vuelve tu recámara un paraíso para dormir • Intenta escuchar ruido blanco o una meditación guiada para dormir durante algunas noches • Piensa qué te gusta hacer realmente que sea activo, en lugar de lo que crees que "deberías" hacer • Planea esas actividades • Enfócate en muchos movimientos pequeños (no en "entrenar")	10 000	30 (2-3 días a la semana)	1 000-1 500	0	0

Mes 7 en adelante: Empieza a probar y reintroducir alimentos

Semana	Tareas	Pasos diarios	Minutos activos diarios	Sodio diario (miligramos)	Cafeína diaria (tazas)	Azúcar diaria
Semana 25 Semana 26 Semana 27 Semana 28	• Prepara la lista de alimentos que quieres probar • Empieza a registrar otra vez si ya dejaste de hacerlo durante un tiempo • Sigue los lineamientos de prueba de los precursores y experimenta • Si no ves una gran mejoría en tu patrón de migrañas, considera bajar tu consumo de carbohidratos durante algunas semanas	10 000	30 (2-3 días a la semana)	1 000-1 500	0	0

Recursos

Asociación Americana de Cefalea y Migraña. Una organización de pacientes en internet apoyada por la Sociedad Americana de Cefalea, con recursos informativos aprobados por médicos. www.ahma.memberclicks.net.

Sociedad Americana de Cefalea. Una sociedad profesional de médicos de dolor de cabeza e investigadores que dan recursos científicos para los profesionales de la salud; es útil para los pacientes que quieren aprender más sobre las últimas investigaciones. www.americanheadachesociety.org.

Alimenta tu cerebro: el poder de la flora intestinal para curar y proteger tu cerebro... de por vida, escrito por el doctor David Perlmutter, uno de los principales neurólogos del mundo, profundamente comprometido con la nutrición, cuyo libro trata sobre la conexión entre la flora intestinal y la salud cerebral.

Cook Eat Paleo. Este blog es un excelente punto de partida para seguir un estilo de vida paleo bajo en carbohidratos, con recetas sencillas con ingredientes no procesados, escrito por Lisa Wells. www.cookeatpaleo.com.

Atrasa tu reloj: el poder de la posibilidad aplicado a la salud. En este libro, la doctora Ellen J. Langer incluye recuentos fascinantes de su investigación en el poder de las palabras y cómo volverse un estudiante de la salud, no un paciente.

Doctora Dawn C. Buse. Dawn Buse es una psicóloga del renombrado Centro Montefiore de Cefalea, quien usa meditaciones guiadas extensamente con sus pacientes de migraña. Su página web ofrece muchas meditaciones guiadas gratis. www.dawnbuse.com.

Heal Your Headache: The 1-2-3 Program for Taking Charge of Your Pain. Este libro, del doctor David Buchholz, fue la base alimentaria de mi plan. Incluye 12 recetas sin precursores.

Living Candida-Free: Conquer the Hidden Epidemic that's Making You Sick. Si has tenido problemas con infecciones por levadura, prueba este tratamiento bien documentado de la doctora Ricki Heller.

It Starts with Food: Discover the Whole30 and Change Your Life in Unexpected Ways. ¿Quieres ver cómo se siente tu cuerpo con una alimentación paleo? Este tratamiento de todo o nada de 30 días por Dallas y Melissa Hartwig ha funcionado para cientos de miles de personas.

MegaHeart. Esta página web incluye recursos sin sal y cientos de recetas escritas por Donald Gazzaniga y su esposa, Maureen. Gazzaniga revirtió su fallo cardiaco al seguir una dieta sin sal, y muchos seguidores de la página han comentado grandes mejorías en los síntomas de Ménière al seguir una dieta sin sal. www.megaheart.com.

Melissa Joulwan. La autora *bestseller* de los libros de cocina paleo *Well-Fed* y *Well-Fed2* ofrece cientos de recetas bajas en carbohidratos, incluyendo caldo de pollo casero y mayonesa con aceite de oliva en su amigable página web. www.meljoulwan.com.

Migraine. Migraine (migraña) es una página web con fines de lucro para pacientes de migraña, operada por la Central de Salud. Incluye los principales blogs, una revisión anual por parte de los lectores y muchos recursos informativos para los pacientes. www.migraine.com.

www.migrainereliefplan.com. Descargas gratis, recetas para migraña y recursos.

MyFitnessPal. Una aplicación gratis y una página web que te permite registrar tu consumo nutricional. Provee una base de datos enorme, actualizaciones frecuentes y la capacidad de introducir tus propias recetas en la base de datos. También provee una sincronización con registros como Fitbit. www.myfitnesspal.com.

Un ataque de lucidez: un viaje personal hacia la superación. Buenas sugerencias de parte de la doctora Jill Bolte-Taylor para vivir consciente y alegremente, entretejidas en una inspiradora historia de la recuperación de un infarto cerebral.

Fundación Nacional de Cefalea. Provee recursos educativos para pacientes y cuidadores. www.headaches.org.

Passionate Nutrition: A Guide to Using Food as Medicine from a Nutritionist Who Healed Herself from the Inside Out. Lee este libro de Jennifer Adler si tienes una relación difícil entre tu cuerpo y tu alimentación que te gustaría sanar.

Hacia la paz interior. Una hermosa serie de ensayos cortos para introducirte en la práctica de la vida consciente, de parte de Thích Nhất Hạnh, un monje vietnamita y maestro espiritual de renombre mundial.

Sodium Girl. Es un blog escrito por Jessica Goldman Foung, quien revertió su enfermedad renal siguiendo una dieta sana sin sal. Es la autora de *Sodium Girl's Limitless Low-Sodium Cookbook* y *Low-So Good*. www.sodiumiligramosirl.com.

El intestino feliz: cómo controlar el peso, el estado de ánimo y la salud a largo plazo. Adéntrate en la salud intestinal con los doctores Justin y Erica Sonnenburg, dos de los investigadores principales en el campo; una lectura sencilla y disfrutable. Incluye un menú familiar de siete días.

The Keeler Migraine Method: A Groundbreaking, Individualized Treatment Program from the Renowned Headache Clinic. Un tratamiento para la migraña basado en el estilo de vida del doctor Robert Cowan, de la Escuela de Medicina de Stanford.

The Kitchen Counter Cooking School: How a Few Simple Lessons Transformed Nine Culinary Novices into Fearless Home Cooks. ¿Te da miedo cocinar o crees que lo odias? Lee el cautivador libro de Kathleen Flinn y ve si no cambias de parecer.

El Fondo de Migraña. Se define a sí mismo como una caridad basada en investigaciones y enfocada en los pacientes, en el Reino Unido.

Proveen fondos de investigación, apoyo a pacientes y recursos en internet, además de defender activamente a los pacientes de migraña. www.migrainetrust.org.

El protocolo Wahls: cómo superé mi esclerosis múltiple progresiva con los principios paleo y la medicina funcional. La doctora Terry Wahls comparte su revolucionaria historia personal en la reversión de su esclerosis múltiple progresiva usando tres fases de una dieta paleo, incluyendo su dieta cetogénica TCM, llena de una nutrición óptima.

Autocontrol: cómo funciona la voluntad, por qué es tan importante y qué podemos hacer para mejorarla. Si estás lidiando con tu fuerza de voluntad, este libro es para ti. La doctora Kelly McGonigal imparte el curso "La ciencia de la voluntad" en la Universidad de Stanford.

The Woman's Guide to Managing Migraine: Understanding the Hormone Connection to Find Hope and Wellness. Este libro de la doctora Susan Hutchinson provee información detallada sobre cómo interactúan la migraña y las hormonas a lo largo de la vida de una mujer, incluyendo el embarazo, la lactancia y la menopausia. Si sufres de migraña menstrual, vale la pena leerlo.

Cómo engordamos y qué hacer al respecto. En este libro, Gary Taubes explica por qué el ejercicio no implica una pérdida de peso, la verdad sobre el azúcar y los carbohidratos, y cómo arreglar la epidemia de obesidad.

Yoga for Pain Relief: Simple Practices to Calm Your Mind and Heal Your Chronic Pain. Ejercicios suaves de relajación profunda de la doctora Kelly McGonigal, una psicóloga de Stanford que solía sufrir de dolor crónico.

Tú no eres tu dolor: mindfulness para aliviar el dolor, reducir el estrés y recuperar el bienestar. Un programa de ocho semanas de Vidyamala Burch y Danny Penman con meditaciones guiadas que ayudan a quienes sufren dolor crónico para cambiar su enfoque y que vivan más felices.

Nota: las recetas que se encuentran en los libros o las páginas web anteriormente mencionados pueden contener precursores de migraña.

Notas

Introducción

1. Gary Collins, "An interview with Gary Taubes", *Paleo Magazine*, abril-mayo de 2014, pp. 53-55.
2. Timothy C. Hain, "Etiology (Cause) of Ménière's Syndrome", Dizziness-and-balance.com. Consultado el 19 de mayo de 2016, en http://www.dizziness-and-balance.com/disorders/Ménières/men_eti.html.
3. "Migraine Attack: The Four Phases", Comité de la Sociedad Americana de Cefalea sobre Educación de Cefalea. Consultado el 28 de junio de 2016, en http://www.achenet.org/resources/migraine_attack_the_four_phases/.
4. C. Ayata, "Spreading Depression: from Serendipity to Targeted Therapy in Migraine Prophylaxis", *Cephalalgia*, vol. 29, 2009, pp. 1097-1114. *La depresión cortical propagada* es una ola de actividad neurotransmisora que se extiende por todo el cerebro durante el aura, deprimiendo temporal y muy brevemente la función cerebral. La depresión cortical propagada no está relacionada con sentimientos de depresión.

Mi historia

1. Rip Esselstyn, *The Engine 2 Diet: The Texas Firefighter's 28-Day Save-Your-Life Plan That Lowers Cholesterol and Burns Away the Pounds*, Nueva York, Wellness Central-Hachette Book Group, 2009.
2. Se utiliza una variedad de pruebas para diagnosticar los desórdenes de equilibrio. http://www.enteaspoonec.com/balance/.
3. https://reddit.com/r/Ménières/.
4. https://www.myfitnesspal.com/.
5. http://www.Sodiumiligramosirl.com/.
6. http://www.Megaheart.com/.

7. Jessica Goldman Foung, *Sodium Girl's Limitless Low-Sodium Cookbook: How to Lose the Salt and Eat the Foods You Love*, Boston, Nueva York, Houghton Mifflin Harcourt, 2013.

8. Donald A. Gazzaniga y Maureen A. Gazzaniga, *The No-Salt, Lowest-Sodium Cookbook: Hundreds of Favorite Recipes Created to Combat Congestive Heart Failure and Dangerous Hypertension*, Nueva York, Thomas Dunne Books, 2001.

9. Michael B. Fowler, "Salt, Hypertension, & Heart Failure", en Gazzaniga, *The No-Salt, Lowest-Sodium, Living Well Without Salt Cookbook*.

10. Consultado el 20 de julio de 2016, en http://www.headaches.org/2007/10/25/low-tyramine-diet-for-migraine/.

11. Video de la silla Epley, https://www.youtube.com/watch?v=AKCaWevNHIU.

12. Lawrence D. Goldberg, "The Cost of Migraine and Its Treatment", *American Journal of Managed Care*, vol. 11, 2005, pp. 62-67; consultado el 21 de mayo de 2016, en http://www.ajmc.com/journals/supplement/2005/2005-06-vol11-n2Suppl/Jun05-2069pS62-S67/. Considera que su estimado en 2005 era de 13 000 millones a 17 000 millones de dólares.

Buscando una respuesta

1. Consultado en https://web.archive.org/web/20100720204935/http://www.headaches.org/education/Headache_Topic_Sheets/Low_Tyramine_Diet_for_Migraine.

2. Consultado el 10 de junio de 2014, en http://www.mc.vanderbilt.edu/documents/neurology/files/Tyramine%20Menu%20Book%2006227101.pdf.

3. K. C. Brennan, correspondencia personal, 5 de agosto de 2016.

4. David Buchholz, *Heal Your Headache: The 1–2–3 Program for Taking Charge of Your Pain*, Nueva York, Workman Publishing, 2002.

5. K. Alpay, M. Ertas, E. Orhan, D. Ustay, C. Lieners, B. Baykan, "Diet Restriction in Migraine, Based on IgG against Foods: A Clinical Double-Blind, Randomised, Cross-Over Trial", *Cephalalgia*, vol. 30, núm. 7, 2010, pp. 829-837.

6. David Perlmutter, correspondencia personal, 16 de junio de 2016.

7. Jonathan Borkum, "Migraine Triggers and Oxidative Stress: A Narrative Review and Synthesis", *Headache*, enero de 2016, 10.1111/head.12725.

8. Peter Goadsby, "Bench and Bedside Insights into the Premonitory Phase of Migraine", 58 Reunión Científica Anual de la Sociedad Americana de Cefalea, 12 de junio de 2016.

9. Kerrie Smyres, "The Migraine Food Trigger You've Probably Never Heard Of", *Migraine.com*, 23 de julio de 2014. Consultado el 22 de enero de 2015, en http://migraine.com/blog/the-migraine-food-trigger-youve-probably-never-heard-of/.

10. Daniel M. Keller, "Migraine Attacks Shortened by Diamine Oxidase Supplements", 1° de octubre de 2013. Consultado el 20 de agosto de 2016, en http://www.medscape.com/viewarticle/811920.

11. Sarah Ballantyne, *The Paleo Approach: Reverse Autoimmune Disease and Heal Your Body*, Las Vegas, Victory Belt Publishing, 2013.

12. K. I. Shulman, S. E. Walker, S. MacKenzie, S. Knowles, "Dietary Restriction, Tyramine, and the Use of Monoamine Oxidase Inhibitors", *Journal of Clinical Psychopharmacology*, vol. 9, núm. 6, 1989, pp. 397-402.

13. D. A. Marcus, L. Scharff, D. Turk, L. M. Gourley, "A Double-Blind Provocative Study of Chocolate as a Trigger of Headache", *Cephalalgia*, vol. 17, 1997, pp. 855-862.

14. W. A. Fogel, A. Lewinski, J. Jochem, "Histamine in Food: Is There Anything to Worry About?", *Biochemical Society Transactions*, vol. 35, segunda parte, 2007, pp. 349-352.

15. Buchholz, *Heal Your Headache*.

16. S. A. N. Tailor, K. I. Shulman, S. E. Walker, J. Moss, D. Gardner, "Hypertensive Episode Associated with Phenelzine and Tap Beer–A Reanalysis of the Role of Pressor Amines in Beer", *Journal of Clinical Psychopharmacology*, vol. 14, núm. 1, 1994, pp. 5-14.

17. S. Novella-Rodríguez, M. T. Veciana-Nogues, M. C. Vidal-Carou, "Biogenic Amines and Polyamines in Milks and Cheeses by Ion-Pair High Performance Liquid Chromotography", *Journal of Agricultural and Food Chemistry*, vol. 48, 2000, pp. 5117-5123.

18. S. Casal, E. L. Mendes, M. R. Alves, R. C. Alves, M. Beatriz, P. P. Oliveira, M. A. Ferreira, "Free and Conjugated Biogenic Amines in Green and Roasted Coffee Beans", *Journal of Agricultural and Food Chemistry*, vol. 52, 2004, pp. 6188-6192.

19. D. Ly, K. Kang, J. Y. Choi, A. Ishihara, K. Back, S. G. Lee, "HPLC Analysis of Serotonin, Tryptamine, Tyramine, and the Hydroxycinnamic Acid Amides of Serotonin and Tyramine in Food Vegetables", *Journal of Medicinal Food*, vol. 11, núm. 2, 2008, pp. 385-389.

20. D. M. Gardner, K. I. Shulman, S. E. Walker, S. A. N. Tailor, "The Making of a User Friendly MAOI Diet", *Journal of Clinical Psychiatry*, vol. 57, núm. 3, marzo de 1996, pp. 99-104.

21. B. Blackwell, "Correspondence, 'Cold Cures' and Monoamine-Oxidase Inhibitors", *The Lancet British Medical Journal*, 10 de mayo de 1969, pp. 381-382.

22. Alpay, "Diet restriction in migraine".

23. Buchholz, *Heal Your Headache*.

24. Christine Boyd, "Gluten & Migraine: Can the Gluten-Free Diet Help?", *Gluten-Free & More*, agosto-septiembre de 2014, pp. 74-75.

25. Buchholz, *Heal Your Headache*.

26. B. Stolte, D. Holle, S. Naegel, H. Diener, M. Obermann, "Vestibular migraine", *Cephalalgia*, vol. 35, núm. 3, 2015, pp. 262-270.

27 H. Neuhauser, T. Lempert, "Vertigo and Dizziness Related to Migraine: a Diagnostic Challenge", *Cephalalgia*, vol. 24, 2004, pp. 83-91.

28 Josh Turknett, *The Migraine Miracle: A Sugar-Free, Gluten-Free, Ancestral Diet to Reduce Inflammation and Relieve Your Headaches for Good*, Oakland, New Harbinger Publications, 2013.

29 Gary Taubes, *Good Calories, Bad Calories: Fats, Carbs, and the Controversial Science of Diet and Health*, Nueva York, Anchor Books, 2007.

30 Mark Sisson, *The Primal Blueprint: Reprogram Your Genes for Effortless Weight Loss, Vibrant Health, and Boundless Energy*, Malibú, Primal Nutrition, 2009.

31 Terry Wahls, *El protocolo Wahls: cómo superé mi esclerosis múltiple progresiva con los principios paleo y la medicina funcional*, Nueva York, Avery, 2014.

32 Jennifer Adler, *Passionate Nutrition: A Guide to Using Food as Medicine from a Nutritionist Who Healed Herself from the Inside Out*, Seattle, Sasquatch Books, 2014.

Cómo está ordenado el libro

1. Michael B. Fowler, "Salt, Hypertension, & Heart Failure", en Gazzaniga, *The No-Salt, Lowest-Sodium, Living Well Without Salt Cookbook*.
2. Donald Gazzaniga, correspondencia personal, 8 de mayo de 2014.
3. James Clear, "How Long Does It Actually Take to Build a New Habit? (Backed by Science)", *Huffington Post*. Consultado el 23 de enero de 2015, en http://www.huffingtonpost.com/james-clear/forming-new-habits_b_5104807.html.
4. "Chronic Migraine in America Study 2013", Migraine.com. Consultado el 23 de enero de 2014, en http://migraine.com/chronic-migraine-in-america-2013/the-world-is-my-trigger/.

Lista de alimentos

1. M. Sandler, N-Y Li, N. Jarrett, V. Glover, "Dietary Migraine: Recent Progress in the Red (and White) Wine Story", *Cephalalgia*, vol. 15, 1995, pp. 101-103.
2. Ballantyne, *The Paleo Approach*.
3. Buchholz, *Heal Your Headache*.

Semana 1. Tu mentalidad y tus hábitos

1. Diana Cullum-Dugan, "When Food Is a Headache", *Environmental Nutrition*, vol. 36, núm. 5, mayo, 2013, pp. 1, 6.

2. E. A. Varkey, J. Cider, Carlsson *et al*., "Exercise and Migraine Prophylaxis: A Randomized Study Using Relaxation and Topiramate as Controls", *Cephalalgia*, vol. 31, núm. 14, 2001, pp. 1428-1438.

3. Chip Heath y Dan Heath, *Cambia el chip: cómo enfrentar cambios que parecen imposibles*, Nueva York, Broadway Books, 2010.

4. Elizabeth Seng, "Headache Disorders: Caring for the Whole Person", 58 Reunión Científica Anual de la Sociedad Americana de Cefalea, 12 de junio de 2016.

5. Christiane Northrup, *La sabiduría de la menopausia: cuida de tu salud física y emocional durante este periodo de cambios*, Nueva York, Bantam Books, 2001.

6. Heath, *Cambia el chip*.

7. Joan Borysenko, *Minding the Body, Mending the Mind*, Cambridge, Da Capo Lifelong, 2007.

8. Borysenko, *Minding the Body, Mending the Mind*.

9. Carol S. Dweck, *Mindset: The New Psychology of Success*, Nueva York, Ballantine Books, 2006.

10. Ellen J. Langer, *Atrasa tu reloj: el poder de la posibilidad aplicado a la salud*, Nueva York, Ballantine, 2009.

11. Langer, *Atrasa tu reloj*.

12. Joanna Kempner, *Not Tonight: Migraine and the Politics of Gender and Health*, Chicago y Londres, University of Chicago Press, 2014.

13. Robert Cowan, "Migraine Causes and Triggers", *Migraine World Summit*, 15 de abril de 2016. Consultado el 15 de abril de 2016, en http://migraineworldsummit.com.

Semana 2. Crea un ambiente para tener éxito

1. Heath, *Cambia el chip*.

2. http://ndb.nal.usda.gov/.

3. Ben Paynter, "Tiny Shrimp Big Business", *Eating Well*, mayo-junio de 2014.

4. C. E. Ramsden, K. R. Faurot, D. Zamora, C. M. Suchindran, B. A. MacIntosh, S. Gaylord, A. Ringel, J. R. Hibbeln, A. Feldstein, T. A. Mori, A. Barden, C. Lynch, R. Coble, E. Mas, O. Palsson, D. A. Barrow, J. D. Mann, "Targeted Alteration of Dietary n-3 and n-6 Fatty Acids for the Treatment of Chronic Headaches: A Randomized Trial", *Pain*, vol. 154, 2013, pp. 2441-2451.

5. Mi agradecimiento a Nathan Phillips y el chef Tommy Gomes, de Catalina Offshore Products, por contribuir a esta sección.

Semana 3. Sobre lo no perecedero

1. Gazzaniga, *The No-Salt, Lowest-Sodium, Living Well Without Salt Cookbook*.
2. Adler, *Passionate Nutrition*.
3. Lineamientos revisados de sodio de la Asociación Americana del Corazón. Consultado el 11 de noviembre de 2014, en http://www.heart.org/HEARTORG/GettingHealthy/NutritionCenter/HealthyEating/Frequently-Asked-Questions-FAQs-About-Sodium_UCM_306840_Article.jsp.
4. Gerard Mullin, *The Gut Balance Revolution: Boost Your Metabolism, Restore Your Inner Ecology, and Lose the Weight for Good!*, Nueva York, Rodale, 2015.
5. Susan Hannah, Lawrence Leung, Elizabeth Dares-Dobbie, *The Complete Migraine Health, Diet Guide, and Cookbook: Practical Solutions for Managing Migraine and Headache Pain*, Toronto, Robert Rose, 2013.
6. Ballantyne, *The Paleo Approach*.
7. Katherine Harmon, "Salt Linked to Autoimmune Diseases", *Nature*, 6 de marzo de 2013, publicado de nuevo en *Scientific American*. Consultado el 1° de marzo de 2015, en http://www.scientificamerican.com/article/salt-linked-to-autoimmune-diseases/.
8. M. Kleinewietfeld, A. Manzel, J. Titze, H. Kvakan, N. Yosef, R. Linker, D. Muller, D. Hafler, "Sodium Chloride Drives Autoimmune Disease by the Induction of Pathogenic TH17 Cells", *Nature*, vol. 496, 25 de abril de 2013, pp. 518-522.
9. Michael B. Fowler, "Salt, Hypertension, & Heart Failure", en Gazzaniga, *The No-Salt, Lowest-Sodium, Living Well Without Salt Cookbook*.
10. Ballantyne, *The Paleo Approach*.
11. Gazzaniga, *The No-Salt, Lowest-Sodium, Living Well Without Salt Cookbook*.

Semana 4. Limpia tu refrigerador y empieza con las colaciones

1. Mullin, *The Gut Balance Revolution*.
2. Ballantyne, *The Paleo Approach*.
3. Rebecca Katz, *The Healthy Mind Cookbook: Big-Flavor Recipes to Enhance Brain Function, Mood, Memory, and Mental Clarity*, Berkeley, Ten Speed Press, 2015.
4. Mark Sisson, "What Does the WHO Report Mean for Your Meat-Eating Habit?", MarksDailyApple.com, 28 de octubre de 2015. Consultado el 29 de octubre de 2015, en http://www.marksdailyapple.com/what-does-the-who-report-mean-for-your-meat-eating-habit/.
5. Heidi Roth, "Why You Should Be Eating More Wild Pigs Right Now", Serious Eats, 30 de abril de 2014. Consultado el 13 de abril, 2016 de en

http://www.seriouseats.com/2014/04/why-you-should-be-eating-more-wild-pigs-right-now.html.

6. Ballantyne, *The Paleo Approach.*

7. Consultado el 4 de diciembre de 2015, en http://news.missouristate.edu/2015/11/30/chicken-soup-may-be-good-for-more-than-the-soul/.

8 Dallas y Melissa Hartwig, *It Starts with Food: Discover the Whole30 and Change Your Life in Unexpected Ways*, Las Vegas, Victory Belt Publishing, 2012.

Semana 5: ¡Es hora de desayunar!

1. Carolyn Bernstein, *The Migraine Brain: Your Breakthrough Guide to Fewer Headaches, Better Health*, Nueva York, Pocket Books, 2008.

2. Jordan Gaines Lewis, "This is What Happens to Your Brain When You Stop Eating Sugar", Quartz.com, 1° de marzo de 2015. Consultado el 9 de marzo de 2015, en http://qz.com/353138/this-is-what-happens-to-your-brain-when-you-stop-eating-sugar/.

3. David Perlmutter, *Cerebro de pan: la devastadora verdad sobre los efectos del trigo, el azúcar y los carbohidratos en el cerebro*, Nueva York, Little, Brown, 2013.

4. Candace Pert, *Everything You Need to Know to Feel Go(o)d*, Carlsbad, California, Hay House, 2006.

5. Mullin, *The Gut Balance Revolution.*

6. Ellen Ruppel Shell, "Artificial Sweeteners May Change Our Gut Bacteria in Dangerous Ways", *Scientific American*, 17 de marzo de 2015. Consultado el 10 de abril de 2015, en http://www.scientificamerican.com/article/artificial-sweeteners-may-change-our-gut-bacteria-in-dangerous-ways.

7. Ricki Heller, *Living Candida-Free: Conquer the Hidden Epidemic that's Making You Sick*, Filadelfia, Da Capo Press, 2015.

Semana 6: ¡Llévate comida!

1. B. J. Katić, W. Golden, R. K. Cady, X. H. Hu, "GERD Prevalence in Migraine Patients and the Implication for Acute Migraine Treatment", *Journal of Headache Pain*, vol. 10, núm. 1, febrero de 2009, pp. 35-43.

2. Mark Schatzker, *The Dorito Effect: The Surprising New Truth About Food and Flavor*, Nueva York, Simon and Schuster, 2015.

3. Justin Sonnenburg, correspondencia personal, 25 de julio de 2016.

4. David Perlmutter, *Alimenta tu cerebro: el poder de la flora intestinal para curar y proteger tu cerebro... de por vida*, Nueva York, Little, Brown, 2015.

5. Justin y Erica Sonnenburg, *El intestino feliz: cómo controlar el peso, el estado de ánimo y la salud a largo plazo*, Nueva York, Penguin, 2015.
6. Sonnenburg, *El intestino feliz*.
7. Perlmutter, *Alimenta tu cerebro*.
8. *Idem*.
9. Justin Sonnenburg, correspondencia personal, 25 de julio de 2016.

Semana 7: Revitaliza tu cena

1. Kathleen Flinn, *The Kitchen Counter Cooking School: How a Few Simple Lessons Transformed Nine Culinary Novices into Fearless Home Cooks*, Nueva York, Penguin, 2011.
2. "Food Waste by The Numbers", *Conscious Company*, otoño de 2015.

Semana 8: Comer fuera

1. "GREAT Opportunities: Your Role in the Rising Gluten-Free Marketplace," Fundación Nacional de Conciencia Celiaca, 2014. Estudio citado por NPD Group, 2013.
2. David Schardt, "Food Allergies", Centro para la Ciencia en el Interés Público, abril de 2001. Consultado el 26 de febrero de 2015, en https://www.cspinet.org/nah/04_01/.

Mes 3: Ejercicio, meditación y cuidado personal

1. Thích Nhất Hạnh, *Hacia la paz interior*, Nueva York, Bantam Books, 1991.
2. C. M. Shiflett, *Migraine Brains and Bodies: A Comprehensive Guide to Solving the Mystery of Your Migraines*, Berkeley, North Atlantic Books, 2011. "Alternative Medicine Guide: Find the Right Treatment for You", *Yoga Journal*, 6 de enero de 2016; consultado el 18 de enero de 2016, en http://www.yogajournal.com/article/health/find-right-alternative-medicine/.
3. Gay Lipchik, "Biofeedback and Relaxation Training for Headaches", Fundación Americana de Cefalea. Consultado el 4 de junio de 2015, en http://www.achenet.org/resources/biofeedback_and_relaxation_training_for_headaches/.
4. Consultado el 5 de noviembre de 2015, en https://sites.google.com/site/stanleyguansite/health/health-tips/breathe-deeply-to-activate-vagus-nerve.
5. Pierre Rigaux, "Neuro-Stimulation and Cephaly", *Migraine World Summit*, 19 de abril de 2016. Consultado el 19 de abril de 2016, en http://migraineworldsummit.com.

6. Deepak Chopra, *Salud perfecta: la guía completa para tener una salud perfecta, basada en el equilibrio cuerpo-mente*, Nueva York, Three Rivers Press, 1991.
7. Kelly McGonigal, *The Willpower Instinct: How Self-Control Works, Why It Matters, and What You Can Do to Get More of It*, Nueva York, Avery, 2012.
8. Vidyamala Burch y Danny Penman, *Tú no eres tu dolor: mindfulness para aliviar el dolor, reducir el estrés y recuperar el bienestar*, Nueva York, Flatiron Books, 2013.
9. Consultado el 28 de diciembre de 2015, en http://www.wakehealth.edu/News-Releases/2015/Mindfulness_Meditation_Trumps_Placebo_in_Pain_Reduction.htm.
10. Para más información sobre mensajes sanadores, consulta Louise Hay, *Sana tu cuerpo: las causas mentales de la enfermedad física y la forma metafísica de superarlas*, Carlsbad, Hay House, 1992.
11. Burch y Penman, *Tú no eres tu dolor*.
12. Hartwig, *It Starts with Food*.
13. Dawn Buse, "Behavioral Approaches to Migraine", y Romie Mushtaq, "Eastern and Western Approaches for Migraine", *Migraine World Summit*, 15 y 16 de abril de 2016. Consultado el 15 y 16 de abril de 2016, en http://migraineworldsummit.com.

Mes 4: Desintoxicar el cuerpo, el hogar y la oficina

1. Robert Cowan, correspondencia personal, 3 de julio de 2016.
2. Rebecca R. Buttaccio, "Risk Factors, Clinical Course, and Barriers to Care in Adults and Pediatrics", presentación en The Bridge, un programa educativo financiado por la Sociedad Americana de Cefalea, 8 de junio de 2016.
3. Stewart Tepper, correspondencia personal, 1º de julio de 2016.
4. Teri Robert, *Living Well with Migraine Disease and Headaches: What Your Doctor Doesn't Tell You That You Need to Know*, Nueva York, Harper Collins, 2005.
5. Kempner, *Not Tonight*.
6. E. A. Varkey, J. Cider, Carlsson *et al.*, "Exercise and Migraine Prophylaxis: A Randomized Study Using Relaxation and Topiramate as Controls", *Cephalalgia*, vol. 31, núm. 14, 2011, pp. 1428-1438.
7. Consultado el 26 de enero de 2015, en http://en.wikipedia.org/wiki/Skin.
8. Amie Valpone, *Eating Clean: The 21-Day Plan to Detox, Fight Inflammation, and Reset Your Body*, Boston, Houghton Mifflin Harcourt, 2016.
9. Adler, *Passionate Nutrition*.
10. G. Chevalier, S. T. Sinatra, J. L. Oschman, K. Sokal, P. Sokal, "Earthing: Health Implications of Reconnecting the Human Body to the Earth's

Surface Electrons", *Journal of Environmental and Public Health*, 2012, 8 pp., 10.1155/2012/291541.

11. Pedram Shojai, *El monje urbano: sabiduría oriental para occidentales, aprende a parar el tiempo, disfruta contigo mismo y encuentra paz y felicidad*, Nueva York, Rodale, 2016.

12. Jean McFadden Layton, correspondencia personal, 26 de enero de 2015.

13. Ballantyne, *The Paleo Approach*.

14. J. P. Zock, E. Plana, D. Jarvis, J. M. Antó, H. Kromhout, S. M. Kennedy, N. Künzli, S. Villani, M. Olivieri, K. Torén, K. Radon, J. Sunyer, A. Dahlman-Hoglund, D. Norbäck, M. Kogevinas, "The Use of Household Cleaning Sprays and Adult Asthma", *American Journal of Respiratory and Critical Care Medicine*, vol. 176, núm. 8, 2007, pp. 735-741.

15. R. P. Silva-Neto, M. F. P. Peres y M. M. Valenca, "Odorant Substances that Trigger Headaches in Migraine Patients", *Cephalalgia*, vol. 34, núm. 1, 2014, pp. 14-21.

16. "Greener Laundry by the Load: Fabric Softener versus Dryer Sheets", *Scientific American*, 10 de diciembre de 2008. Consultado el 6 de junio de 2016, en http://www.scientificamerican.com/article/greener-laundry/.

17. Un paciente de migraña desarrolló las especificaciones. Axon Optics vende lentes desarrollados a partir de la investigación sobre fotosensibilidad por migraña del doctor Bradley Katz. Los lentes de cada empresa filtran la luz de forma diferente.

18. Bradley Katz, "Light Sensitivity in Migraine Patients", *Migraine World Summit*, 16 de abril de 2016. Consultado el 16 de abril de 2016, en http://migraineworldsummit.com.

19. *Idem*.

20. *Indoor Air Facts No. 4 (revised) Sick Building Syndrome*, Agencia de Protección Ambiental, febrero de 1991. Consultado el 26 de enero de 2015, en http://www.epa.gov/iaq/pdfs/sick_building_factsheet.pdf.

Mes 5: Planeando fallar

1. Dweck, *Mindset*.

2. Heath, *Cambia el chip*.

3. Hartwig, *It Starts with Food*.

4. *Idem*.

5. Elizabeth Seng, "Migraine and Cognitive Impairment: Risk Factors and Clinical Management", 58 Reunión Científica Anual de la Sociedad Americana de Cefalea, 9 de junio de 2016.

6. Valpone, *Eating Clean*.

7. McGonigal, *Autocontrol*.

8. Heller, *Living Candida-Free*.

9. Gretchen Rubin, *Better Than Before: Mastering the Habits of Everyday Life*, Nueva York, Crown, 2015.

Mes 6: Sueño y movimiento

1. Markus Dahlem, "Modeling Neurological Disease", Cumbre Mundial de Migraña, 20 de abril de 2016. Consultado el 20 de abril de 2016, en http://migraineworldsummit.com.
2. Consultado el 3 de julio de 2014, en http://www.webmd.com/sleep-disorders/excessive-sleepiness-10/10-results-sleep-loss.
3. V. Aho, H. M. Ollila, *et. al.*, "Partial Sleep Restriction Activates Immune Response-Related Gene Expression Pathways: Experimental and Epidemiological Studies in Humans", *PLOS One*, 23 de octubre de 2013, 10.1371/journal.pone.0077184. Consultado el 9 de febrero de 2015, en http://journals.plos.org/plosone/article?id=10.1371/journal.pone.0077184.
4. Mullin, *The Gut Balance Revolution*.
5. Stephani Sutherland, "Bright Screens Could Delay Bedtime", *Scientific American*. Consultado el 3 de julio de 2014, en http://www.scientificamerican.com/article/bright-screens-could-delay-bedtime/.
6. Cameron Díaz, *The Body Book: The Law of Hunger, The Science of Strength, and Other Ways to Love Your Amazing Body*, Nueva York, HarperCollins, 2014.
7. Puedes comprar tapetes de acupresión en internet.
8. Consultado el 6 de junio de 2016, en http://dallashartwig.com/moresocial lessmedia/.
9. "Young People Are Sleeping with Their Phones. Their Parents Are Sleeping with People", *Huffington Post*, Healthy Living, 14 de agosto de 2014. Consultado el 15 de agosto de 2014, en http://www.huffingtonpost.com/2013/09/16/sleep-phone-tablet-bed_n_3924161.html.
10. Wahls, *El protocolo Wahls*.
11. Adler, *Passionate Nutrition*.
12. Northrup, *La sabiduría de la menopausia*.
13. David Allen, *Organízate con eficacia: máxima productividad personal sin estrés*, Nueva York, Penguin Books, 2001.
14. Díaz, *The Body Book*.
15. Ballantyne, *The Paleo Approach*.
16. Taubes, *Good Calories, Bad Calories*. Consulta también Gary Taubes, *Cómo engordamos y qué hacer al respecto*, Nueva York, Anchor Books, 2010.
17. Adler, *Passionate Nutrition*.
18. Mullin, *The Gut Balance Revolution*.

19. Mark Hyman, *Come grasa y adelgaza: por qué la grasa que ingerimos es la clave para lograr una reducción de peso prolongada y un estado de salud más dinámico*, Nueva York, Little, Brown, 2016.
20. Taubes, *Good Calories, Bad Calories*.
21. Monica Reinagle, "How to Avoid *the Biggest Loser* Phenomenon", podcast *Nutrition Diva Quick & Dirty Tips*, 10 de mayo de 2016. Consultado el 6 de junio de 2016, en http://www.quickanddirtytips.com/health-fitness/weight-loss/how-to-avoid-the-biggest-loser-phenomenon.
22. Perlmutter, *Cerebro de pan*.
23. Sisson, *The Primal Blueprint*.
24. Dale Bond, "Strategies for Countering Inactive and Sedentary Lifestyles in the Context of Migraine and Obesity: Insights from the Women's Health and Migraine (WHAM) Trial", 58 Reunión Científica Anual de la Sociedad Americana de Cefalea, 9 de junio de 2016.

Mes 7 en adelante: Prueba y ajusta tu dieta

1. Buchholz, *Heal Your Headache*.
2. Adler, *Passionate Nutrition*.
3. Trupti Gokani, "*The Gut-Brain Link: How Your Headaches Might Stem from Your Digestion*", *Huffington Post*, 13 de noviembre de 2014; consultado el 13 de noviembre de 2014, en http://www.huffingtonpost.com/trupti-gokani-md/the-gutbrain-link-how-you_b_6097774.html. Seguimiento con la autora para recibir el resumen de su artículo.
4. Alpay, "Diet Restriction in Migraine"; correspondencia personal con el autor, 7 de junio de 2015.
5. Ayla Withee, correspondencia personal, 6 de junio de 2016; consultado en http://nowleap.com/the-patented-mediator-release-test-mrt/.

Otras dietas especiales que considerar

1. Podcast *Take Care*, de WRVO, 6 de diciembre de 2015. Consultado el 6 de febrero de 2016, en http://wrvo.org/post/diet-debate-and-why-theres-more-common-ground-you-think.
2. Kate Christensen, "Beyond Paleo: Is Eating Like a Viking the Next It Diet?", *Vogue*, 26 de diciembre de 2014. Consultado el 27 de diciembre de 2014, en http://www.vogue.com/6159767/eat-like-a-viking-nordic-diet/.
3. Wahls, *El protocolo Wahls*.
4. Sally Fallon Morell, "Differences Between the Weston A. Price Foundation Diet and the Paleo Diet", *The Weston A. Price Foundation for Wise Traditions in Food, Farming, and the Healing Arts*, 7 de octubre de 2013.

Consultado el 15 de septiembre de 2014, en http://www.westonaprice. org/health-topics/differences-between-the-weston-a-price-foundation-diet-and-the-paleo-diet/.

5. Ben Paynter, "Tiny Shrimp Big Business", *Eating Well*, mayo-junio de 2014.

6. "Arsenic in Your Rice: The Latest", *Consumer Reports*, enero de 2015, pp. 41-42.

7. Ballantyne, *The Paleo Approach*.

8. "The Benefits of Soaking Nuts and Seeds", *Food Matters*, 13 de octubre de 2009. Consultado el 4 de febrero de 2015, en http://foodmatters.tv/arti cles-1/the-benefits-of-soaking-nuts-and-seeds.

9. Wahls, *El protocolo Wahls*.

10. Joan Borysenko, *The Plant-Plus Diet Solution: Personalized Nutrition for Life*, Carlsbad, California, Hay House, 2014.

11. Adler, *Passionate Nutrition*.

12. Schatzker, *The Dorito Effect*.

13. M. C. Morris, C. C. Tangney, Y. Wang, F. M. Sacks, D. A. Bennett, N. T. Aggarwal, "MIND Diet Associated with Reduced Incidence of Alzheimer's Disease", *Alzheimer's & Dementia*, vol. 11, 2015, pp. 1007-1014.

14. Schatzker, *The Dorito Effect*.

15. Centro para la Ciencia en el Interés Público, *Sweet Nothings: Safe... or Scary? The Inside Scoop on Sugar Substitutes*, 2014, p. 7.

16. Salynn Boyles, "Artificial Sweeteners May Raise Diabetes Risk", *MedPage Today*, 22 de septiembre de 2014. Consultado el 4 de febrero de 2015, en http://www.medpagetoday.com/Endocrinology/GeneralEndocrinology/ 47777.

17. Alec Mian, "How to Find Your Migraine Protectors", *Migraine World Summit*, 18 de abril de 2016; consultado el 18 de abril de 2016, en http://mi graineworldsummit.com. Encuentra la aplicación en https://curelator. com/.

18. Calcula el consumo de proteína en http://keto-calculator.ankerl.com.

19. http://reddit.com/keto.

20. Wahls, *El protocolo Wahls*.

21. F. Maggioni, M. Margoni, G. Zanchin, "Ketogenic diet in migraine treatment: A brief but ancient history", *Cephalalgia*, vol. 31, núm. 10, pp. 1150-1151.

22. Turknett, *The Migraine Miracle*.

23. M. Maalouf, J. M. Rho, M. P. Mattson, "The Neuroprotective Properties of Calorie Restriction, the Ketogenic Diet, and Ketone Bodies", *Brain Research Reviews*, vol. 59, núm. 2, marzo de 2009, pp. 293-315, 10.1016/j. brainresrev.2008.09.002. Epub del 25 de septiembre de 2008.

24. Ballantyne, *The Paleo Approach*.

25. A. Patel, P. L. Pyzik, Z. Turner *et. al.*, "Long-Term Outcomes of Children Treated with the Ketogenic Diet in the Past", *Epilepsia*, vol. 51, núm. 7,

julio de 2010, pp. 1277-1282, 10.1111/j.1528-1167.2009.02488.x. Epub del 1° de febrero de 2010.

26. Turknett, *The Migraine Miracle*.

Plan de alimentación de 14 días

1. Adler, *Passionate Nutrition*.
2. Hartwig, *It Starts with Food*.

Condimentos, salsas y aderezos para ensalada

1. Consultado el 23 de noviembre de 2015, en http://www.livestrong.com/article/24160-health-benefits-tart-cherry-juice/.

Índice de recetas

Receta	Página	Vegana o vegetariana	Sin lácteos	Sin huevo	Sin granos
Aderezo de tocino	357		SL		SG
Aderezo italiano	363	V	SL	SH	SG
Aderezo para ensalada de jitomate y especias	377	V	SL		SG
Aderezo ranchero	368	V	SL	SH	SG
Agua de fresa y menta	346	V	SL	SH	SG
Agua de pepino y albahaca	345	V	SL	SH	SG
Arroz con leche	350	V	SL	SH	
Arroz salvaje y zanahorias	326	V	SL	SH	
Cacciatore de pollo	298		SL	SH	SG
Carnitas de cerdo con durazno	307		SL	SH	SG
Chili de pavo	277	V	SL	SH	SG
Chuletas de cerdo especiadas con camote al horno y salsa de arándano y pera	316		SL	SH	SG
Clafoutis de cereza	335	V	SL		
Condimento para pollo y pescado	374	V	SL	SH	SG
Crema batida de coco	339	V	SL	SH	SG
Crema de callos de hacha y elote	313		SL	SH	SG

Receta	Página	Vegana o vegetariana	Sin lácteos	Sin huevo	Sin granos
Crema de vainilla y ricotta	352	V		SH	SG
Crepas	257	V	SL		
Cuadritos de algarrobo	333	V	SL		SG
Duraznos asados con crema de cardamomo y maple	343	V	SL	SH	SG
Ensalada de atún o salmón	293		SL		SG
Ensalada de bistec y verduras al horno	323	V	SL	SH	SG
Ensalada de papa y tres leguminosas	291	V	SL	SH	SG
Ensalada de pollo o pavo	275		SL		SG
Ensalada picada	389	V	SL	SH	SG
Ensalada provenzal de garbanzos	284	V	SL	SH	SG
Frittata	379	V	SL		SG
Frittata de verduras	264	V	SL		SG
Galletas de zanahoria y semillas	245	V	SL	SH	SG
Granola	266	V	SL	SH	
Guisado de verduras y quinoa	309	V	SL	SH	
Guisado para desayunar	380	V	SL	SH	SG
Hamburguesas de picadillo	282		SL	SH	SG
Humus de pimiento asado	243	V	SL	SH	SG
Leche de cáñamo	341	V	SL	SH	SG
Licuado de betabel y fresas	238	V	SL	SH	SG
Licuado energético de durazno y mango	248	V	SL	SH	SG
Mantequilla cremosa de algarrobo	240	V	SL	SH	SG
Mantequilla de semillas de girasol	250	V	SL	SH	SG

Receta	Página	Vegana o vegetariana	Sin lácteos	Sin huevo	Sin granos
Marinada de cereza agria para carne y cerdo	375	V	SL	SH	SG
Marinada de granada para carne o pollo	365	V	SL	SH	SG
Mayonesa de cilantro	361	V	SL		SG
Migas	268	V	SL		
Miniquichés de huevo	261	V	SL		SG
Nieve de sandía y menta	354	V	SL	SH	SG
Omelet de salmón, espárragos y tomillo	272		SL		SG
Omelet Denver	259		SL		SG
Pan francés	262	V	SL		
Papas cremosas con chiles asados	319	V	SL	SH	SG
Paquetes de pescado al horno	300		SL	SH	SG
Pasta con salsa de vodka y garbanzos	305	V	SL	SH	SG
Pasta con verduras	381	V	SL	SH	
Pastel de carne	302		SL		SG
Pastelitos de salmón y papa	311		SL		SG
Pay de moras	329	V	SL	SH	
Pizza	384	V	SL	SH	
Pollo glaseado con maple y ajonjolí	296		SL	SH	SG
Prepara tu propio tocino	253		SL	SH	SG
Queso con hierbas	242	V		SH	SG
Quiché	386	V	SL		
Salsa de moras	331	V	SL	SH	SG
Salsa de mostaza ahumada	370	V	SL		SG
Salsa para pasta estilo Alfredo	367	V		SH	SG

Receta	Página	Vegana o vegetariana	Sin lácteos	Sin huevo	Sin granos
Salsa picante	359	V	LS	SH	SG
Salsa verde	372	V	SL	SH	SG
Salteado picante de col rizada y acelgas	321	V	SL	SH	SG
Sopa cremosa	390	V	SL	LH	SG
Sopa de calabaza mantequilla	286	V	SL	SH	SG
Sopa fría de jitomate y albahaca	276	V	SL	SH	SG
Sopa picante de col rizada y chícharos	288	V	SL	SH	SG
Tacos de pescado picantes	279		SL		SG
Tazón de arroz	388	V	LS	SH	
Tortitas	382		SL		
Tortitas de cerdo	270		SL	SH	SG
Triflé de moras	337	V	SL		
Volteado de pera	347	V	SL	SH	
Waffles de moras azules y avena	255	V	SL	SH	

Acerca de la autora

Stephanie Weaver es autora y bloguera, y está certificada como asesora de salud y bienestar. Tiene una maestría de salud pública en educación nutricional por parte de la Universidad de Illinois. Puedes encontrar más de 350 recetas sin gluten en su blog Recipe Renovator, adecuadas para varias dietas especiales, incluyendo para migraña. Weaver escribe en *The Huffington Post* y sus recetas han aparecido en las versiones digitales de *Cosmopolitan*, *Bon Appétit*, *Cooking Light* y *Parade*. Vive en San Diego con su esposo, Bob, y su golden retriever, Daisy.

¡No más migrañas! de Stephanie Weaver
se terminó de imprimir en junio de 2019
en los talleres de
Litográfica Ingramex, S.A. de C.V.
Centeno 162-1, Col. Granjas Esmeralda, C.P. 09810,
Ciudad de México.